脑机接口中的脑电信号分析方法

赵秀影　著

U0274937

航空工业出版社

北京

内 容 提 要

本书全面深入地介绍了脑机接口技术中脑电信号分析的理论和应用方法。全书分为三部分：第一部分介绍了脑电信号分析的基础知识，包括 EEG 数据的采集、预处理和分析方法，及其发展和应用；第二部分介绍了脑电信号的时频分析和特征提取方法，以及实现这些方法的 MATLAB 工具箱；第三部分介绍了脑电信号特征分类，以及机器学习和深度学习在脑机接口领域中的应用。

本书可供脑机接口和脑电信号分析领域的研究人员、工程师和相关专业学生参阅，通过掌握脑机接口中脑电信号分析的核心技术和方法，为脑机接口研究提供有力支持。

图书在版编目（CIP）数据

脑机接口中的脑电信号分析方法 / 赵秀影著 . -- 北京：航空工业出版社，2023.8

ISBN 978-7-5165-3434-2

Ⅰ.①脑… Ⅱ.①赵… Ⅲ.①脑-电生理学-信号分析 ②脑神经-接口-人工神经-研究 Ⅳ.①R338.8 ②TP183

中国国家版本馆 CIP 数据核字（2023）第 128491 号

脑机接口中的脑电信号分析方法
Naoji Jiekouzhong de Naodian Xinhao Fenxi Fangfa

航空工业出版社出版发行
（北京市朝阳区京顺路 5 号曙光大厦 C 座四层　100028）
发行部电话：010-85672666　010-85672683

北京天恒嘉业印刷有限公司印刷　　全国各地新华书店经售
2023 年 8 月第 1 版　　　　　　　2023 年 8 月第 1 次印刷
开本：787×1092　1/16　　　　　　字数：426 千字
印张：17.25　插页：2　　　　　　定价：88.00 元

前　言

在神经科学领域，脑机接口（brain computer interface，BCI）技术是重要的研究方向，因为它利用生物信号作为输入，让人类和计算机之间高效地通信。脑电信号因为可以反映大脑在不同状态下的活动，所以在脑机接口研究中有着广泛的应用。脑机接口技术将人脑直接与计算机连接，为人类与计算机交互提供了全新的可能性，在康复医学、神经科学、机器人和虚拟现实等领域已经受到广泛的关注和应用。脑机接口技术的核心是将输入的脑电信号转换成输出控制信号或命令的转换算法。脑机接口系统通常由输入、输出和信号处理，以及转换等功能环节组成。信号分析和转换是连接输入和输出的重要组成部分，其作用是对输入的脑电信号进行处理分析，将连续的模拟信号转换成数字信号以便计算机读取和处理，并对特征信号进行识别、分类以确定其对应的意念活动，最终实现驱动输出装置进行操作或直接输出表明患者意图的字母或单词。在训练强度不变的情况下，改进信号分析和转换的算法可以提高分类的准确性，以优化脑机接口系统的控制性能。

本书向读者介绍了脑机接口技术中的脑电信号分析基础知识、方法和技术，旨在通过对脑电信号进行预处理和分析，提高脑机接口技术的性能和准确性。本书涵盖了脑电的基本概念和原理、脑电信号预处理的方法、事件相关电位分析、时频分析、功能连接与脑电信号的溯源定位等内容，并介绍了如何使用编程工具如 PYTHON 对脑电信号进行处理，以及如何使用机器学习等算法对脑电信号进行分类和预测。本书从基础知识开始，详细介绍了脑电信号的产生与采集，特征提取、分类、空间与频率分析等技术，以及基于脑电信号的控制与反馈方法和应用。本书还简介了最新的脑电信号分析技术及应用，对比了各种方法的优缺点，配有大量的案例和实验结果，以帮助读者加深理解。

本书适合专业的 BCI 技术研究人员、教师和学生使用，还适用于康复医学、神经科学、机器人，以及虚拟现实等领域的研究人员参考。笔者相信，通过本书，读者将能够更全面、深入地了解脑电信号分析方法，并能够更好地应用和推广这门技术，为未来的科技发展做出贡献。

本书在编写和出版过程中，得到诸多专家的帮助，在此向他们致以诚挚的感谢！也希望读者积极提出宝贵意见，让我们共同努力为 BCI 技术的发展做出更大的贡献。

目　　录

第1章　脑电概述 ………………………………………………… 1

1.1　EEG 的节律分布 …………………………………………… 3

1.2　EEG 采集系统 ……………………………………………… 4

1.3　脑电处理常用软件 ………………………………………… 5

第2章　脑电信号的预处理 …………………………………… 6

2.1　安装 EEGLAB ……………………………………………… 6

2.2　预处理 ……………………………………………………… 11

　　2.2.1　载入数据 ……………………………………………… 12

　　2.2.2　电极定位 ……………………………………………… 14

　　2.2.3　剔除无用电极 ………………………………………… 26

　　2.2.4　基线校正 ……………………………………………… 27

　　2.2.5　重参考 ………………………………………………… 28

　　2.2.6　滤波 …………………………………………………… 34

　　2.2.7　改变采样率 …………………………………………… 36

　　2.2.8　合并多个脑电数据 …………………………………… 36

　　2.2.9　分段 …………………………………………………… 37

　　2.2.10　插值坏导和剔除坏段 ……………………………… 37

　　2.2.11　独立分量分析 ……………………………………… 40

　　2.2.12　剔除眼动等成分 …………………………………… 45

2.3　总结 ………………………………………………………… 52

第3章　事件相关电位分析 …………………………………… 55

3.1　ERP 实验 …………………………………………………… 55

　　3.1.1　ERP 的提取原理 …………………………………… 55

　　3.1.2　ERP 研究的经典范式 ……………………………… 55

　　3.1.3　常见 ERP 成分 ……………………………………… 56

　　3.1.4　实验设计需要注意的问题 ………………………… 61

　　3.1.5　实验记录 …………………………………………… 62

3.2　ERP 预处理 ………………………………………………… 62

　　3.2.1　ERP 分析需要注意的问题 ………………………… 63

3.2.2　E-Prime ·· 64

3.2.3　Marker 标记 ··· 67

3.2.4　ERP 数据预处理 ·· 76

3.2.5　ERP 数据显示 ··· 79

3.2.6　ICA 组件频段贡献 ·· 98

3.3　总结 ··· 105

第 4 章　时频分析 ·· 107

4.1　基于 EEGLAB 的脑电时频分析 ······························· 108

4.1.1　时频变换 ··· 108

4.1.2　组件时间/频率变换 ·· 110

4.1.3　等价偶极子定位 ··· 112

4.1.4　电极位置文件 ··· 123

4.2　ERPLAB 时域分析 ·· 124

4.2.1　添加软件包 ··· 125

4.2.2　调整内存 ··· 126

4.2.3　设置 ERPLAB 字体 ·· 126

4.2.4　测试数据 ··· 127

4.2.5　ERPLAB 预处理 ··· 127

4.2.6　ERP 指标 ·· 137

4.2.7　SPSS 统计 ··· 144

4.2.8　静息态脑电的功率谱分析 ································· 148

4.2.9　任务态脑电的时频分析 ···································· 148

4.2.10　静息态 EEG 信号功率的统计分析 ····················· 149

4.3　总结 ··· 149

第 5 章　功能连接分析 ··· 151

5.1　静息态脑电功能连接分析 ··· 151

5.1.1　功能连接分析的基本原理 ································· 152

5.1.2　脑电功能连接的常用指标 ································· 152

5.2　相干 ··· 152

5.3　基于相位同步指标 ··· 153

5.3.1　相位同步 ··· 153

5.3.2　静息态 EEG 数据进行 PLV/PLI 计算的流程 ············· 153

5.4　基于格兰杰因果指标 ·· 155

5.5　基于信息论的指标 ··· 156

5.6　基于广义同步的指标 ·· 156

5.7 总结 ··· 157

第6章 溯源定位 ·· 158

6.1 sLORETA 溯源 ·· 160

6.1.1 sLORETA 溯源实操 ·· 161

6.1.2 统计检验 ··· 164

6.1.3 结果查看 ··· 166

6.1.4 基于 sLORETA 的源分析总结 ·· 170

6.2 Brainstorm 溯源 ··· 171

6.2.1 Brainstorm 软件简介 ··· 171

6.2.2 溯源功能 ··· 172

6.2.3 微状态概念 ·· 173

6.2.4 脑电微状态的识别 ·· 174

6.2.5 微状态应用 ·· 175

6.2.6 Brainstorm 实操 ·· 175

6.3 FieldTrip 溯源 ··· 194

6.3.1 FieldTrip 溯源流程 ··· 195

6.3.2 FieldTrip 软件下载 ··· 200

6.3.3 FieldTrip 软件安装 ··· 200

6.3.4 FieldTrip 溯源程序 ··· 202

6.4 总结 ··· 217

第7章 脑电数据批处理 ··· 218

7.1 EEGLAB 对脑电数据预处理的批处理 ·· 218

7.1.1 示例程序 ··· 219

7.1.2 举例程序 ··· 219

7.2 Brainstorm 对脑电数据溯源的批处理 ··· 221

7.2.1 示例程序 ··· 221

7.2.2 举例程序 ··· 223

7.3 总结 ··· 233

第8章 Python 脑电处理 ·· 234

8.1 读取数据 ··· 235

8.2 滤波 ··· 237

8.3 去伪迹 ··· 238

8.4 重参考 ··· 239

8.5 数据分段 ··· 240

8.6 叠加平均 ··· 240

8.7 时频分析 ··· 241

8.8 提取数据 ··· 242

8.9 程序 Demo ·· 243

8.10 总结 ·· 244

第9章 脑电的机器学习 ·· 245

9.1 机器学习 ··· 245

9.1.1 一般流程 ··· 246

9.1.2 实现算法 ··· 250

9.1.3 模型评估 ··· 251

9.1.4 SVM ·· 251

9.1.5 Anaconda ··· 252

9.1.6 机器学习对脑电数据的处理流程 ····································· 253

9.2 SVC 举例 ·· 253

9.2.1 SVC 程序示例 ·· 254

9.2.2 SVC 程序举例 ·· 254

9.3 总结 ··· 262

结束语 ·· 264

参考文献 ·· 266

第1章 脑电概述

脑细胞无时无刻不在进行自发性、节律性、综合性的电活动。将这种电活动的电位作为纵轴、时间为横轴，而记录下来的电位与时间相互关系的平面图，即脑电图（electroencephalograph，EEG）。单个的脑细胞称为神经元。神经元的结构主要包括胞体、树突、轴突和突触等组成部分，如图1-1所示。

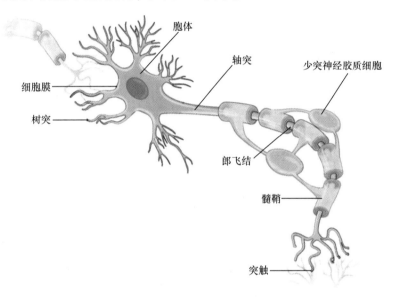

图1-1 神经元的结构

在神经元中，树突的任务是将传入的信息传递到胞体。胞体不仅含有神经元的细胞核和维持其生命的系统，还要整合来自树突以及直接来自其他神经元的信息。在这个过程中，来自某个突触的信息并不非常重要，胞体是否被激活更取决于其接收到的突触传递的兴奋性和抑制性信息的总和。

神经元不同部分的膜电位持续时间有所不同，范围为1~5ms。尽管轴突的动作电位具有很高的幅度且发放频率很高，但由于持续时间较短，通常不能产生能够被电极记录到的EEG信号。相反，EEG信号是由于大量皮层神经组织的突触后电位同步总和而成。换句话说，它主要来自突触后电位的变化。单个神经元的电活动非常微小，无法在头皮上记录到，只有神经元群的同步放电才能被记录下来。

当脑组织中的神经元排列方向一致时，它们的同步放电产生的电场称"开放电场"。此时，神经元电场的相互叠加就可以在头皮上记录到相应的电位。相反，当缺乏清晰的局部解剖学基础时，形成的电场则为"闭合电场"。此时，虽然神经元可以同步放电，但局域外电场方向无法一致，互相抵消，因此无法记录到相应的电位。

注：偶极子：当刺激引起大脑某部位激活时，多个相同方式激活的神经元所构成的电流偶极子将累加，这将形成一个较大的"等效偶极子"。

脑电波幅：EEG 的波幅代表脑电位的强度，波幅大小与参与同步放电的神经元数量，以及神经元的排列方向等密切相关。如果参与同步放电的神经元数量多，神经元排列方向一致，且与记录电极的距离较近，则其波幅增高；反之，则降低。正常头皮脑电的波幅值一般小于 $\pm100\mu V$。

脑电节律：头皮脑电的节律一般为 0.1 ~ 100Hz，颅内脑电的节律可有效记录100Hz 以上活动。频段的划分：δ（delta，1~4 Hz），θ（theta，4~8 Hz），α（alpha，8~13 Hz），β（beta，13~30 Hz），γ（gamma，30~100 Hz）。α 频段还可以进一步细分为 α1（8~10Hz）和 α2（10~13Hz）。β 频段还可以进一步细分为 low-β（30~50 Hz）和 high-β（50~100Hz）。低频脑电的波幅值大于高频脑电。不同脑电频段有不同的生理功能。

脑电的产生机制：兴奋性突触后电位（excitatory postsynaptic potential，EPSP）的空间和时间的总和，头表的 EEG 是由皮层椎体细胞群产生的，它们排列整齐、相互平行，有利于形成较强的电场。椎体细胞的有效方向垂直于皮层表面，如图 1-2所示。

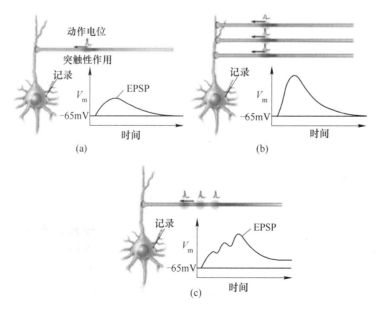

图 1-2　脑电采集

　　此外，由于人体组织的低通滤波作用，高频动作电位在传至头皮时将极大衰减。持续时间较长的突触后电位被认为是 EEG 信号产生的基础。动物实验研究发现，局部场电位主要与皮层椎体细胞的突触后电位变化有关。利用微电极记录，可以观察到脑波的节律与兴奋性或抑制性突触后电位的变化一周。与动作电位相比，突触后电位振幅较低，但出现时间较长，有利于通过多细胞的总和过程来满足头表观测的需要。

　　采集到的脑电信号，由于其具有非平稳随机过程特性，无法直接进行判断与分类，需要经过处理分析之后才能提取其中包含的大量信息。EEGLAB 是脑电处理的基本软件，是 MATLAB 的工具箱，提供的是图形用户式界面（graphical user interface，GUI），包括独立成分（independent component correlation algorithm，ICA）分析、时频分析（time frequency analysis，TFA），消除伪影，事件相关统计以及几种对数据可视化的模型。下面简单介绍 EEGLAB 软件的优缺点。

　　EEGLAB 的优势，一是开源、免费，并且大部分功能可通过图形界面实现，方便不喜欢编程的科研人员；二是功能全面，支持对相当多种格式脑电数据的识别和预处理，有基于 ICA 分析的伪迹校正，能够进行 TFA 分析，还拥有强大的统计模块；三是可安装其他研究者开发的插件，实现 EEGLAB 功能的多样化。

　　虽有以上优势，但 EEGLAB 也有不足：一是无法进行源定位分析和预处理后不能通过界面对分段脑电叠加平均；二是不能通过界面实现对静息态脑电的分段，需要使用 eeg_regepochs 函数；三是无法通过界面导出 ERP 成分的波幅和潜伏期；四是时频分析不如 Letswave 和 Fieldtrip 软件灵活，后面会详细说明。

　　由于 EEGLAB 在脑电信号处理中广泛应用，学好 EEGLAB 就很重要。这里给出几点建议：一是应熟练掌握 MATLAB 基础知识，包括 MATLAB 环境、常见命令、矩阵操作和编程语法；二是要掌握信号处理基础知识，如频域与时频分析、ICA，以及统计学；三是要多看 EEGLAB 官网的资料；四是多练 EEGLAB，熟能生巧。

1.1　EEG 的节律分布

　　一般情况下，EEG 的波幅代表脑电位的强度，波幅大小与参与同步放电的神经元数量，以及神经元的排列方向等密切相关。如果参与同步放电的神经元数量多，神经元排列方向一致，且与记录电极的距离较近，则其波幅增高；反之，则降低。

　　按照波幅的高低，可将脑电波分为 4 类：低波幅<25μV，中波幅 25~75μV，高波幅 75~150μV，超高波幅>150μV。式样一致、周期一致且重复出现的脑电形成了脑电节律。不同节律的频率示意如图 1-3 所示。例如，成人脑电波中 8~13Hz 的 α 节律，其形状如图中 α 波段。不同的脑区出现的主要波段也不同，不同的波段分布的主要脑区如表 1-1 所示。

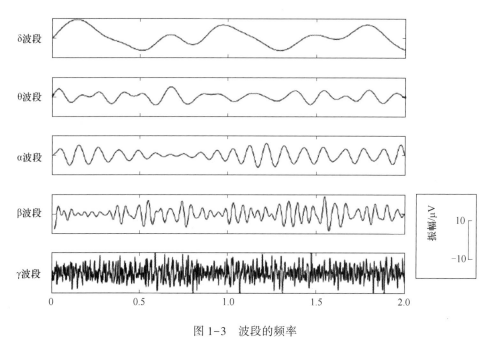

图 1-3 波段的频率

表 1-1 频段定义

节律	频率	振幅/μV	位置和功能
δ（Delta）	1~4	50 以上	成人的额叶（睡眠），儿童的额叶（慢波睡眠）
θ（Theta）	5~7	50 以上	枕骨区 儿童嗜睡，成人情绪困扰
α（Alpha）	8~13	50~100	枕骨区 闭着眼睛放松清醒的节奏
β（Beta）	14~30	20	颞叶和额叶 精神活动/兴奋
γ（Gamma）	>30	非常小	感觉皮层 不同神经元的感觉感受/结合

1.2　EEG 采集系统

EEG 是一种记录脑部自发性生物电位的图形，采集系统包括电极帽、放大器、模数转换、光纤、记录软件及电脑、刺激呈现软件及电脑等部分。电极帽有普通电极帽、盐水电极帽、干电极等，一般采用国际 10-20 系统进行电极布局。然而，在记录过程中常常出现生物电伪迹和外部伪迹，需要人工处理。生物电伪迹包括眼睛伪迹、心电图伪迹和肌电伪迹等，而运动造成的伪迹、电极脱落和线干扰等则是外部伪迹。为避免产生不良伪迹，购买 EEG 采集系统时应注意放大器的技术指标、阻抗、共模抑制比和频段带宽等指标，以及是否可以连接刺激呈现的软件等。

1.3　脑电处理常用软件

此外，还有一些常用于脑电数据处理和分析的软件。商业软件包括 EEGLAB、ERPLAB、FieldTrip、Brainstorm 和 Letswave 等。这些软件可以进行脑电预处理，波幅和潜伏期的导出，以及图片的质量控制等。其中 EEGLAB 是较为常用的一种软件，并且提供了一些基本的分析功能，但不能进行试次间的叠加平均，需要进行一定的编程操作。其他软件包可以提供更加灵活和高级的脑电数据分析和可视化功能。选择正确的脑电数据处理和分析软件，可以提高脑电实验分析和解读的效率和便捷性。官网地址如下：

（1）EEGLAB：https：//sccn. ucsd. edu/EEGLAB/index. php

（2）ERPLA：https：//erpinfo. org/

（3）FieldTrip：http：//www. fieldtriptoolbox. org/download. php

（4）Brainstorm：https：//neuroimage. usc. edu/bst/ download. php

（5）Letswave：https：//www. letswave. org/

第2章　脑电信号的预处理

EEGLAB 是一种用于处理脑电图（EEG）数据的 MATLAB 工具箱，它提供了预处理、可视化、统计和建模等功能。预处理是 EEG 数据分析中不可或缺的一步，EEGLAB 中的预处理包括以下步骤。

①导入数据：EEGLAB 支持多种格式的 EEG 数据导入，包括 EEG、RAW、SET、MAT 等格式。

②降噪：EEG 数据中包含大量的噪声，降噪是一项非常重要的预处理任务。EEGLAB 提供了多种降噪方法，包括坏道修复、滤波、伪迹抑制等。

③前切除：EEG 数据中经常存在受其他信道或系统外部噪声源干扰而导致的电极坏道或数据缺失，通过裁剪损失数据较少的段，前切除可以减弱对后面数据处理和分析结果所带来的不利影响。

④去眼电：眼电干扰是 EEG 数据中最严重的一种干扰形式，去除眼电干扰是 EEG 信号预处理的一个关键部分。EEGLAB 提供了 ICA 独立组分分析、CSP 空间滤波等眼电去除方法。

⑤去肌电：肌肉电干扰也是 EEG 数据分析中常遇到的问题，EEGLAB 提供了一些针对肌电干扰的降噪方法，如肌电滤波、空间滤波等。

⑥重参考：在 EEG 数据采集过程中，有可能出现电极参考选择的不同，造成不同参考下的信号有明显的差异。EEGLAB 提供了多种重参考方法，包括基于平均参考的参考转换、基于零参考的参考转换等。

此外，还有其他常用于脑电数据处理和分析的软件，包括 ERPLAB、FieldTrip、Brainstorm 和 Letswave 等。这些软件都提供了一些高级的脑电数据分析和可视化功能，可以满足不同类型的实验和研究需求。因此，选择适合自己实验需求的软件是非常重要的。最好结合自己研究的具体问题，选择功能丰富、易于使用，并可灵活扩展的软件。这样可以高效地处理和分析数据，从而更好地理解脑电信号背后的神经机制。

2.1　安装 EEGLAB

（1）下载 EEGLAB

可在 EEGLAB 官网（https：//sccn. ucsd. edu/EEGLAB/index. php）下载正版软件，如图 2-1 所示，在框中有 Download EEGLAB 选项，点击该选项。

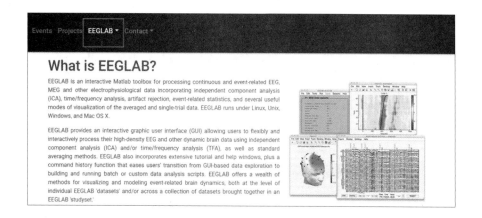

图 2-1　EEGLAB 官网

点击 Download 选项后，出现图 2-2 所示界面，需要填写基本信息并提交。

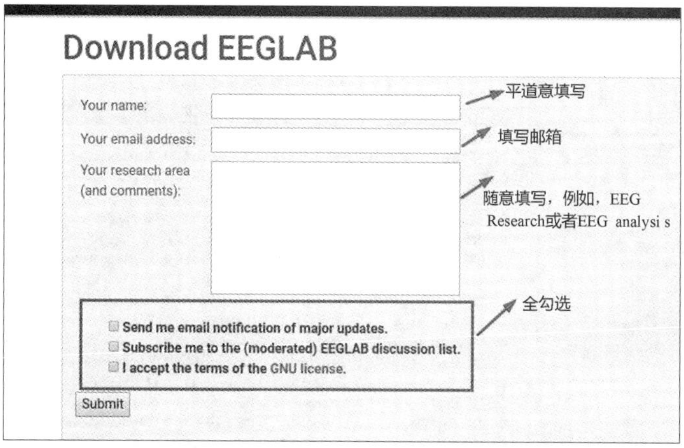

图 2-2　EEGLAB 注册界面

提交信息后出现图 2-3 所示界面，即下载完成。

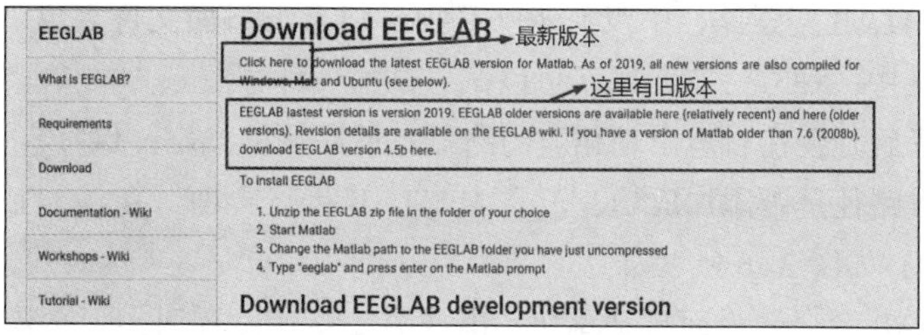

图 2-3　EEGLAB 下载界面

（2）配置 EEGLAB

①将下载好的 EEGLAB 工具包进行解压，将解压后文件名修改为 EEGLAB。

②将修改文件名后的 EEGLAB 复制到 MATLAB 安装目录下的 toolbox 下，例如，G：\\ Program Files \\ MATLAB \\ R2013b \\ toolbox。

③运行 MATLAB 软件，如图 2-4 所示，添加路径：File→Set Path，弹出如图 2-5 所示的对话框。

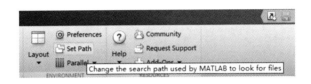

图 2-4　安装 EEGLAB

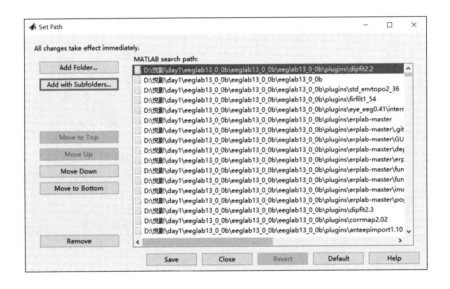

图 2-5　设置安装路径

④如果 MATLAB 搜索路径中没有 EEGLAB，则点击添加文件夹或者添加并包含子文件夹（如果其中一种方法有问题，可以试一试另一种方法）。

⑤添加完毕后，会在右边出现相应的路径，最后点击 save（保存）。

⑥需要查看路径是否添加成功，可在 MATLAB 运行界面，在 MATLAB 的任务窗口输入：EEGLAB，如图 2-6 所示。

输入 EEGLAB 命令，界面自动跳转，出现图 2-7 所示界面，则安装成功。

⑦如果没出现图 2-7 所示界面，则未安装成功。此时可以更新工具箱缓存，具体操作如图 2-8 所示：File（主页）→Preferences（预设）→General（常规）的 Toolbox

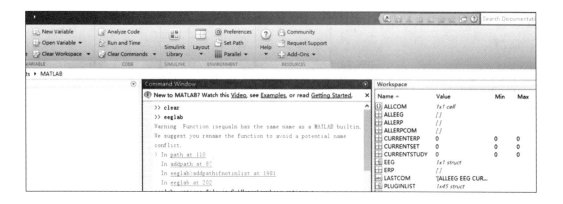

图 2-6　启动 EEGLAB

Path Caching（工具箱路径缓存）里点击 Update Toolbox Path Cache（更新工具箱路径缓存）更新一下，如图 2-9 所示。

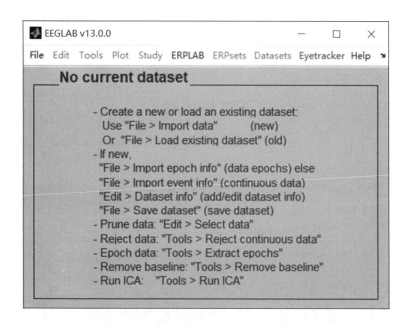

图 2-7　EEGLAB 界面

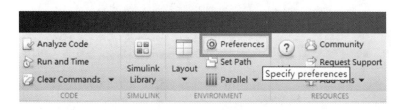

图 2-8　安装参数设置

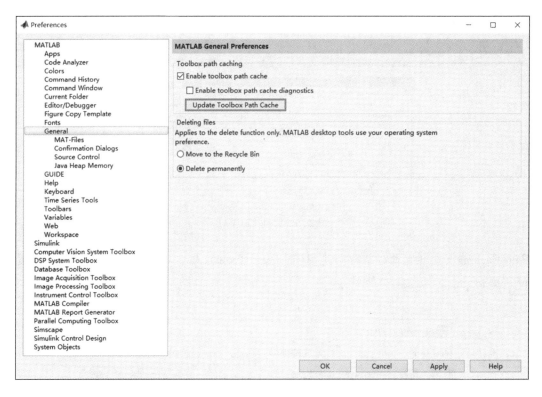

图 2-9　安装参数设置选项

⑧经过步骤⑦后，再重新进行步骤⑥。如果出现图 2-7 所示界面，表示成功配置 EEGLAB 工具。

⑨点击 File→import data→using EEGLAB functions and plugins→from EDG/EDG+/ EDF file，导入 EDF 文档，弹出图 2-10 所示界面。

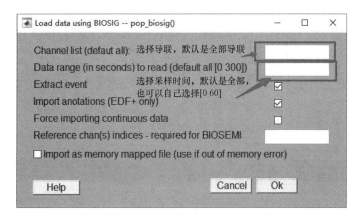

图 2-10　导入数据窗口

⑩点击 "Ok"，出现图 2-11 所示界面。

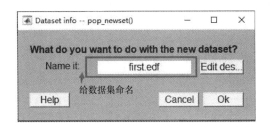

图 2-11 给数据集命名

点击"Ok",出现图 2-12 所示加载 EDF 中的信息。

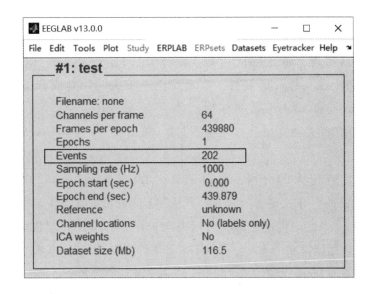

图 2-12 加载数据后 EEGLAB 界面

拓展：如何添加任意 MATLAB 工具包？

① 如果添加错误，如何恢复默认状态点"Default"。

②"Add Folder"和"Add with Subfolders"的区别，"Add with Subfolders"把子文件夹一起添加进来。

③ 添加工具包的好习惯：只保留必要的工具包，避免兼容问题。

2.2 预处理

根据个人使用经验，以下是 EEGLAB 预处理的建议流程。

（1）载入原始数据后，进行电极位置定位，可在菜单栏选择"Edit"→"Channel locations"进行。

（2）如果有一些无用电极的数据，可以选择去掉，步骤为"Edit"→"Select data"，该步骤为选做。

（3）进行带通滤波和 Notch 滤波，可通过选择"Tools"→"Filter the data"→"Basic FIR filter（new，default）"来实现。

（4）可以选择降低取样率，通过选择"Tools"→"Change sampling rate"来实现。

（5）可以进行基线校正，通过选择"Tools"→"Baseline correction"来实现。

（6）对数据进行分段，可以依据 Marker 分段，选择"Tools"→"Extract epochs"来实现。

（7）浏览数据，去掉漂移很大的时间段的数据，并记录下坏电极，可以通过选择"Plot"→"Channel data（scroll）"来实现。

（8）对坏电极进行插补，可通过选择"Tools"→"Interpolate electrodes"来实现。

（9）进行 ICA 处理，通过选择"Tools"→"Run ICA"来实现。

（10）观察各个独立成分的属性，确定与伪迹相关的独立成分，可以通过选择"Plot"→"Component properties"来实现。

（11）去除伪迹相关独立成分，可通过选择"Tools"→"Remove components"来实现。

（12）去掉伪迹较大的分段，可以选择"Tools"→"Reject data epochs"→"Reject extreme values"来实现，因为 ICA 方法并不能校正所有伪迹。

（13）提取每个条件对应的分段，可以再次选择"Tools"→"Extract epochs"来实现，如果一个数据包含多个条件，可以不区分条件，在第（6）步即生成包括所有条件的数据；如果需要分开，请在此步骤依据 Marker 重新提取各个条件的数据。

2.2.1 载入数据

导入的是原始数据，不同的数据格式对应不同的导入函数，如为 BP 系统请选择 .vhdr 格式导入，如果没有合适的导入函数，可在 Manage EEGLAB extensions 里面找。

（1）为了载入各款脑电设备记录下来的原始数据，需要选择相应的数据格式，在 EEGLAB 菜单栏中选择"File"→"Import data"。

（2）如果已经将数据转化为 EEGLAB 格式，可以通过选择 File→Load existing dataset 载入数据。

（3）如果数据是 .vhdr 格式，可以参考图 2-13 进行导入。在导入数据时，请注意选择正确的导入函数。

（4）观察事件值（event values）

图 2-12 中数据集包含 202 个事件，每个事件指定了 EEG.event 结构的字段类型、position（位置）和 latency（延迟）。

查看事件 Edit→Event values，如图 2-14 所示。之后弹出的界面如图 2-15 所示。

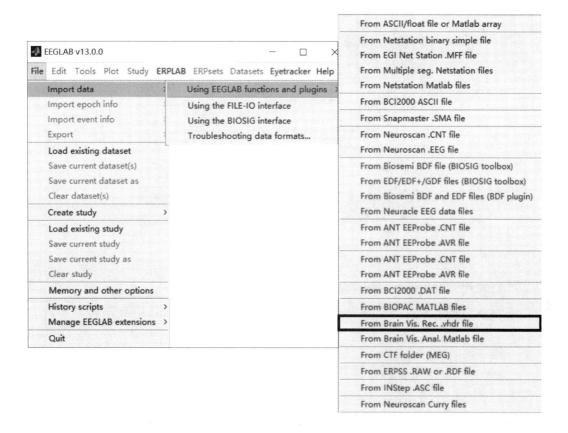

图 2-13　脑电数据导入

导入数据之后的界面，如图 2-12 所示。

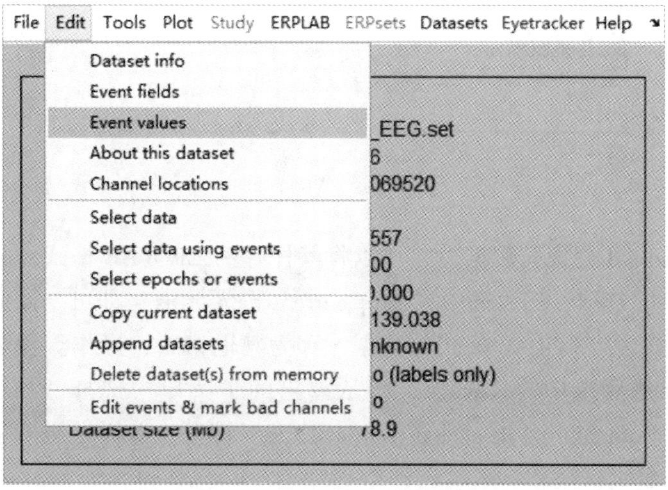

图 2-14　查看事件

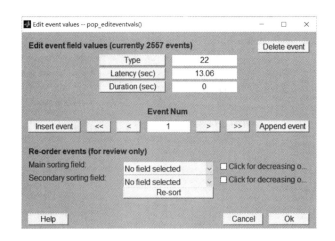

图 2-15　事件查看界面

可以使用>，>>，<，和<<按钮进行前后选择。

加载数据后在 MATLAB 的 Workspace 可看到数据包含的文件，如图 2-16 所示。

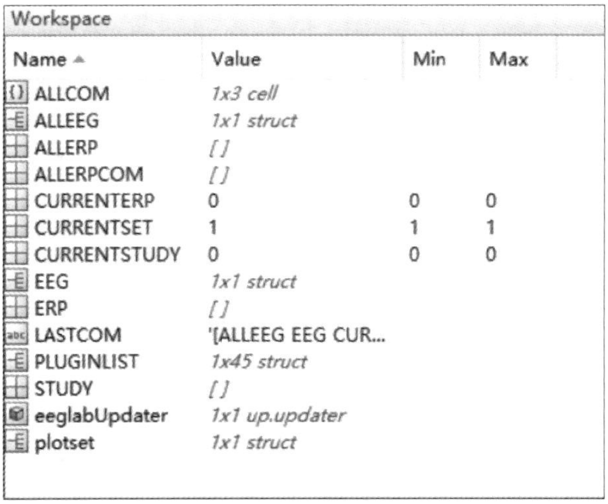

图 2-16　Workspace

在使用 EEGLAB 处理完数据后，可以将其保存为 EEGLAB 格式。具体操作是，找到菜单栏中的 File 选项，然后选中"Save current dataset as"即可。同时，可以根据实际需求和研究要求将 EEGLAB 格式的数据保存为其他格式，操作流程为：找到菜单栏中的 File 选项，然后选中"Export"，再从弹出的子菜单中选择"Data to EDF/BDF/GDF file"或"Write Brain Vis. exchange format file"即可。这样做便于后续数据分析和共享。

2.2.2　电极定位

在脑电信号处理中，电极定位通常指的是确定每个电极实际安置的位置。这一步骤非常关键，因为电极的定位位置将对电极信号的质量和数据解释产生影响。

对于标准的脑电头皮电极定位系统，根据国际 10-20 系统，头皮被划分成不同区域，并且在这些区域上放置了规定的一组电极。每个电极都有一个特定的标记和位置，例如 Fp1、Fp2、F3、F4、C3、C4、P3、P4 等。每个标记代表特定位置上的电极，并且每个标记的位置在标准脑电资料中都有明确的定义。

为了确保电极在正确的位置，可以使用头皮导电胶接触头皮，以确保好的导电性并稳定电极位置。同时，还可以使用位置检测系统（例如 3D 扫描、红外线照射等）帮助确定电极位置。电极定位的正确性对于后续脑电信号分析结果具有重要影响，因此需要进行严格检查和确认。菜单执行顺序为："Edit" → "Channel locations" → "Ok"。

如果有了各个电极的坐标，直接点右下角 "Ok" 即可；如果没有各个电极的坐标，但是有电极定位文件，则需要点左下角的 "read locations" 选择相应的定位文件再点 "Ok"；如果没有各个电极的坐标，也没有电极定位文件，则需要将电极名称修改为国际 10-20 系统名称，然后点中间靠下的 "Look up locs"，找到所有的电极位置后再点 "Ok"。

在确定电极定位之后，需要对脑电信号进行后续分析。一般来说，这包括绘制 2D 或 3D 的脑电头皮图，或者估计数据成分的源位置。对于这些分析任务，EEG 数据集中必须包含记录电极头皮位置信息的文件。通常会有两种加载位置信息的方法。

第一种方法是将头皮电极位置文件手动加载到数据分析工具中，例如，EEGLAB 和 Brainstorm 等软件，然后根据头皮电极的位置信息进行后续的分析和处理。

第二种方法是使用位置检测系统采集头部图像、电极位置和电极电位数据，并利用软件自动将电极位置信息与 EEG 数据集集成。这种方法通常需要使用额外的硬件设备，如定位导线或行星形电极帽等。这种方法能够更加精确地确定电极位置，提高 EEG 信号处理的准确性。

（1）脑电头皮图

要获取脑电头皮图，需要进行以下操作。

①第一步：加载通道位置信息文件。

在 EEGLAB plot 界面上进行如下操作："Edit" → "Channel locations"。

如果以 Neuroscan 或 BioSemi 格式导入二进制数据文件，则通道标签已存在于数据集中（在 EEGLAB v4.31 及更高版本中）。调用通道编辑窗口时，将出现一个对话框，询问是否要使用基于扩展国际 10-20 系统的通道位置文件中导入的电极位置标签（如 "FZ"）的标准通道位置。

如图 2-17 所示，可以在多个模板之间选择，如果要执行本地源，建议选择第二项 "为 BEM Dipfit 模型选择使用 MNI 坐标"（第一组 BESA 坐标是为球形 BESA 头模型设计的，现已淘汰）。点击"Ok"，出现图 2-18 所示的界面。

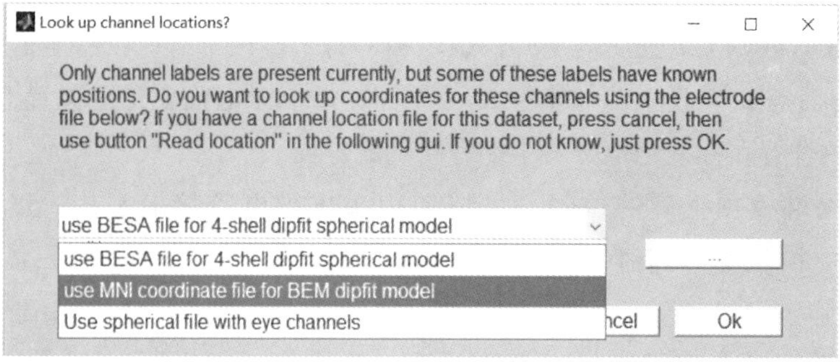

图 2-17　头模板选择

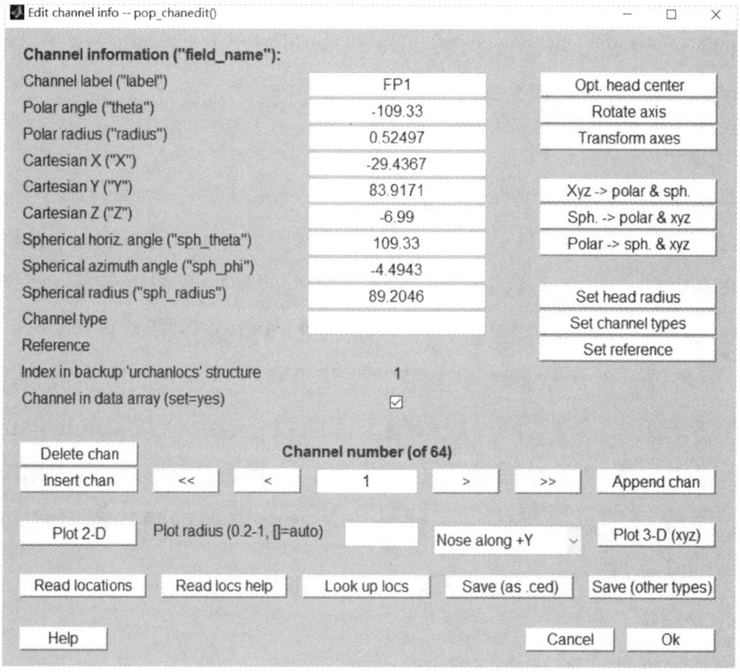

图 2-18　通道定位

②第二步：加载通道文件。

点击"Read locations"按钮，并选择通道位置文件："eeglab_chan32. locs"，如图 2-19 所示，加载通道文件。（位于 EEGLAB 发行版的 sample_data 子目录中）

在下一个弹出窗口中，只须点击"Ok"。如果不指定文件格式，pop_chanedit. m 函数将尝试使用文件扩展名来评估其格式。按主通道图形界面窗口中的"Read locs help"按钮可查看支持的格式，如图 2-20 所示。

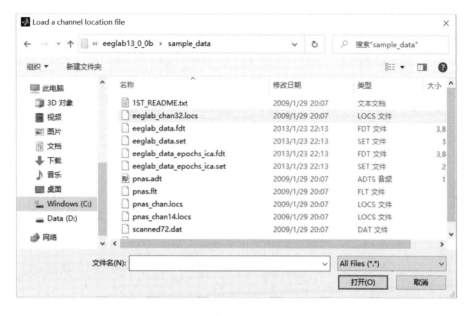

图 2-19　加载电极位置文件

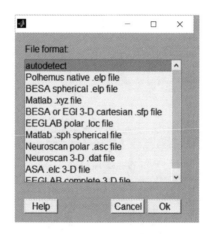

图 2-20　查看支持格式

　　点击"Ok"后，就跳转到图 2-18 所示的界面，此时已加载的通道标签和极坐标显示在下面界面（pop_chanedit.（m）窗口）中，建议使用默认设置。

　　在图 2-18 的窗口中，可以点击"<"和">"来增减 1，也可以使用"<<"和">>"来前进或后退 10。

　　③第三步：可视化通道位置。

　　在图 2-20 中点击"Ok"后，可以直接在 EEGLAB 界面处进行如下操作：Plot→Channel locations→By name，如图 2-21 所示。

　　点击图 2-21 中任何标签都可以查看其对应的通道号。

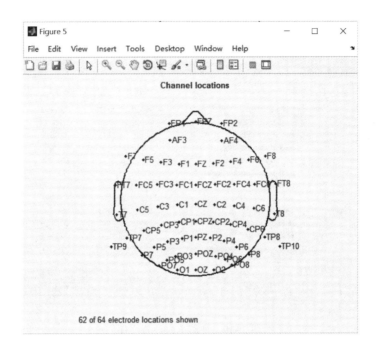

图 2-21　通道图

也可以绘制成数字形式（数字对应的是通道号）：Plot→Channel locations→By number，如图 2-22 所示。

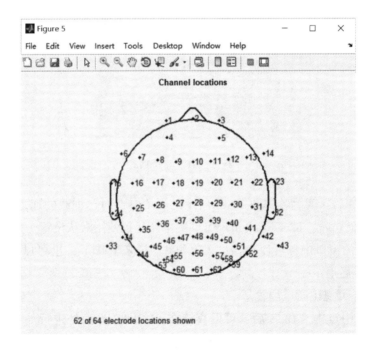

图 2-22　数字通道图

（2）绘制通道光谱图

在 EEGLAB 界面进行如下操作：Plot→Channel spectra and maps，会打开 pop_spectopo.（）界面，如图 2-23 所示。

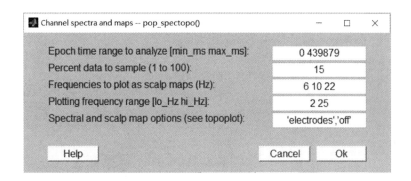

图 2-23　pop_spectopo.（）界面

根据需求设置参数，这里采用默认设置，点击"Ok"，会跳转到 spectopo.（）界面，如图 2-24 所示。

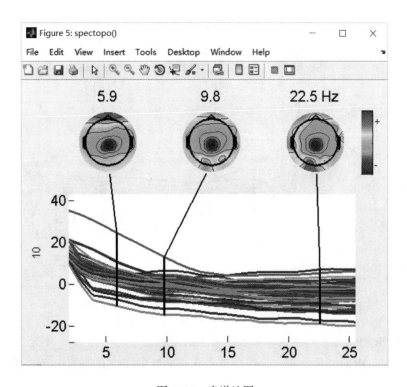

图 2-24　光谱地图

图 2-24 是采样率 15% 时的数据得到的结果，也可以设置为 100%，如图 2-25 所

示，设置100%的效果图如图2-26所示。

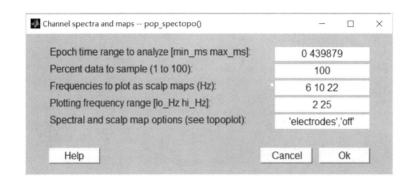

图2-25 设置采样率100%

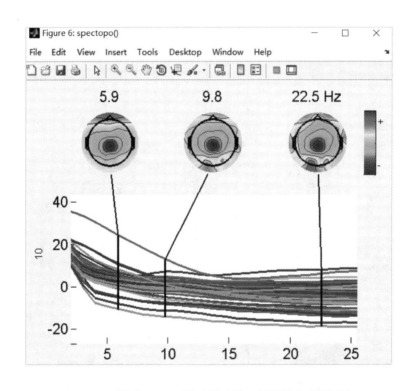

图2-26 采样率100%时的光谱地图（彩图见书后附插页）

在图2-26中，每条彩色记录道表示一个数据通道活动的频谱。最左边的头皮图显示了5.9Hz时头皮的能量分布，这些数据集中在额叶中线。其他的头皮图显示了9.8Hz和22.5Hz的能量分布。

可以单击每个小图查看详细的信息，例如，单击5.9Hz的脑图，会得到如图2-27所示结果。

5.9

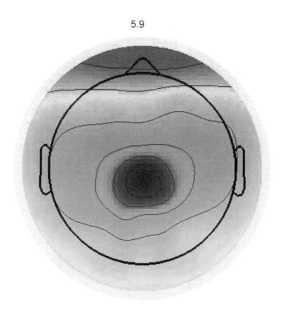

图 2-27　5.9Hz 的脑图

可以操作：Plot→Channel properties 来绘制所选通道的头皮位置、其活动范围及其活动在单个时期内的 ERP 图像。

可以在黑粗线框处编辑通道数，这里填写通道 1，如图 2-28 所示。点击"Ok"出现如图 2-29 所示界面。

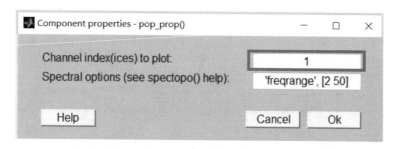

图 2-28　通道数输入界面

图 2-29 中的曲线为所选通道 1 的头皮位置，图 2-29 还包括活动范围及其活动在单个时期内的 ERP 图像。

（3）查看脑电信号波形

查看脑电信号波形是脑电信号处理的基本操作之一。采用脑电分析软件 EEGLAB 来实现脑电信号波形的可视化。

在 EEGLAB 中，可以先打开 EEG 数据文件，然后通过加载电极头皮位置信息文件来确定每个电极的位置。接着，可以使用 EEGLAB 的绘图工具在图形窗口中绘制脑电信号波形。具体操作是，选择"Plot"菜单，再选择"Channel Data"选项。接着在弹

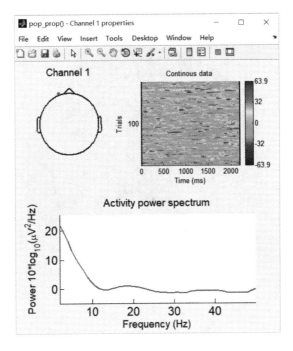

图 2-29　通道 1 的光谱脑图

出的窗口中（见图 2-30）选择要查看的电极通道：Settings→ Number of channels to display，即可在图形窗口中绘制该通道的脑电波形。也可查看某段时间的脑电信号：Settings→Time range display。

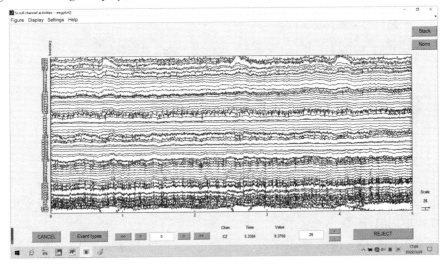

图 2-30　Channel data（scroll）界面

对于脑电信号的波形查看，还可对信号进一步预处理和分析，例如带通滤波、去眼电等，以提高波形的质量和数据的解释性。

也可对显示幅度值做调整，见图 2-31 下方，Value 可调整显示幅度。

人工选中不要的数据段，点击"REJECT"。如图 2-30 所示。

绘图窗口右侧是垂直刻度值（及其单位，μV），它指示垂直刻度条的"幅度"。在这种情况下，该值为 28（μV）。右下角的编辑框中也显示了相同的值，如图所示，我们可以在其中进行更改。通过重复单击"+"按钮或通过键盘编辑文本值，将"刻度"编辑文本框的值更改为大约 40，然后按 Enter 键更新滚动窗口，如图 2-31 所示。

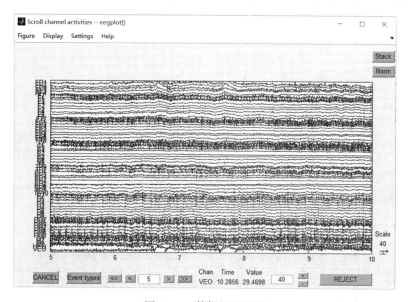

图 2-31　数据调整界面

调整滚动时间窗口的宽度，如图 2-32 所示。在图 2-32 所示界面中点击 Settings→Time range to display，出现如图 2-33 所示界面。

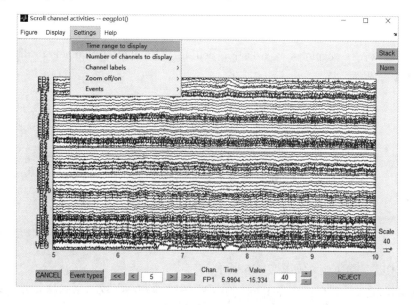

图 2-32　设置显示时间段

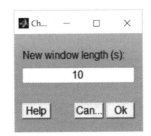

图 2-33　设置显示时间窗口值

点击"Ok"，数据显示如图 2-34 所示。

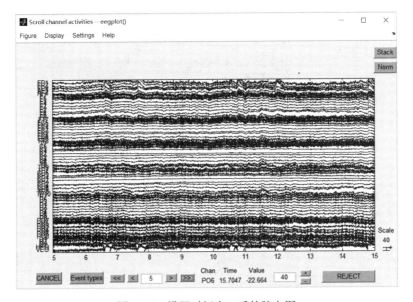

图 2-34　设置时间窗口后的脑电图

通道数编辑：在 eegplot（）界面中，Settings→Number of channels to display，出现如图 2-35 所示界面。

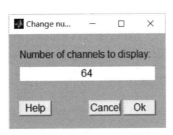

图 2-35　通道数设置界面

点击"Ok"，数据显示如图 2-36 所示。

数据窗口放大与缩小：在 eegplot（）界面中，Settings→Zoom off/on→Zoom on，如图 2-37 所示。

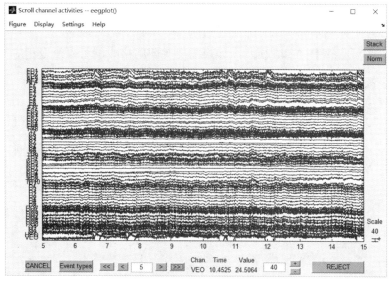

图 2-36　通道总数为 64 的脑电图

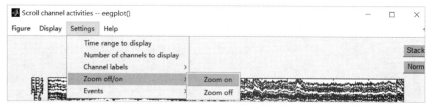

图 2-37　数据窗口的放大与缩小

　　然后使用鼠标，在数据区域周围拖动一个矩形以放大它，结果如图 2-38 所示。滚动窗口现在看起来可能与下面的窗口类似。单击鼠标右键再次缩小。Setting→Zoom off/on→Zoom off，可以关闭缩放。

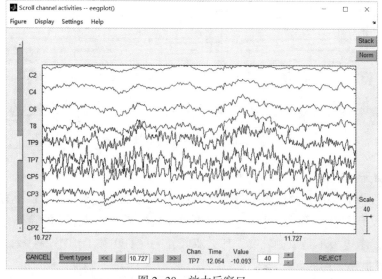

图 2-38　放大后窗口

可以通过在菜单栏中选择"Display"→"Grid"→"X grid on"来绘制水平网格线，如图2-39所示。同样地，也可以通过选择"Display"→"Grid"→"Y grid on"来绘制垂直网格线，如图2-40所示。如果需要关闭网格线，可以重复相应的操作。

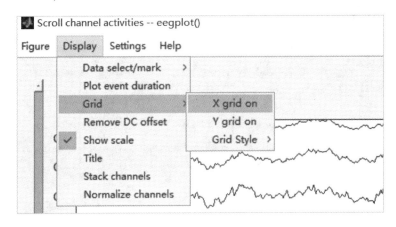

图 2-39 绘制网格线

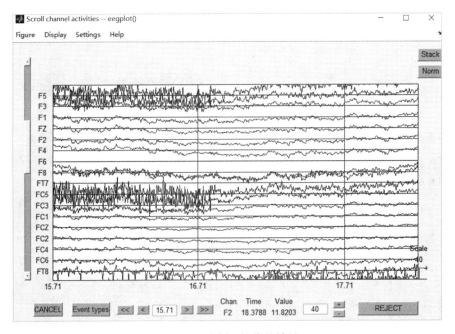

图 2-40 绘制网格线的效果

2.2.3 剔除无用电极

无用电极指的是在整个脑电信号处理的过程（包括画地形图）中都没有用的电极，一般来说，没有固定位置的灵活电极是没用的（做参考和特殊用途的除外），如果未来展示数据的参考电极不是双侧乳突，那么双侧乳突（TP9 和 TP10，有些系统里也叫 M1 和 M2）电极也是无用的。

无用电极的两个误区：①把坏电极当作无用电极；②将来只须展示某一个电极的波形，把其他电极都算作无用电极。

选择其中一部分数据，剔除无用电极：Edit→Select data，在图 2-41 中，点击"…"出现电极序号和电极名称，如图 2-41 所示。

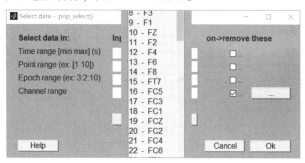

图 2-41　查看电极

2.2.4　基线校正

基线校正是用来消除由于电极在头皮表面的变化等因素造成的脑电基线漂移，从而提高脑电信号处理的精准度和准确性的必要步骤。通过确定基线校正的时间窗口，并计算时间窗口内脑电信号的平均值作为参考均值，再将每个时间点的脑电信号减去该均值，可以确保整段信号的中心值为零，从而消除基线漂移的影响。需要注意的是，基线校正过程可能会改变原始脑电信号所代表的生理信息，因此在进行基线校正时需要谨慎，以免对后续数据分析产生不良影响。除此之外，移除基线是一种去除记录中存在的基本电活动信号，例如，生理噪声或电极伪迹等的预处理方法，可以最小化噪声和其他源的干扰，提高信号的准确性和可重复性。EEGLAB 界面上，移除基线的菜单操作：Tools→Remove baseline，弹出对话框见图 2-42。

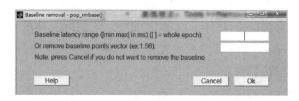

图 2-42　移除基线

在脑电信号分析中，除了基线校正以外，还需要进行去伪迹处理。伪迹是指由于多种因素引起的与真实脑电信号混合的噪声信号，这些因素包括电极运动、眼球运动、肌肉活动及环境干扰等。这些噪声信号的振幅和频率特征与真实脑电信号相似，容易误导信号分析结果，因此要想准确分析脑电信号，必须对伪迹进行处理。

去掉伪迹较大的分段（见图 2-43），一般可以通过菜单中 Tools →Reject data epochs→Reject extreme values 来实现。在该菜单中出现的界面，可以通过设置阈值等参数的方式，将伪迹信号从脑电信号中剔除，并保留真实的脑电信号，以便进行后续的信号处理和分析。

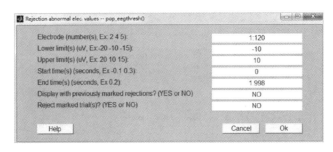

图 2-43　去掉伪迹较大的分段

　　总之，在脑电信号处理中，基线校正和去伪迹处理是两个非常重要的步骤，只有通过这两项处理，才能获得准确可靠的脑电信号数据，从而开展更深入的脑电信号研究和应用。

　　在脑电信号的分析中，Marker 的作用是标记重要的时刻或事件，并将其与脑电信号的时间戳关联起来。通过选择合适的 Marker，我们可以更准确、更有效地提取和分析与特定事件相关的脑电信号。

　　而在选择分段 Marker 时，需要根据自己的数据分析目的来确定。以分析刺激时的 ERP 为例，我们可以将刺激时间点设置为 Marker，并将脑电信号分割成许多重叠的时段，然后对每个时段内的信号进行平均处理，从而得到与刺激相关的 ERP 波形。这种做法可以帮助我们更好地研究刺激对大脑的影响，以及相关脑区的特点。

　　相反，如果我们想要分析被试反应时的 ERP，就需要选用反应 Marker，比如按下按钮的时间点等。在这种情况下，我们可以将脑电信号分割成不同的时段，划分为反应前、反应时、反应后等不同的阶段，进而研究不同阶段内脑电信号的变化。

　　综上所述，选择合适的分段 Marker 非常重要，应根据具体的研究问题和数据特点来确定。正确选择 Marker 有助于最大限度地提取特定时间点或事件的相关脑电信号，从而更深入地研究大脑的特殊刺激或认知任务。

　　基线校正是一种在脑电分析中广泛使用的技术，主要用来消除基线变化对信号处理和分析造成的干扰。简言之，所谓基线校正就是在信号中找到一条参考基线，并将整个信号在该基线上进行平移操作，以达到消除基线变化干扰的目的。

2.2.5　重参考

　　此外，在脑机接口或神经反馈训练等应用中，不同的参考方式也可以用于数据记录和数据处理。在线参考的工作原理是，记录数据时，将当前脑电信号的某个通道作为参考来进行数据记录和处理。动态参考则是根据不同的脑电信号特征和任务需求来动态地调整参考方式和参考通道，以减少不同来源的噪声干扰和信号混淆，提高脑电信号的灵敏度和准确度，从而更好地支持脑机接口和神经反馈治疗的实际应用。

选择以双侧乳突平均作为参考的方法已被广泛采用，并可以通过按住 CTRL 先选 TP9 再选 TP10 的方式进行操作，如图 2-44 所示。未来，随着脑科学和脑机接口技术的不断发展，我们相信这些参考方式将得到更加广泛应用和深入研究，为人类的生命医学和大脑疾病治疗做出更大的贡献。

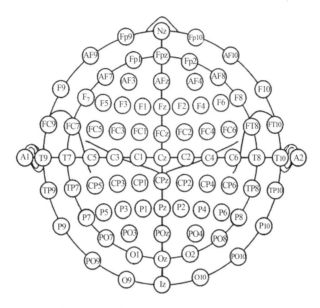

图 2-44　电极地图

一些研究人员主张，在进行数据分析之前，将数据从固定或通用参考（如通用耳垂或其他通道参考）转换为"平均参考"，尤其是在使用高密度记录系统，并将电极拼接覆盖整个头部时。平均参考点的优势是，在整个（电隔离）球体上，向外的正电流和负电流之和为 0，这符合欧姆定律，如图 2-45 所示。然而，使用平均参考也存在问

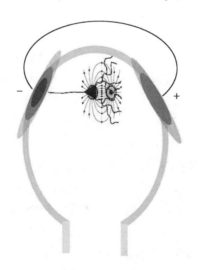

图 2-45　脑电场

题，即真正的平均参考数据需要电极分布均匀。而实际上，研究人员通常在某些头皮区域放置更多的电极，而在头表面下半部放置更少的电极。因此，使用一个拼接的平均参考结果不能直接与使用另一个拼接获得的平均参考结果相比较。

在数据分析中，选择不同的数据参考方式会影响分析结果。平均参考是最常见的一种参考方式，其具体转换过程如下：将所有电极的信号的平均值作为参考值，然后减去这个参考值，如图 2-46 所示。这样，整个数据的平均值将为零，使得计算更加简单。注意，在该过程中，前一个参比电极处的隐式活动时间过程可以从其余数据中计算出来，因此数据获得了一个附加通道，但不是一个自由度。此外，当使用耳垂或鼻尖电极时，在计算平均参考值时，不应包括这些参考电极。通过对数据进行平均参考转换后，可以用来绘制平均功率图和时域图等结果。

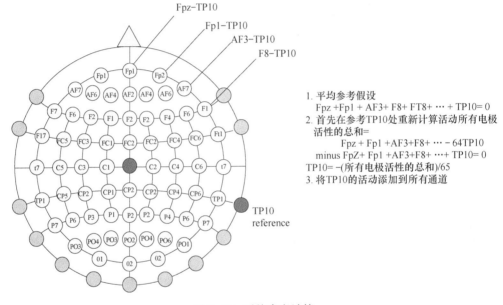

图 2-46　平均参考计算

需要注意的是，数据参考的选择会影响结果的着色（字面上的意思）。例如，即使实际上有 α 波源正好位于参考通道下方并朝向参考通道，在头皮上绘制的平均 α 功率图也必须在参考通道处具有最小值。而没有"正确"的参考方式，每个参考方式都提供了不同的数据视角。在评估和比较 EEG 结果时，必须考虑参考的性质。在 EEGLAB dipfit 插件本地化源代码时，内部将使用平均参考，无须输入。

在 EEG 分析中，有时需要使用不同的数据参考方式，以更好地适应特定的分析需求。重参考是一种常见的方法，它可以改变数据的参考方式，从而影响分析结果。在 EEGLAB 中，可以通过使用 Rereference 工具来执行重参考操作。

在 EEGLAB 界面中，打开 Rereference 工具的方法是：选择菜单栏中的 Tools→Rereference，此时将弹出如图 2-47 所示的界面。在这个界面中，可以选择不同的重新参考方法，例如平均参考（average reference）、单极参考（monopolar reference）和双极参考（bipolar reference）等。

　　单极参考将数据参考到一个单独选定的电极上；而双极参考则是使用两个相邻电极之间的电位差来作为参考值。需要注意的是，双极参考可能会导致一些局部的信号被忽略，因此在使用时需要慎重考虑。

　　通过进行重参考操作，可以更好地适应各种特定的分析需求，并获得更为准确的分析结果。

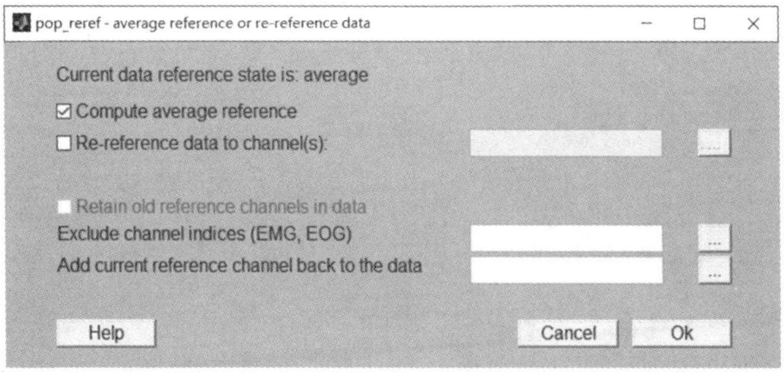

图 2-47　重参考界面

　　在进行重参考操作时，需要注意参考通道的选择。在上述对话框中，有一个复选框叫作"Add current reference channel back to the data"，选中它将把当前参考通道包含在数据中心和平均参考中。然而，在某些情况下，我们可能不希望将参考通道包含在数据中，例如当记录参考位于头皮上时，就不勾选此复选框来避免包含参考通道。

　　在这里，对于上述样本数据，我们使用的是乳突参照物进行记录，因此我们不希望将乳突通道包含在数据中心和平均参考中。因此，我们不选中"Add current reference channel in the data"复选框。

　　单击上述对话框中的"Ok"按钮后，将会出现图 2-48 所示的重参考窗口。在这个窗口中，可以选择要使用的参考通道和参考方法，然后单击"Ok"按钮即可完成重参考操作。在完成重参考操作后，可以根据需要保存数据，以便进一步分析。

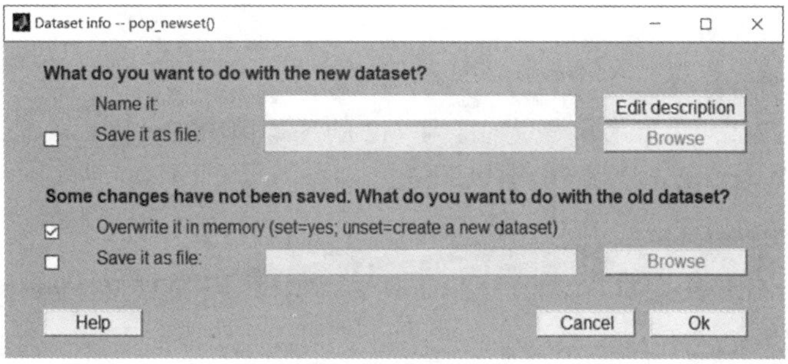

图 2-48　重参考后数据集命名界面

然后，右键单击新创建的空通道（在图 2-49 中，在第 10 个通道后），选择"Edit Channel Info"选项。在下拉菜单中选择"Reference"并在文本框中输入"Cz"（或所需的参考通道名称）。在完成后，单击"Ok"按钮以关闭通道信息窗口。

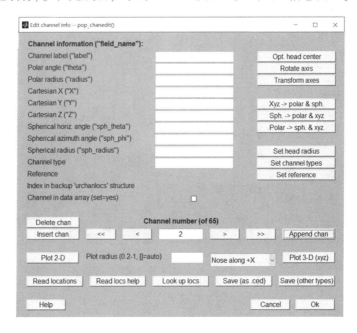

图 2-49　输入重参考电极参数

现在，选择 Tools→Re-reference 菜单，将打开重参考窗口，如图 2-47 所示。在这个窗口中，可以选择要使用的参考通道和参考方法。在本例中，选择"Cz"作为参考通道，并选择"平均参考"作为参考方法。

单击"Ok"按钮后，数据将被重新参考到 Cz，并将 Cz 添加回到数据中，如图 2-50 所示。至此，数据已成功地重新参考到所需的参考通道。

拓展：

恢复原始参考电极信息（分两步）：

Edit→Channel locations→ Append chan→（输入原始参考电极名称）→Look up locs→Ok

Tools→Re-reference

原始参考为 M1，重参考电极为 M1 和 M2 的平均值，如何做？

- 原 Fp1＝Fp1′−M1′。
- 原 M2＝M2′−M1′。
- 新 Fp1＝Fp1′−（M1′＋M2′）/2＝Fp1′−（M1′＋原 M2＋M1′）/2＝Fp1′−M1′−原 M2/2＝原 Fp1−原 M2/2。
- 结论：在这种情况下，重参考的电极数据应为各个电极的数据减去 M2 电极的一半。

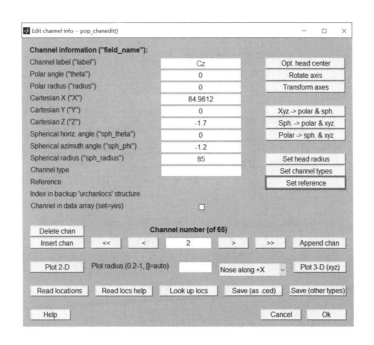

图 2-50　参数填写

- EEGLAB 里操作需要做两次重参考（第一次重参考是为了找回 M1）。

在新创建的空通道中，我们需要填写相关信息，包括通道标签和通道位置（如果有的话）。可以在 EEGLAB 的通道位置编辑窗口中（Edit→Channel Locations）查看通道位置信息，并在空通道中填写相应的信息。这里举个例子，如图 2-49 所示，我们要添加一个新的空通道，并填写通道标签为"NewChannel"，通道位置为空。填写结果如图 2-50 所示。

要将所有通道的参考设置为 Cz，需要先选中所有通道（可以手动选择，也可以按 Ctrl+A 全选），然后点击 EEGLAB 窗口顶部的"Set reference"按钮（如图 2-50 中黑粗线框中按钮）。在弹出的对话框中，选择 Cz 作为参考，需要手动输入频道范围，并勾选 Cz 复选框。最后，点击"Ok"按钮即可完成设置。

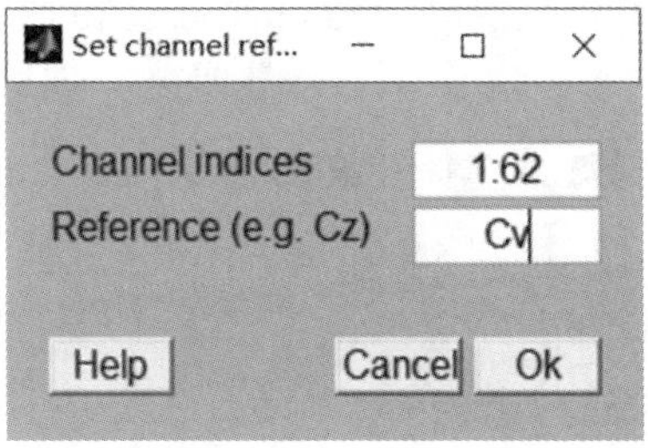

图 2-51　选择重参考

2.2.6 滤波

如果只关注时域的波形结果，可以选择对数据进行低通滤波，如图 2-52 所示，一般截止频率为 30Hz。为了避免可能出现的错误，建议将高通滤波（见图 2-53）和低通滤波分开进行。

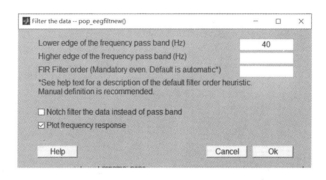

图 2-52 低通滤波

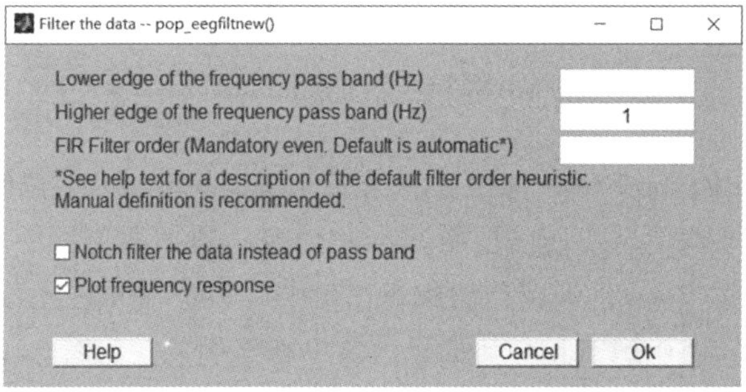

图 2-53 高通滤波

另外，为消除 50Hz 工频干扰，还可以采用凹陷滤波的方法，使用 Notch filter 处理数据。

在 EEGLAB 界面中，可以选择 "Tools→Filter the data→Basic FIR filter"，然后按照以下步骤进行操作。

① 先进行 1Hz 的高通滤波，选择 "1Hz high pass filter"，然后点击 "Overwrite it in memory"；

② 再进行 40Hz 的低通滤波，选择 "40Hz low pass filter"，然后点击 "Overwrite it in memory"。

这样就可以完成滤波操作了。

还可以直接进行带通滤波，如图 2-54 所示。

在进行脑电信号分析时，为了减少特定频率的干扰数据，可以采用凹陷滤波的方法，消除特定频率的干扰，如 50Hz 工频干扰等。具体操作步骤如下。

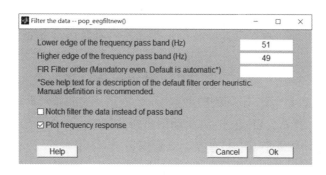

图 2-54　带通滤波

① 在 EEGLAB 界面中，选择"Tools"菜单，然后选择"Filter the data"。

② 在弹出的"Filter Data"对话框中，选择"Notch filter"选项卡，输入要滤除的频率值。例如，如果要滤除 50Hz 的工频噪声，则可以输入"50"作为频率值，然后选择相应的降噪类型，如图 2-55 所示。

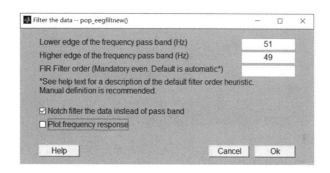

图 2-55　凹陷滤波

③ 配置完毕后，点击"Ok"按钮，EEGLAB 将自动对数据进行凹陷滤波处理。

需要注意的是，凹陷滤波可降低原始信号中特定频率的振幅，因此在选择要滤除的频率时要格外谨慎，以免对分析结果产生负面影响。

点击"Ok"，出现图 2-56 的对话框。

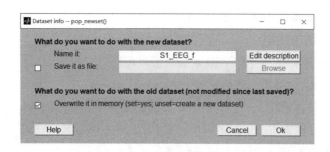

图 2-56　凹陷滤波界面

在滤波操作结束后，EEGLAB 会弹出一个名为"pop_newset.m"的窗口，询问新数据集的名称。在此时，可以选择修改数据集名称，并覆盖原始数据集。具体操作步骤如下。

① 在"pop_newset.(m)"窗口中，输入想要命名的数据集名称，并选择"Overwrite parent dataset"选项，该选项会使新数据集替换原始数据集。

② 点击"Ok"按钮，EEGLAB 将自动创建新数据集，并将滤波后的数据保存为新数据集。同时，原始数据集也会被替换为新数据集。

需要注意的是，修改数据集名称是根据实际需要进行的操作，可以根据具体情况来选择是否修改。同时，覆盖原始数据集也是一项风险较高的操作，建议提前备份原始数据集，以防误操作。

2.2.7　改变采样率

在 EEGLAB 中，如要改变数据的取样率，可通过以下步骤操作。

（1）选择"Tools"菜单，然后选择"Change sampling rate"，如图 2-57 所示。

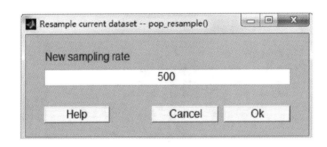

图 2-57　改变采样率

（2）在弹出的"Change sampling rate"对话框中，输入想要的新的采样率，并选择相应的插值方法，例如，"Cubic spline interpolation"等。

（3）点击"Ok"按钮，EEGLAB 将自动对数据进行采样率转换，并生成新的数据集。

需要注意的是，采样率转换可能导致信号畸变，因此建议在进行采样率转换前先备份原始数据集。另外，在选择采样率转换方法时，建议根据实际信号特点选择合适的插值方法以尽可能减少数据畸变的风险。

2.2.8　合并多个脑电数据

要在 EEGLAB 中合并多个脑电数据集，可以按照以下步骤进行操作。

（1）选择"Edit"菜单，然后选择"Append datasets"。

（2）在弹出的对话框中，选择要合并的数据集，可以多选，然后输入待合并的数据集索引编号，假设我们将 10 个脑电数据载入 EEGLAB，它们会被分别命名为 dataset1，dataset2，…，dataset10。如果想将第一个和第五个 dataset 合并，这里需要输入 [1　5]，如图 2-58 所示。

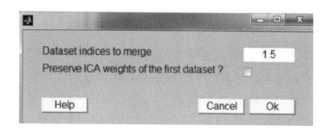

图 2-58　合并多个脑电数据

（3）选中"Keep all event information"选项，确保所有事件信息都被保留。

（4）点击"Ok"按钮，EEGLAB 将自动将所选的数据集合并为一个新的数据集。

需要注意的是，待合并的数据集中电极名称及数目、取样率和分段长度需要一致，否则合并后的数据可能产生错误。另外，在合并数据集时，建议备份原始数据，以便在出现错误时进行恢复。

2.2.9　分段

要根据事件进行分段，并查看 ERP 曲线，可以按照以下步骤进行操作。

（1）选择"Tools"菜单，然后选择"Extract epochs"。选择分段 Marker，如图 2-59 所示。

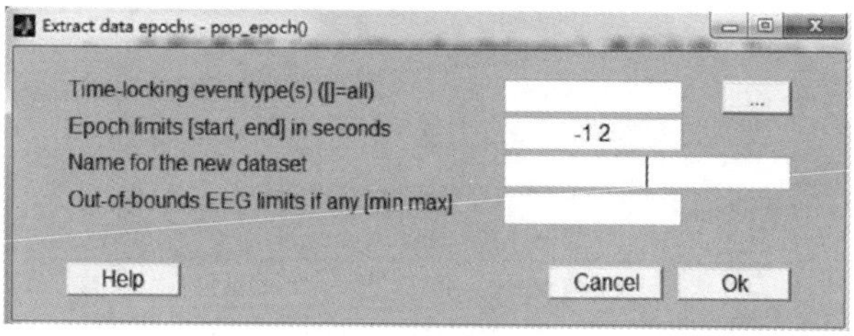

图 2-59　分段

（2）在弹出的对话框中，选择要用作分段标记的事件（marker/triggle）。

（3）点击"Automatic"按钮，选择"baseline correction（基线校正）"或"Remove baseline（移除基线）"。

（4）点击"Ok"按钮，EEGLAB 会自动为每个标记创建一个段，并在段中执行基线校正或者移除基线操作。

（5）要查看 ERP 曲线，可以选择"Plot"菜单，然后选择"Channel ERPs"并选择要观察的通道。可以选择"In scalp/rect. Array"或者"Channel ERP image"来可视化 ERP 曲线。

2.2.10　插值坏导和剔除坏段

如果在数据采集过程中某些电极出现故障或者干扰，可能会导致数据质量下降，此时需要进行插值处理来修复这些被损坏的电极数据。要进行插值处理，可以按照以下步骤进行操作。

（1）选择"Tools"菜单，然后选择"Interpolate electrodes"。

（2）在弹出的对话框中，选择"Select from data channels"（从数据通道中选择）。

（3）选择要进行插值的坏导电极。

（4）点击"Ok"按钮，EEGLAB 会自动计算要插值的电极的值，并将其替换为该电极周围电极的平均值，如图 2-60 和图 2-61 所示。

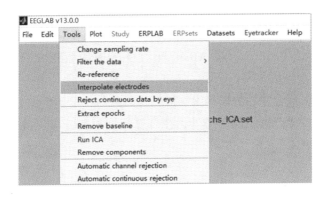

图 2-60　插值坏导

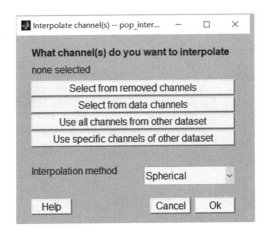

图 2-61　选择坏导

如果想使用代码进行插值处理，可以使用下面的代码进行操作：

EEG. data（a,:,:）= mean（EEG. data（［b c d］,:,:）)

其中，a 是要插值的电极的位置，b、c、d 是用于计算坏导电极值的周围电极的位置。

需要注意的是，在进行插值处理时，应该仅对极少数出现故障或干扰的电极进行插值处理。如果出现大面积电极损坏，建议重新排列电极，以免影响数据可靠性。

在 EEG 信号中，有些连续的数据段可能包含干扰或者异常值，这些数据对后续的分析和处理会产生不利影响。如果遇到这种情况，可以使用 EEGLAB 中的"剔除坏段"功能来排除这些坏段。具体步骤如下。

（1）选择"Plot"菜单，然后选择"Channel data（scroll）"。

（2）在弹出的窗口中，选择要剔除的坏段，可以使用鼠标进行拖动后选中。

（3）点击"Reject"按钮，然后选择"Yes"进行确认。EEGLAB 会帮助删除选中的坏段，并自动重新计算和插补数据，确保数据的连续性。

通过这种方法，可以剔除与分析无关的数据，提高数据的质量和可靠性，有助于后续的分析和建模工作。同时，需要注意的是，在剔除过多的数据块时，可能会对原始数据造成较大的影响，因此建议仅对极少数出现干扰的数据块进行删除。

自动剔除方法在一些情况下可以解决数据中的伪迹问题，但是需要慎重使用。自动伪迹剔除方法有两种：一种是选择"Tools"菜单，然后选择"Automatic channel rejection"，将自动剔除坏导入口；另一种是选择"Tools"菜单，然后选择"Automatic trial rejection"，将自动剔除坏段入口。这两种自动方法都需要谨慎使用，因为它们剔除坏导或坏段的标准可能不适用于所有数据，并且可能导致误差或信息丢失。

在进行数据处理前，可使用数据可视化工具来检查数据质量。通过选择"Plot"菜单，然后选择"Channel data（scroll）"可以在 EEGLAB 中展示数据（见图 2-62），通过在"Settings"菜单中选择"Time range display"和"Number of channels to display"可调整显示时间和数据通道的数量。此外，通过调整"Value"可以调整标尺的幅度，以确保所有数据都能够显示在屏幕上，如图 2-63 所示。

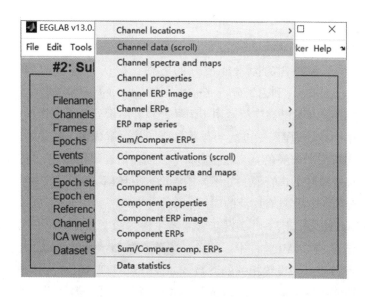

图 2-62　数据显示

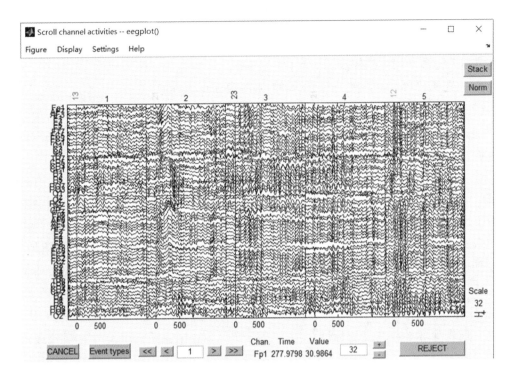

图 2-63　脑电数据显示

在进行坏段剔除和坏导插值时，需要考虑到尽可能保留数据原貌。一般而言，剔除坏段的基本原则是尽量减少对数据的干扰，最好不要随意更改原始数据；相对原则，剔除坏段的比例不应超过数据总量的 10%。坏导插值的标准则需要根据具体情况进行判断和调整。

2.2.11　独立分量分析

独立分量分析（independent component analysis，ICA）是一种用来从多变量（多维）统计数据里找到隐含的因素或成分的方法，被认为是主成分分析（principal component analysis，PCA）和因子分析（factor analysis）的一种扩展。

在实际应用中，ICA 已被广泛运用于信号处理、图像处理、语音识别、生物医学工程等领域。对于图像处理而言，ICA 可以将一张图片分解成多个独立的成分，这些成分代表图像的不同特征，如颜色、纹理、形状等。而在语音识别领域，ICA 可以将混合后的语音信号分离成单独的声音源，如不同的说话人或环境噪声等。因此，ICA 作为一种灵活而强大的分析工具，具有广泛的应用前景。

在进行 ICA 分析时，有一些关键步骤需要注意。首先，需要在 EEG 信号预处理完毕后，将数据导入 EEGLAB 软件中。其次，选择"Tools"菜单下的"Run ICA"选项，在弹出的 ICA 参数窗口中设置相关的参数，如成分数目、ICA 方法和 PCA 处理等。其中，若进行了插值坏导，则需要在 PCA 处理中设置最大成分数为总电极导数减去插值坏导数。最后，点击"Ok"按钮，即可开始进行 ICA 分析，如图 2-64 所示。

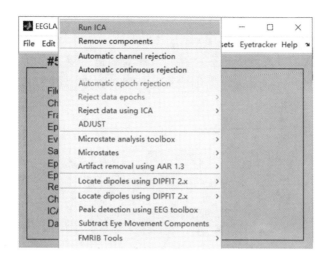

图 2-64　启动 ICA

在 ICA 分析过程中，需要注意对结果进行检查和校验，确保分离出的信号质量优良。同时，还需要注意 ICA 分析的结果可能会受到初始条件的影响，在分析结果不理想时，可以通过多次运行程序并采用不同的初始条件进行比较，从而得到更为可靠的结果。

（1）运行 ICA 分析

ICA 是一种十分有用的信号处理工具，可以在很大程度上解决盲源分离问题，对于去除脑电信号中的噪声具有重要意义。在进行 ICA 分析时，需要注意相关的参数设置和结果检查，以获得更加可靠和准确的分析结果。

操作完后会出现如图 2-65 所示的界面。

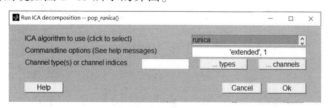

图 2-65　ICA 运行参数

在点击"Ok"后，系统开始运行 ICA 分析程序，并在界面下方显示当前的运行进度。由于 ICA 分析需要对较大的数据进行计算，因此运行速度可能较慢，需要耐心等待程序运行完毕。同时，在运行过程中，注意不要点击"Interrupt"按钮，如图 2-66 所示，否则会中断程序运行，导致无法完成分析。

当程序运行完毕后，在 EEGLAB 窗口左下方的"History"窗口中会显示 ICA 分析的结果，并自动保存为 IC 协议文件。可以通过查看该文件，对分析结果进行进一步修正和校验。另外，如果结果不理想，还可以通过更改相关参数，如成分数目和 PCA 处理等，进行多次分析和比较，以寻找最优的分析结果。

总的来说，ICA 是一种非常有用的信号分析工具，对于去除信号中的噪声、分离不同来源的信号、提取信号成分等具有广泛的应用。在进行 ICA 分析时，需要注意合理设置相关参数，并对分析结果进行仔细检查和校验，以获得更为可靠和准确的分析结果（见图 2-66）。

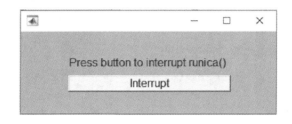

图 2-66　运行状态

（2）绘制二维 component scalp maps

可以更直观地展示分离得到的各个独立成分在头皮上的空间分布情况。在绘制之前，需要先选中要绘制的 ICA 成分。具体操作步骤为：首先打开 EEGLAB 主界面，进入"Plot"菜单，然后选择"Component maps"子菜单，接着再选择"In 2-D"选项，如图 2-67 所示。

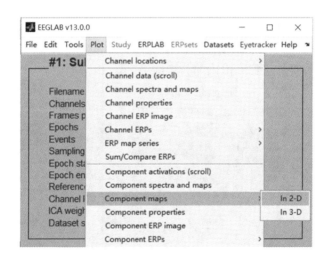

图 2-67　绘制组件二维地图

在"In 2-D"选项中，可以设置一些参数来控制绘图效果（见图 2-68），如选择需要绘制的成分数目、使用哪种颜色方案等。设置完毕后，点击"Ok"按钮即可开始生成 ICA 成分的 2-D scalp maps。生成的每个图像都显示了对应成分在头皮上的分布情况，可以通过观察图像的颜色分布和形状等特征来推断成分来源和可能的生理意义，并进一步进行相关分析和解释。执行后会弹出窗口，如图 2-69 所示。

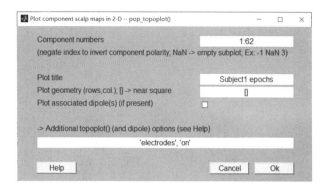

图 2-68 绘制组件选择

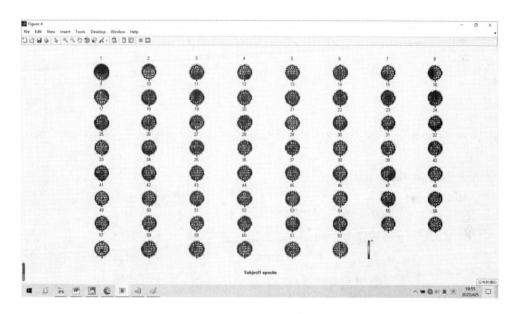

图 2-69 ICA 独立成分地图

点击"Ok"后,弹出如图 2-70 所示界面,即可以了解各个独立成分的头皮分布。在图中单击任意头皮图,都可弹出含有该头皮图的子窗口,如图 2-70 所示。

(3)绘制 Component head plots

除了二维 Component scalp maps 外,还可以通过绘制 Component head plots 来更全面地展示独立成分的空间分布情况。其中,Component head plots 可以将 ICA 成分在三维空间中的分布情况用图形方式呈现出来,直观清晰,便于进一步分析和解释。

在 EEGLAB 中,绘制 Component head plots 的方法与绘制二维 Component scalp maps 类似,也需要先选中要绘制的 ICA 成分,然后进入"Plot"菜单,选择"Component maps"子菜单,并选择"In 3-D"选项。此时,EEGLAB 会自动打开独立成分在三维

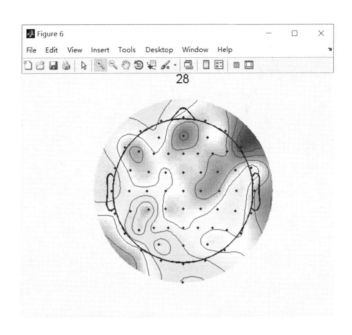

图 2-70　单独成分显示

空间中的头部模型，并在其中绘制各个成分的空间分布，如图 2-71 所示。

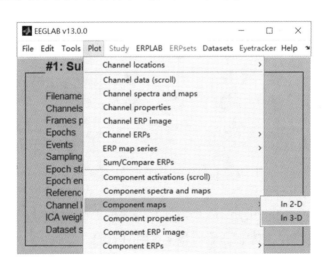

图 2-71　绘制独立成分的三维地图

在绘制 ERP 三维 scalp maps 时，需要选择 use the spline file，如图 2-72 所示。

设置完参数后，点击"Ok"，得出结果，如图 2-73 所示。

在 Component head plots 中，我们可以通过旋转头部模型来不同角度地观察和比较各个成分的空间分布情况，还可以通过调整一些参数并结合其他分析方法，进一步探究成分的来源和生理意义。总的来说，绘制 Component head plots 是 ICA 分析的重要步

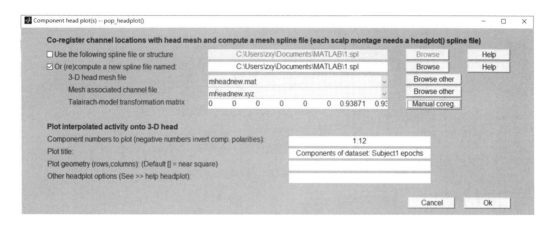

图 2-72　选择绘制三维图参数

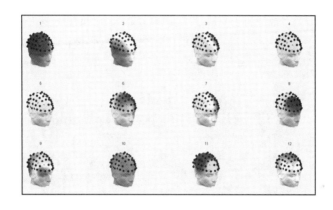

图 2-73　三维图

骤之一，可以帮助我们更加全面地理解脑电信号的产生和传播机制，对脑科学和神经学等领域的研究有着重要的意义。

2.2.12　剔除眼动等成分

在 ICA 分析中，我们通常会发现一些不希望的成分，比如由眼动、肌电等噪声引起的成分。这些成分会严重干扰脑电信号的分析和解释，因此我们需要将其剔除。

在 EEGLAB 中，剔除成分的方法非常简单，只需要进入"Tools"菜单，选择"Reject data using ICA"子菜单，并选择"Reject component by map"选项。接着，EEGLAB 会自动打开独立成分的空间分布图，我们需要仔细观察每一个成分的分布情况，找到那些明显与眼动、肌电等噪声相关的成分。一旦找到了这些成分，我们只需要将它们选中并点击"Ok"按钮，EEGLAB 就会自动将这些成分从数据中剔除，如图 2-74 所示。

需要注意的是，在剔除成分之前，我们应该先确认这些成分确实是由噪声引起的，而非脑电信号的一部分。否则，过度剔除会导致丢失有价值的信息，影响研究结果的

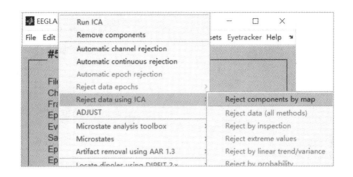

图 2-74　去除不必要成分

准确性。因此，在进行 ICA 分析时，应该充分考虑数据的特点和噪声来源，以确保剔除成分的可靠性和有效性。

在剔除眼动成分时，需要根据成分的空间分布特征和频谱特征来确定其是否为眼动相关成分。在图 2-75 中，可以通过选中某个成分来进一步观察其特征。

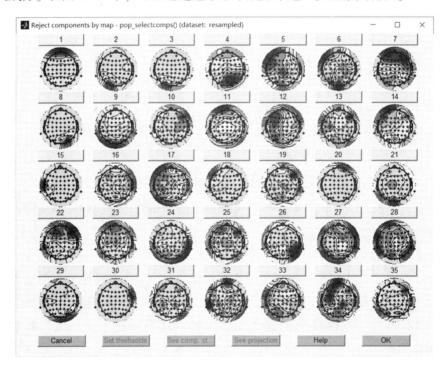

图 2-75　ICA 成分

首先，我们可以看到选中的成分会在下方显示其频谱图。这里，需要注意查看频谱图中是否存在 1~2 Hz 的低频成分。这些低频成分通常是由眼动引起的，因为眼球在转动时会产生电位变化，这些变化会产生低频成分，从而干扰到脑电信号的分析和解释。如果频谱图中存在明显的低频成分，就有理由怀疑该成分可能与眼动相关。

除了频谱特征外，还需要观察成分的空间分布特征。图 2-75 为选中的成分的空间分布图，其中深色区域表示该成分在头皮上的活跃区域。如果这些活跃区域主要分布在眼睛周围的区域，比如眼眶、颞部等，这也表明该成分可能与眼动有关。

综上所述，通过查看成分的频谱特征和空间分布特征，就可以初步确定哪些成分可能与眼动有关，剔除掉这些成分，从而削减眼动噪声对数据分析的影响。

需要补充的是，生成的三维图形与先前的二维头皮贴图之间的一个显著区别在于，三维图形不仅可以展现每个组件在空间中的位置，还可以通过单击每个组件头皮图上方的矩形按钮来绘制每个组件的属性，比如频率、功率、激活程度等。这为深入探究脑电数据提供了更多的手段和视角。

此外，在进行脑电数据处理的过程中，剔除干扰成分也是非常重要的一步。在图 2-76 中，我们可以看到，在"Tools"菜单中有一个"Remove components"的选项，这一功能可以帮助我们去除一些可能干扰脑电信号的成分。例如，在这个界面中，我们可以将第一个成分删去，从而去除它对脑电信号的影响。

在进行这类操作时，我们需要注意保留那些真正有助于我们分析脑电数据的成分，同时避免过度去除可能包含有用信息的成分，从而导致数据分析的失真。因此，在使用这类工具时需要谨慎处理。

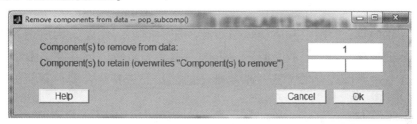

图 2-76　填写要移除成分序号

（1）经典成分——眨眼

在图 2-77 所示的脑电信号中，我们可以发现有一类被称为"眨眼"的经典成分，以下是其判断依据。

①前端分布：眨眼成分主要集中在脑电信号前端区域，即 Fp1、Fp2、F7、F8 等位置，可以通过查看脑电信号成分在头皮图上的分布情况进行初步判断。

②小方块：眨眼成分通常表现为一个小方块，其在成分分解的矩阵图中呈现出明显的单一结构，这也是判断眨眼成分的较为明显的依据之一。

③随机分布：与其他成分不同，眨眼成分并不呈现一种连续的空间分布形态，而是在空间上表现出明显的随机性，这也是该成分的一个特点。

④低频能量高：眨眼成分的能量主要分布在较低的频段区间，即 0.5～4 Hz 范围内，且其能量比较高。

⑤成分排序靠前：眨眼成分通常会排在前几位，也就是在成分分解的矩阵图中其对应的一行会排在矩阵图的靠前位置。

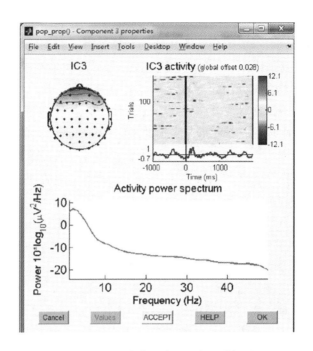

图 2-77　眨眼成分（彩图见书后附插页）

需要注意的是，眨眼成分的颜色深浅有意义而颜色（红蓝）无所谓，大红大蓝都可以表示此成分。以上是判断眨眼成分的一些主要依据，但是在实践中，由于各种因素的干扰，判断成分的方法并不是唯一的，我们需要结合多种判断依据和经验进行准确的判断。

（2）经典成分——眼漂

除了眨眼成分之外，脑电信号中还有一类被称为"眼漂"的成分，如图 2-78 所示。以下是其主要的判断依据。

①前端两侧分布，红蓝相对：眼漂成分主要分布在脑电信号前端区域，且在 Fp1、Fp2 两个位置上呈现出明显的红蓝相对的对称性。

②长条状，红蓝相间：眼漂成分在成分分解的矩阵图中通常表现为一长条状的结构，且红蓝相间，这也是判断该成分的一个明显依据。

③随机分布：眼漂成分的空间分布与眨眼成分相似，都表现出一定的随机性。

④低频能量高：眼漂成分的能量同样主要分布在较低的频段区间，即 0.5~4 Hz 范围内，且能量比较高。

⑤成分排序靠前，但一般排在眨眼后面：与眨眼成分不同，眼漂成分通常排在第 2~3 位，即在成分分解矩阵图中其对应的一行会排在眨眼成分的后面。

需要注意的是，对于一些复杂的成分，如与眼动相关的眼电等，其判断依据可能并不局限于以上几个方面。在实际分析中，需要结合多种因素和实验背景进行综合判断。

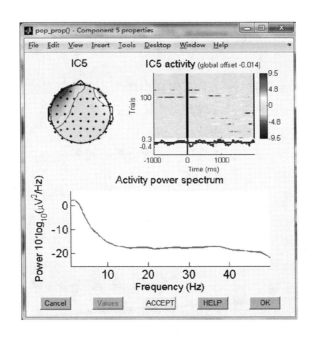

图 2-78　眼漂成分（彩图见书后附插页）

（3）经典成分——头动

除了眼漂成分之外，另一个常见的经典成分是头动成分，如图 2-79 所示。以下是其主要的判断依据。

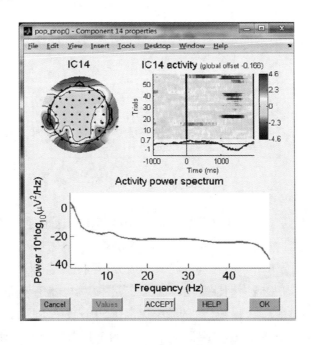

图 2-79　头动成分

①周围分布：头动成分主要分布在脑电信号的周围区域，尤其是耳部和颅骨周边。

②长条状：头动成分在成分分解的矩阵图中通常表现为一长条状的结构，类似于眼漂成分。

③随机分布：头动成分的空间分布同样表现出一定的随机性，不像一些特定的脑电信号成分（如运动相关成分）那样具有明显的一致性和局部性。

④在单个 trial 里有非常明显的漂移：头动成分通常在个体实验过程中会产生非常明显的漂移，即在单个 trial 中，该成分的能量会随时间逐渐增加或减少，直到 trial 结束。这是判断头动成分的一个重要依据。

需要注意的是，由于头动成分通常出现在环境噪声较大的条件下，如脑电信号记录时的头部运动等，因此在实验设计和数据采集过程中应该尽量避免这类干扰，以提高脑电信号质量和分析的可靠性。

（4）其他成分——工频干扰

除了眼漂成分和头动成分以外，另一个在脑电信号中常见的成分是工频干扰，如图 2-80 所示。以下是该成分的一些主要判断依据。

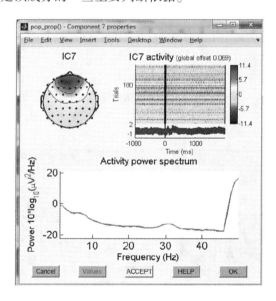

图 2-80　工频干扰

①分布在地线周围：工频干扰通常分布在地线周围，这也是其名称的由来。该成分常常受到环境电磁干扰的影响，如灯光、电扇等电器的电磁辐射。

②单个 trial 上的分布非常有规律：与头动成分不同，工频干扰在单个 trial 上的分布非常有规律，且往往呈现周期性变化，这也与其源头为电器工频信号相关。

③50Hz 左右能量最高：工频干扰的频率通常在 50Hz 左右，因为全球大部分地区的电网电压都是 50Hz，因此导致记录到脑电信号中的工频干扰同样具有这一频率。该成分的能量在 50Hz 左右通常最高，因此可以通过滤波方法去除。

需要注意的是，工频干扰的存在对脑电信号的采集和分析都可能造成一定的干扰，因此在实验设计和数据采集过程中应该尽量避免电磁环境干扰，同时使用恰当的滤波方法去除工频干扰等噪声干扰。

（5）其他成分——心电

在脑电信号中，除了头动成分、眼漂成分和工频干扰外，还有一个可能存在的成分是心电。如图 2-81 所示。心电成分在脑电信号中呈现出雨点般散落状，在头皮区域的分布相对比较均匀，但在时间上却不连续，可能会出现间歇性的信号，其时域波形通常为一些规则的、均匀的波形。

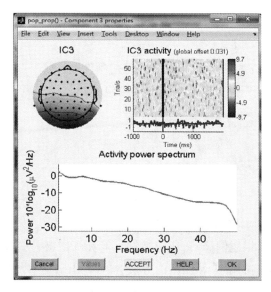

图 2-81 心电成分

心电成分主要由颈部至胸部的心电信号通过头皮向外传播产生，因此通常在头皮区域分布较为均匀。同时，心电成分的能量通常较小，与脑电信号相比，其信号幅度较低，频率也稍微低一些，因此在数据采集时，应当尽可能地避免颈部电极的电极贴在心电区域。

需要注意的是，心电成分的存在可能会影响脑电信号的解析和分析，因此在脑电数据的采集、处理和分析过程中，需要对其中的心电成分进行识别和去除。

（6）保存数据和图片

在脑电数据处理的过程中，保存数据和图片是非常重要的一步。以下是一些具体的指导步骤。

①保存数据：

a. 点击菜单栏中的"File"，选择"Save current dataset"；

b. 根据需要对数据进行命名，并选择保存的路径。可以选择将数据保存为不同的格式，比如 .mat 文件或 .edf 文件等。

②保存图片：

a. 选择需要保存的图片类型，比如 Channel ERP image，ChannelERPs with scalp maps，in scalp/rect. Array，ERP map series 2D 等；

b. 根据需要进行调整和设置，比如缩放比例、截止频率、窗口长度等；

c. 点击"Save"或"Export"按钮，选择保存的路径和格式。

③查看通道位置：

a. 点击"Plot"菜单栏中的"Channel locations"；

b. 可以选择显示不同的通道类型，比如 EEG、EMG、EOG 等，并且可以按照不同的顺序进行排序。

④浏览数据：

a. 点击"Plot"菜单栏中的"Channel data（scroll）"；

b. 可以选择需要显示的通道，同时可以进行缩放、滚动等操作，以便对数据进行观察和分析。

2.3　总结

（1）预处理要点

①预处理的步骤：参考电极的转换（双侧乳突、鼻尖、全脑平均参考）、滤波（FIR 与 IIR 滤波器、无相位偏移）；浏览数据（有无坏电极、去掉飘移很大的时间段数据）；坏电极插补；伪迹的矫正（回归的方法、PCA、ICA）；分段（基线的长度选取）；基线矫正（不需要静息态数据分析）；去掉波幅很大的分段；叠加平均（仅针对 ERP 分析）。

②重参考电极选取：不同参考优缺点；参考电极是坏电极或者包括坏电极；参照前人文献选取。

③滤波：滤波器的选取；滤波范围的选取（ERP 分析与频谱分析的区别）；二次滤波后再次进行基线矫正。

④伪迹矫正算法：传统回归方法简单，ICA 复杂难学但是效果更佳。

⑤分段时基线的选取：ERP 分析与时频分析的区别；被试心理状态回到基线。

⑥坏电极插补：虽然插补方法可以尽可能地恢复数据，但插补后的数据可能会导致伪迹的产生，因此需要谨慎选择插补算法。

⑦去掉波幅很大的分段：如果不去除这些分段，可能会影响后续数据分析的准确性和可靠性。

⑧叠加平均：在使用叠加平均时，需要注意分析的时间段和叠加的次数，以充分保证信噪比的提高和 ERP 特征的增强。同时，由于每次叠加平均会影响后续的分析结果，因此需要进行多次交叉验证。

（2）预处理需要遵循基本的原则

①重参考电极选取时，如果参考电极包含坏电极，插补坏电极需要先于重参考操作进行，以免坏电极对参考电极计算产生负面影响。

②在降采样时，需要先进行滤波操作，以免降采样引起伪频成分的产生，从而影响数据分析结果的准确性。

③在浏览数据时，需要注意不仅局限于坏电极和大漂移的时间段，还需要检查是否存在其他异常数据或不良数据，以保证数据的准确性和可靠性。

④在进行 ICA 之前，需要让数据尽可能纯净，应去除坏电极、大漂移时间段，并进行滤波操作，特别是高通滤波操作。这样有利于 ICA 算法的应用和伪迹的矫正。

⑤关于分段与 ICA 矫正伪迹的先后顺序，没有固定的规则，通常需要根据实验设计和数据特征来决定。一般来说，对于 ERP 分析，可以先进行分段操作，然后进行 ICA 算法矫正伪迹，之后再进行后续的数据分析；对于时频分析来说，可以先进行 ICA 矫正伪迹，然后进行分段操作，最后再进行时频分析。

（3）对于 ERP 指标的度量和统计分析，我们需要考虑到 ERP 成分的多个特征进行鉴别，包括极性、潜伏期、正负波、地形分布、研究范式等。在进行波形分析时，常用的指标包括 ERP 成分的波幅（峰值或平均波幅）和潜伏期等。在进行统计分析时，一般将电极作为一个因素进行分析，需要选择有明显 ERP 成分的电极。

（4）在进行脑电预处理时，重参考是必须的一步。选择一个准确的参考电极对于信号质量的保证至关重要。一般参考电极的选择标准是将其活动降到最低，以获得最真实的基线信号（近似于 0）。常用的参考电极包括双侧耳垂或乳突、前额中心电极、鼻尖、下颚以及非头部的胸椎、踝关节和膝盖等。此外，也可以将所有记录到的头皮脑电极位置的电压平均值作为参考。需要注意的是，在同一个实验中采用不同的参考位置，得到的结果可能有所不同。例如，以鼻尖参考得到的面孔刺激诱发的颞枕区分布的 N170 电位显著高于双侧乳突参考。而对于 VPP 信号的分析，后者则表现更加显著。

（5）脑电信号预处理，需要注意以下几点事项。

①ICA 去伪迹是最常见的处理方式，但并非所有的伪迹都可以通过 ICA 方法去除。此外，眼电电极数据并非必需，可以在一开始就去除。

②是否降低取样率与高取样率是否必需，根据实验的需要和数据量来决定。应注意的是，降低取样率可能会损失信号精度，而高取样率则可能导致计算资源的浪费。

③带通滤波范围需要根据实验的研究对象和研究目的来确定。如果需要频域分析或时频分析，可以在预处理时宽泛地选择带通滤波范围（如 0.1～100Hz）。预处理后如果需要对 ERP 波形进行滤波，则可以选择较窄的滤波带通（如 0.5～30Hz）。

④分段和 ICA 的前后顺序需要根据实验整体设计和数据质量来确定。在进行分段和 ICA 之前，需要保证数据的纯净度。在某些情况下，需要先分段，然后再进行 ICA 去伪迹。在其他情况下，则需要先进行 ICA 去伪迹，再进行分段处理。

⑤与眨眼、水平眼动、EMG、坏电极相关的独立成分特征需要根据实验情况考虑，如果有必要，可以使用 EEGLAB 插件帮助确定。

⑥电极数目太少可能会影响 ICA 方法校正伪迹的效果，因此需要根据实验需求选择合适数量的电极。

⑦通过界面删除反应错误的分段需要基于经验和实验知识进行。有一些 EEGLAB 插件可以帮助自动检测和修正许多类型的伪迹和异常响应。

脑电信号预处理是脑电信号分析的重要步骤。通过对脑电数据的预处理，可以去除伪迹和噪声，提高 ERP 波形的质量，增加数据的可靠性和可分析性。同时，预处理的过程中需要根据实验的需要和数据的特点做出相应的选择和调整。在进行脑电信号预处理时，应注意在保证数据纯净度的基础上，充分利用 EEGLAB 等工具的功能，确保整个过程的科学性和有效性。

第3章 事件相关电位分析

事件相关电位（event-related potentials，ERP）是指在特定任务或事件发生时，大脑皮层在某些区域内表现出的电位变化，这种变化可以通过脑电图（EEG）测量得到。ERP 可以帮助研究者研究认知过程或心理功能，因为它们反映了与特定认知或感知任务相关的神经活动。

ERP 通常快速发生，常在刺激呈现后几百毫秒（ms）内达到峰值，随后迅速消失。ERP 的幅值通常比背景 EEG 活动小，需要多个试次平均叠加才能得到。研究者可以将高质量的 EEG 数据与其他测量数据，如行为数据等进行整合，以帮助解释 ERP 的意义。

3.1 ERP 实验

在进行 ERP 实验时，需要对单个被试的 EEG 数据进行一系列的预处理来获取高质量的数据。步骤通常包括：导入数据，导入电极信息，频谱及拓扑分析，预处理工具（滤波和重参考），剖分数据以获得感兴趣的事件相关信号，数据平均以提高信噪比，选择并比较不同条件下的数据，ERP 呈现（波形、拓扑等）以便于进行分析和解释，以及使用主成分分析对数据进行分解，以进一步了解 ERP 信号的来源和内部结构。这些步骤涵盖了 ERP 信号从原始数据到分析结果的全部过程，确保了实验数据的准确性和可靠性。

3.1.1 ERP 的提取原理

ERP 的提取原理基于多次重复刺激所引起的事件相关电位。刺激引起的 ERP 波形在大量重复刺激的情况下，可以从背景 EEG 信号中分离出来。具体操作是，在相同条件下重复施加刺激，分多段提取每个 trial 的信号，并将其叠加平均，得到 ERP 波形。由于背景 EEG 信号在重复刺激过程中随机变化，所以随机波动在叠加时相互抵消，而 ERP 信号在潜伏期恒定、波形恒定的情况下，不会被抵消，波幅成比例地不断增加。经过多次叠加后，ERP 信号显现出来，可以清晰地区分出刺激所引起的事件相关电位。此外，由于背景 EEG 信号往往有一定的基线波动，因此对 ERP 信号进行基线校正，即在某个特定时间段选取没有刺激的信号作为基线，并对所有信号做基线校正，以消除基线波动的影响，从而更准确地提取出 ERP 波形。

3.1.2 ERP 研究的经典范式

特定认知实验研究范式是一种用于研究特定认知过程的实验设计。其中 n-back 范式是最常用的研究工具之一，该范式要求被试在连续呈现的刺激序列中是否与前面某个刺激相同进行判断。例如，在 2-back 任务中，被试需要判断当前刺激是否与两步之前的刺激相同。这种范式可以研究工作记忆、注意力和反应选择等认知过程。通过对比被试在不同难度级别下的表现，可以推断不同认知过程的负责区域和神经机制。

在特定认知实验研究范式中，比较常见的包括 n-back 范式、Stroop 任务和 Flanker 任务等。这些实验旨在量化工作记忆、注意力、抑制控制等高级认知功能。例如，Stroop 任务要求被试在忽略干扰条件下，用最快的速度识别打印在纸张上的颜色，任务主要考察注意力和抑制控制等认知功能。Flanker 任务则评估抗干扰能力，要求被试在周围干扰的条件下判断中央字母的方向，任务主要考虑抑制控制和灵活性等认知功能。这些实验的优点在于能够提供定量测量结果，从而更好地理解认知功能的运作。如 n-back 范式，如图 3-1 所示。

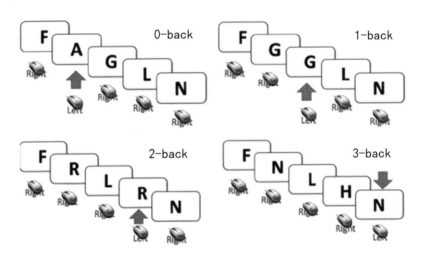

图 3-1　n-back 范式

3.1.3　常见 ERP 成分

ERP 成分可以分为外源性、内源性、中源性和纯心理波。在同样的实验条件下，不同 ERP 成分的波幅有很大差异，一般早期成分的波幅最小，中期成分次之，晚期成分稍大，而慢波波幅最大。因此，在实验设计中，研究感兴趣的 ERP 成分需要确定试次数量，波幅较小的需要更多的试次，即使是晚期和慢波成分也需要至少 60 个试次以上。ERP 的研究在认知和神经科学领域具有广泛应用，可用于研究视觉和听觉信息的加工过程、语言理解、注意力分配、记忆和学习、情绪调节等认知和神经生理现象。随着技术的不断更新和改进，高密度脑电扫描技术也可以更加详细地研究不同脑区域的 ERP 活动。

（1）ERP 成分的命名法

有三种命名 ERP 波形的方法：

第一种方法按照波形出现的顺序，将正波命名为 P，负波命名为 N，然后根据波形出现的顺序标注编号，例如，第一个负波为 N1，第一个正波为 P1，依此类推。

第二种方法按照波形的潜伏期命名，将正波命名为 P，负波命名为 N，然后标注波形出现的时间点，例如，出现在 170ms 时的负波可以命名为 N170，出现在 100ms 时的第一个正波可以命名为 P100，依此类推。同时，此方法也可以用于命名一定潜伏期范围内的波形，例如，P20-50 表示出现在刺激呈现后 20~50ms 的正波。

第三种方法根据波形的功能意义命名，例如失匹配负波（MMN）、预备电位（RP）、错误相关负波（ERN）等。另外，还有一个命名法则，即命名经典 ERP 成分，包括 C1、P1/N1、N170、N2 家族、P3 家族、MMN、ERN、CNV、N400 等。其中，C1 成分出现在头皮后中部，对刺激物理属性敏感，产生于 V1（纹状皮质），出现时间为 40~60ms，峰潜伏期在 80~100ms，同时极性随视觉刺激呈现位置变化。

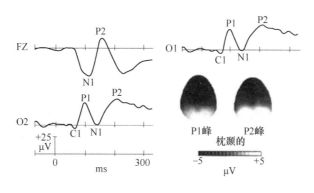

图 3-2　C1 成分

P1/N1 成分的峰潜伏期为 100ms，其大小受刺激的对比度影响。同时，头皮后部的 P1、N1 和头皮前部的 N1 都会受到注意的显著影响，表现为波幅增强。虽然头皮后部的 P1 与头皮前部的 N1 潜伏期相似且均受注意影响，但它们不是一个成分的极性反转，可能反映不同的心理生理机制。另外，N170 成分主要在颞叶和枕叶区域（尤其是右侧）出现，而面孔刺激引发比非面孔物体更大的负波。值得注意的是，N170 成分不受面孔熟悉性、种族、性别等因素的影响，这一点在图 3-3 有所展示。翻转效应，如图 3-4 所示。

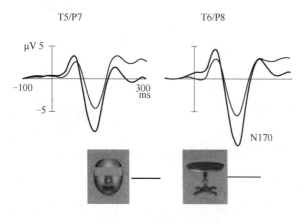

图 3-3　N170 成分

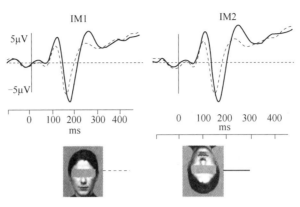

图 3-4　翻转效应的 N170 成分

在处理面部刺激时，N170 波形与 VPP（顶正电位）同时出现：它在额中央区域分布，出现在 150~200ms 内，具有与 N170 类似的性质，其皮层发生源可能与 N170 在额区的极性反转相同。

在视觉词汇识别过程中，顶部区域 N200 是一种中文特有的脑电反应，如图 3-5 所示。P300 是 P300 家族中的一部分，最初在 1965 年 Sutton 等发现并被归类为晚期成分。它是通过 Oddball 实验范式得到的，并在靶刺激后的 300ms 左右出现正波，幅值为 5~20pV，最大值位于顶叶 Pz 区域。P300 C P3b 是 P300 家族中最大的成分，也被称为顶部 P3b。随着类似于 P300 C P3b 的成分的不断发现，它们的潜伏期已经逐渐扩展到 800ms，因此 P300 逐渐形成了一个包含多个子成分的家族，即晚期正复合体（late positive complex），如图 3-6 所示。

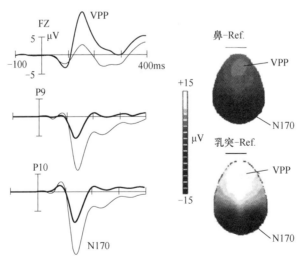

图 3-5　N200 成分

P300 家族中另一个广泛存在的成员是 P3a。P3a 幅值最大的区域是额叶，它的潜伏期比经典的 P3b 要短，并且反映了人对新异刺激的朝向反应。通常将顶叶 P3 称为

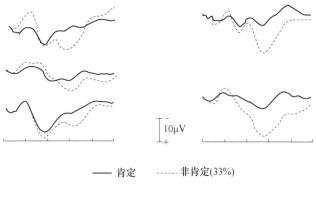

—— 肯定　　- - - - - 非肯定(33%)

图 3-6　P300

P3b，将额叶 P3 称为 P3a，如图 3-7 所示（如果没有特别说明，术语 P300 或 P3 一般指 P3b）。P300 的波幅与心理资源的使用量成正比，而潜伏期则随任务难度的增加而变长。P300 的波幅和潜伏期与认知过程的难度相关，而与反应选择阶段的难度无关。根据 Donchin（1981）的观点，P300 的潜伏期反映了对刺激的评价或分类所需的时间，而 P300 波幅则反映了工作记忆中表征的更新程度。

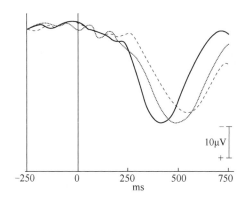

图 3-7　P3a

除此以外，P300 还存在注意效应和概率效应。注意效应指的是只有在注意条件下才会出现 P300 波形。实验研究表明，在非注意条件下，几乎看不到 P300 的出现。概率效应指的是在 Oddball 任务中，靶刺激出现的概率越小，P300 波幅越大。这是因为当人们看到罕见的靶刺激（出现概率很低）时，会分配更多的心理资源来处理这些刺激。这会增加 P300 的波幅，反过来使 P300 成为一种检测认知任务中少见刺激的敏感指标。

（2）静息态 EEG 信号分析技术

脑电研究中常用的实验设计有任务态和静息态。静息态实验设计一般包括三种：

① 睁眼休息，即被试在静坐状态下睁眼保持警觉；

② 闭眼休息，即被试在静坐状态下闭上眼睛保持放松状态；

③ 睁眼闭眼交替，即被试轮流进行睁眼和闭眼的状态。不同的实验设计有其各自的优点和缺点。

静息态 EEG 研究适用于特殊群体研究（如儿童、病人等）、研究学习或训练对内在脑活动的影响（如前后测、组间比较），以及研究人口学变量（如年龄、性别、认知能力、人格特质）对内在脑活动的影响。

静息态 EEG 研究常用的技术包括功率谱分析、连通性（connectivity）分析、微状态（microstate）分析，以及源定位后的功率谱分析和连通性分析，还可以使用非线性动力学分析。这些技术可以用来研究不同脑区之间的同步性或失同步性、脑区之间的信息传递、脑区的内部活动模式、脑区之间的相互作用等脑功能的特征。

实验设计可以包括以下几个方面：①刺激物的分类，可以参考图 3-8；②刺激参数，可以参考图 3-9；③SOA 和 ISI，可以参考图 3-10。在实验设计时需要注意的是，刺激间隔过短容易导致 ERP 成分（特别是早期成分）的重叠，因此需要预留足够长的被试反应时间。然而，间隔过长则会浪费硬盘储存空间，并延长实验时间。此外，刺激间隔还应该随机化，以避免任务难度太低或太高的问题。总之，实验设计需要注意刺激间隔的最佳长度，以保证能够得到准确、可靠的数据。

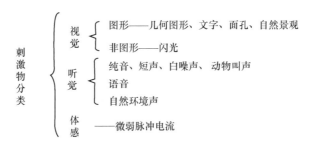

图 3-8　刺激物的分类

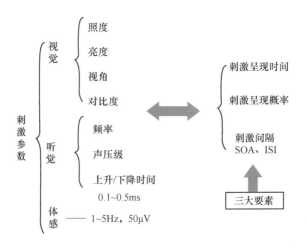

图 3-9　刺激参数

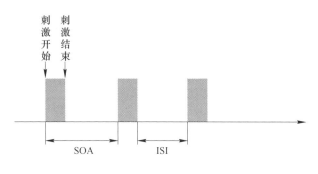

图 3-10　SOA 与 ISI

3.1.4　实验设计需要注意的问题

在实验设计中需要注意以下几个问题。

① 确定实验变量，包括组内和组间变量，以及变量的实验水平和数量；

② 确定每个实验水平的试次数目，要考虑信噪比、实验时间和疲劳等因素；

③ 需要注意 ISI 的设定，确保心理状态能够恢复至基线且具有一定变化性；

④ 要考虑同一刺激是否需要重复出现；

⑤ 要考虑额外变量的影响，包括人口学变量、被试在做实验时的心理状态、不同刺激的反应方式等。

在实验的实施中，需要注意被试的选取，包括性别、年龄、受教育程度、社会经济背景、利手以及人数等因素。对于儿童和特殊群体，要注意刺激材料的复杂性，保证能够完成最少的叠加次数且获得最佳波形，并且需要在同一个体上跟踪观察数年，以获得完整波形演变过程。此外，还需要注意盐水电极的使用。

在被试的预约过程中，要告知被试实验前应充分休息、保持清醒、注意力集中，不要处于饥饿状态，同时解释实验无损、无痛苦，消除被试的思想顾虑和恐惧心理，并告知实验所需的时间。

在脑电记录前的准备工作中，被试应填写被试情况表格，进行左右利手判定、视力和听力测试，尽可能进行智力水平测试。同时，被试需要洗头并吹干发根，了解实验的科学性和无损伤性，明白导电膏无毒、无害、水溶性好、极易清洗。还需要讲解实验操作内容和详细指导语，提醒被试应该注意的问题，例如，放松、少动等。同时，被试可以在实验过程中休息，但要在实验前上厕所。考虑到眨眼导致的伪迹可能很大，可以要求被试在自然放松的前提下尽量少眨眼，但不能限制被试眨眼。

在进行脑电记录之前，需要选择大小合适的电极帽，如图 3-11 所示，并进行皮肤摩擦准备（双侧乳突、眼睛上下左右、额头皮肤、鼻尖），这时需要讲明使用的材料和目的并尽量轻擦。在注射导电膏时，要注意不要过多，以防导电膏外溢，导致电极间串联。

脑电记录的参数需要考虑电阻、DC 模式和 AC 模式、滤波带宽的设置、采样率和凹陷滤波的选择。对于电阻，一般小于 10kΩ，甚至小于 5kΩ 为宜。DC 模式和 AC 模

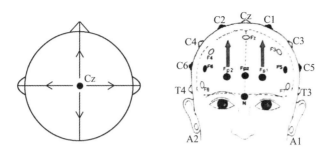

图 3-11　电极位置

式需要在滤波带宽的下限进行选择，如果采用 AC 模式，则需要将带宽的高通（下限）设置得尽量低，例如，0.01Hz 或 0.05Hz。为保证慢电位的记录，在进行 DC 采样时需要进行 DC 矫正，以保证数据记录的可靠性。采样率可以选择 500Hz 或 1000Hz，对 ERP 成分进行研究即足够。如果研究听觉脑干诱发电位和中潜伏期反应的感觉诱发成分，则需要较高的采样率。最后，需要选择凹陷滤波（notch filter）来滤除 50Hz 的信号。

3.1.5　实验记录

信号记录的频段带宽需要考虑频带高端频率响应和频带低端频率响应。刺激呈现软件包括 E-Prime、Presentation、Psychtoolbox 等，但静息态 EEG 研究一般不需要用到。在实验预记录阶段，需要检查脑电基本波形是否正常、眼动对脑电的影响以及刺激的产生和按键反应是否正确等。在正式实验中需要观察被试的状态、监控电阻、刺激的呈现及其 trigger（触发）是否正确，以及观察脑电数据是否有明显的伪迹。实验结束后需要进行清理和整理，包括摘除电极帽、被试洗头、转存数据、填写实验记录表、讲解行为数据结果以及清洗和晾干电极帽。

3.2　ERP 预处理

ERP 预处理是指进行事件相关电位（ERP）分析前需要对脑电数据进行的预处理步骤，包括去除噪声、去除基线漂移、滤波、修正伪迹、去除眼电活动和肌电活动等。

首先，噪声的来源有许多，例如，头发、肌肉活动、电源线、电极布局等。因此需要进行去噪处理，通常使用基于信号幅度的方法，例如，利用高通滤波器去除环境噪声，使用平均空间滤波器去除肌电活动等。

其次，脑电数据中还存在基线漂移，即脑电信号在漂移的基础上随时间变化，这可能影响到 ERP 的分析结果，因此需要去除基线漂移。该步骤通常通过进行平均参考或者基线校正来实现。

然后，为了保留 ERP 中的信息，需要在一定程度上对信号进行滤波。常用的滤波器包括高通滤波器和低通滤波器，高通滤波器用于去除低频噪声，低通滤波器则用于去除高频噪声。

接下来，需要修正 ERP 中存在的伪迹，如慢波、肌电伪迹等。修正伪迹的方法包括利用参考信号、伪迹剔除和独立成分分析等。

眼电和肌电活动也是 ERP 中常见的噪声来源，为此我们需要通过眼动或者肌电活动估计来去除它们的影响。这通常需要利用眼电电极配对分析或者独立成分分析等方法。

最后，通过以上步骤的处理，ERP 数据应该已经达到了可以进行后续分析的状态，例如，求取各 ERP 分量的幅值、潜伏时间、拓扑图等。

3.2.1 ERP 分析需要注意的问题

在脑电信号预处理中，需要注意以下几个问题：参考电极的选择（双侧乳突、鼻尖、全脑平均参考），滤波器的选择（FIR 与 IIR 滤波器、无相位偏移），数据的浏览（有无坏电极、去除漂移较大的时间段数据），坏电极插补，伪迹的矫正（回归的方法、PCA、ICA），分段的选取（基线的长度选取），基线矫正（静息态数据分析不需要），去除波幅较大的分段，叠加平均（仅适用于 ERP 分析）。参考电极的选择需要将参考电极的活动降至最低，以获得最真实的基线信号，常用的参考电极包括双侧耳垂或乳突、前额中心电极、鼻尖、下颚、非头部的胸椎、踝关节和膝盖等，也可以将所有头皮脑电极位置记录到的电压的平均值作为参考。滤波器的选择应根据不同的分析目的选取不同的滤波范围（ERP 分析与频谱分析的区别），并在二次滤波后进行基线矫正。在伪迹矫正中，传统回归方法简单，ICA 复杂难学但是效果更佳。在分段时需要注意选取基线，ERP 分析与时频分析的区别，以及被试的心理状态回到基线。

预处理脑电信号数据时，虽然步骤的次序没有特别严格的规定，但是需要遵循一些基本的原则。首先，如果在重参考电极时存在坏电极，则需要先进行插补。其次，如果需要降低采样率，建议先滤波再进行降采样。同时，浏览数据也非常重要，不能完全依赖自动化工具进行数据处理。在进行 ICA 之前，需要让数据尽量纯净，即已完成坏电极的插补、大漂移时间段数据的剔除，以及已经滤波（特别是高通滤波）。最后，对于分段的选择，通常是在 ICA 伪迹矫正之前进行，但也需要考虑具体分析的目的而定。

在 ERP 指标的度量和统计分析方面，除了传统的波形分析指标（如峰值和平均波幅）外，还可以使用更高级的统计分析方法，如时间—频率分析、局部时间—空间分析和非参数统计等。同时，也需要考虑如何处理多重比较问题，以及如何控制误差率。

在脑电数据处理和分析软件方面，商业软件如 BrainVision Analyzer、Neuroscan、CURRY 可以方便地进行预处理和统计分析。开源软件方面，EEGLAB 是一款常见的工具箱，可以进行一系列脑电数据处理和分析，如预处理、成分分析、频域分析等。ERPLAB 是 EEGLAB 的一个扩展工具箱，专门用于 ERP 数据分析，提供了丰富的 ERP 分析功能。FieldTrip 是 MATLAB 中的一个脑电数据处理工具箱，提供了多种脑电数据分析工具。Brainstorm 是一种全面的脑电数据处理和分析软件，提供了一整套处理流程，包括数据预处理、成分分析等。Letswave 是一个简单易用的 MATLAB 工具箱，提供了多种可视化和基本分析工具，适用于初学者。

3.2.2 E-Prime

E-Prime 是一种由卡内基·梅隆大学和匹兹堡大学学习研究与发展中心以及美国心理学软件工具公司联合开发的实验生成系统软件。该软件针对心理学和认知科学领域的行为实验进行了优化，可用于呈现各种多媒体刺激，如文本、图像和声音，同时提供了反应输入设备和与功能磁共振成像 fMRI 等外部设备连接的接口。此外，相较于传统编程语言，E-Prime 易学易用，可大大节省研究人员在实验编程上的时间。E-Prime 也提供了一套工具套装，专门用于 fMRI 研究，并可通过创建实验来进行描述性统计数据的收集。

E-Prime 还具备可视化编程的特点，在编写实验时可以使用图形化界面进行操作，避免了传统编程使用代码的繁琐性和复杂性。此外，E-Prime 还提供了完善的参考手册和在线社区支持，帮助研究人员解决实验设计和实验过程中可能遇到的技术问题。E-Prime 的广泛使用使得其在心理学、教育学、认知科学、神经科学等多个领域得到成功应用，帮助研究人员更好地进行数据收集和分析，从而推进相关领域的科学研究。相关信息网址如下。

E-Prime 网站：http：//www. pstnet. com/

技术支持：http：//www. pstnet. com/e-prime/support/login. asp?

论坛：http：//support. pstnet. com/forum/

（1）E-Prime 系统

要打开 E-Prime 系统，可以按照以下步骤：点击"开始"，再选择"程序"，然后点击"E-Prime 2.0"打开应用程序。在 E-Prime 文件夹中，可以看到主要包括以下几个应用程序：E-DataAid、E-Merge、E-Recovery、E-Run 和 E-Studio（见图 3-12）。其中，E-Studio 是 E-Prime 的核心，所有的数据都要通过它来编写以获得心理属性数据。如果要打开 E-Studio，双击它的图标即可打开相应的界面，如图 3-13 所示。在这个界面中，可以进行图形化的程序编写。

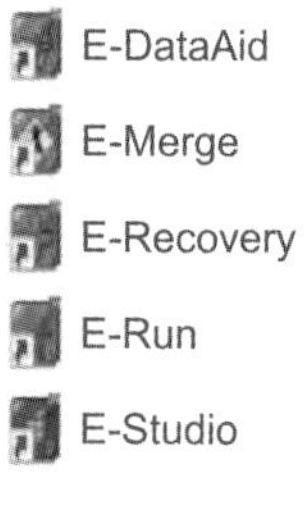

E-DataAid
E-Merge
E-Recovery
E-Run
E-Studio

图 3-12　E-Prime 系统构成

双击"E-Studio"，出现如图 3-13 的界面。

E-Studio 菜单栏与工具栏，如图 3-14 所示。

E-Studio 的 E-Object 是指对象或控件，它们都位于 E-Studio 的最左边一列，如图 3-13 所示。E-Prime 利用设置这些 E-Object 的属性来控制实验，以完成实验设计的目标。具体来说，E-Object 包括以下各组件：

①Text Display：用于显示文本内容，可以根据需要自定义显示格式、字体、大小等。

②Bitmap Display：用于显示位图图片，支持多种图片格式，方便在实验中显示图片刺激。

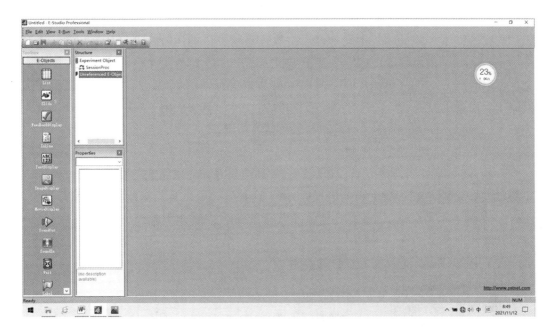

图 3-13 E-Studio 界面

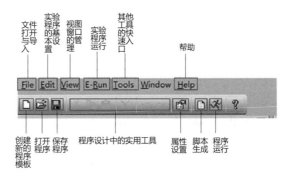

图 3-14 E-Studio 菜单栏与工具栏

③Soundout：用于播放音频文件，支持多种音频格式，可用于在实验中播放声音刺激。

④Mouse Response：用于记录被试者鼠标的点击、移动等事件，可用于拟合行为数据。

⑤Keyboard Response：用于记录被试者键盘的按键事件，可用于拟合行为数据。

⑥Slide Bar：用于记录被试者拖动滑块的位置，可用于拟合行为数据。

⑦Rating Scale：用于记录被试者对某个刺激的喜好程度等级，可用于拟合行为数据。

⑧Input Mask：用于限制被试者在输入框中的输入内容和格式，可确保数据的准确性。

⑨List Box：用于显示多个选项并让被试者选择其中一个选项，可用于拟合行为数据。

⑩Inline Script：用于在程序运行时执行自定义的脚本命令，可实现一些高级功能。

当实验程序在 E-Studio 中设计好后，执行该软件中的运行命令"Run"或编译命令"Generate"，就可编译生成一个基于 E-Basic 语言的脚本文件（Script），这个脚本文件可以脱离 E-Studio 设计环境，在 E-Run 脚本运行器中单独运行。E-Prime 程序运行完毕后便会生成一个后缀名为"edf"的数据文件，该文件由 E-DataAid 打开，可完成查看、编辑、提取、筛选、分析和导出数据等功能。

（2）E-Prime 实验设计理念

E-Prime 实验设计理念是将整个实验分解成由一系列对象组成的过程，通过设置对象的属性来控制实验，从而实现其目的。由于这种设计可以避免复杂的程序编写过程，使得实验变得简单易学，因此，即使涉及复杂的实验控制或实验过程，也可以通过设置对象属性来实现控制。

（3）用 E-Prime 进行实验设计的步骤

①绘制实验流程图；

②创建相关文件的目录；

③在总过程中设置指导语；

④用 List Object 指定并生成实验过程；

⑤在 List Object 中输入刺激材料；

⑥在核心实验过程中创建实验组成部分，并设置实验的 5 个控制要素；

⑦在总过程中添加结语；

⑧运行、调试和修改实验程序，直至符合实验要求；

⑨修改指导语，并进行定稿；

⑩运行实验，查看结果并提取数据进行分析。

例如，对于判断图片情绪类型的实验，如图 3-15 所示，可以按照要求顺序添加多个 E-Object，构成实验流程图，并在其中指定正面情绪按 2、负面情绪按 4 的响应方式。实验流程图是实验设计的蓝本，同时 E-Prime 要求设计人员清楚实验的组成、流程和控制要素。

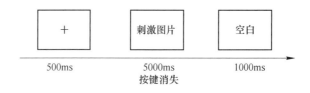

图 3-15　判断图片的情绪类型实验流程图

在图 3-15 中，整个实验过程分成三个时间段，先出现 500ms 注视点在中央的图片，再出现持续时间为 2500ms 的刺激图片，之后出现持续时间为 1000ms 空白图片。

（4）实验控制五大要素

实验设计中需要控制的五大要素：呈现时间、呈现方式、呈现格式、响应方式和数据收集。呈现时间指界面在被试面前的持续时间,呈现方式指界面在被试面前呈现完毕后的消失方式,呈现格式指界面中的各个信息的设置格式,响应方式和数据收集则根据具体实验需求而设计。例如,在图 3-16 中"Shiyan"实验中包含 5 个界面:fixation、stimu、stoppage、inLine2 和 FeedbackDisplay1。

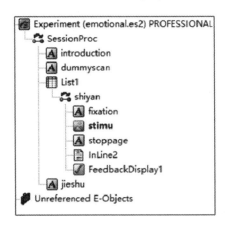

图 3-16　E-prime 实验流程设计软件界面

除了上述五大要素外,实验设计中还须注意其他方面。例如,实验材料的选取,包括所使用的图片、文字、声音等。同时,实验环境的控制也非常关键,如保证实验室内的噪声、光线等因素对实验结果不产生干扰。此外,实验人员的指导和培训也不可忽视,以确保实验过程顺利进行。最后,数据的分析和结果的解释也是实验设计中重要的一环,需要科学的方法和专业的知识进行处理。总之,实验设计需要细致计划并严密执行,才能获得科学、可靠的结果。

E-Prime 是心理学实验中广泛使用的实验软件,其基于事件—响应范式,提供了具有高度灵活性和可自定义性的实验设计、制作和控制方案。E-Prime 不仅可以简化实验设计、操作和数据处理流程,还可以提高实验的精度和可靠性。E-Prime 还提供了丰富的实验分析和数据导出功能,便于实验者从数据中获取准确的实验结果,为研究者提供了一个高效的工具箱,使得心理学实验研究更加容易和高效。

3.2.3　Marker 标记

Marker 标记是实现 E-Prime 和脑电同步的一种技术手段,可以将 E-Prime 中的事件和脑电信号进行关联,从而在数据分析时获得更准确的结果。Marker 标记的实现需要使用外部设备(如 STIM2 或 STIM3),将 E-Prime 中的事件信息与脑电信号的记录时间同步。具体实现方式是:在 E-Prime 中设置一个事件,在事件发生时发送一个标记信号到外部设备,标记信号作为脑电信号的事件标记。这个事件的出发时间和标记信号的发出时间被同步记录下来,这样可以在后续的数据分析过程中将脑电信号的事件标记与相应的实验事件相对应,获得更加精确的分析结果。同时,Marker 标记的实现还有助于减少信号延迟和提高实验的响应速度,提升实验数据的准确性。因此,在进行脑电和 E-Prime 实验设计时，可以尝试使用 Marker 标记技术，以获得更加准确和可靠的研究结果。

（1）Marker 打法

脑电实验的 E-Prime 编程分为结构编程和功能编程两个部分。结构编程是解决刺激如何呈现的问题，包括实验流程的设计、刺激呈现的时间间隔、呈现方式、刺激的类型等。功能编程则解决 Marker 传送的问题，包括 Marker 的发送、标记内容、标记方式等。

Marker 即为实验中事件标记或刺激标记，这些标记需要实时地打入脑电的波形中，使得脑电数据能够按此进行叠加和分析。在 E-Prime 编程中，需要将 Marker 标记的发送与实验事件相对应，以便后续对脑电数据进行分析和挖掘。

心理学实验中，Marker 主要分为三种，刺激类别 Marker、反应事件 Marker 和刺激编号 Marker。刺激类别 Marker 是将刺激类型与 Marker 相对应，可以通过 Marker 识别实验中涉及的不同刺激类型；反应事件 Marker 则是标注被试的反应时间，包括视觉反应时间、体验反应时间等；而刺激编号 Marker 则是给不同的刺激编号，用于记录和识别不同的刺激呈现，保证数据的准确性和实验结果的可靠性。

在 E-Prime 编程中，Marker 的打法可以使用 E-Prime 软件中自带的 Marking 插件进行操作。具体打法如下：在 E-Prime 系统中，先创建一个 MarkObject 对象，并设置其属性和事件，可以通过代码或界面实现；然后在实验的相关事件中，通过代码调用 MarkObject 对象中的方法，以发送 Marker 到 EEG 设备；发送的 Marker 需要根据实验需求进行设置，例如，对应不同的刺激类型、刺激编号和反应事件等；在 Marker 发送过程中，需要注意时间的同步性，以确保 Marker 标记与脑电数据的时间点准确对应；完成实验后，可以将 EEG 数据导入相关的分析软件中，对数据进行 Marker 的解读和分析，以获得更准确的实验结果。

在脑电实验中，Marker 的打法需要充分考虑实验的设计、操作和数据分析等多个方面的要求，以获得可靠的实验数据和可解读的 Marker 标志。同时，E-Prime 系统的使用也需要深入熟悉，才能更好地进行 Marker 操作。

①刺激类别 Marker 打法

刺激类别 Marker 是进行脑电数据分析的必要标记之一。在脑电实验中，识别和标记刺激类型的时间点可以帮助我们更好地理解脑电数据，例如，在分段和叠加平均等过程中。

如图 3-17 中编号 2 所示，刺激类别 Marker 必须由 Inline 对象编程打入，且需要在相应的刺激出现时准确打入。这样才能确保 Marker 标记与脑电数据的时间点精准对应，以获得可靠的实验结果。

因此，在进行脑电实验时，需要充分考虑刺激类型 Marker 的设置和打法，同时还需要深入熟悉 E-Prime 系统的使用，以确保实验的可靠性和有效性。

②反应事件 Marker 打法

反应事件 Marker 是进行脑电数据分析的可选标记，主要包括"反应正误 Marker"和"反应按键 Marker"两种。反应正误 Marker 如图 3-18 中编号 3 所示，标记为"ACCMark"，可用于标记实验中的正确或错误反应事件，并针对这些事件进行脑电数

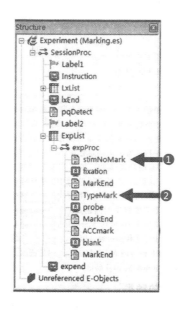

图 3-17　实验结构图

据的分析。通过该标记，我们可以更直观地了解实验参与者在不同反应事件下的脑电变化，从而更深入地理解脑电数据蕴含的信息。反应按键 Marker 则用于标记实验参与者按下按键的事件。通过该标记，我们可以分析不同反应按键事件下的脑电变化，从而更深入地了解实验参与者的行为和脑电活动之间的关系。

在进行脑电实验时，需要根据实验设计和分析目的选择合适的反应事件 Marker，同时也需要合理设置和打入相关的 Marker 标记，以确保实验和数据分析的准确性和可靠性。

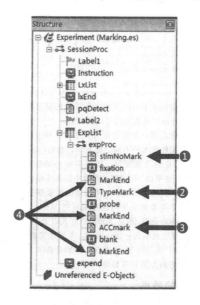

图 3-18　实验结构

③反应按键 Marker 打法

除了刺激类别 Marker 和反应事件 Marker 外，实验中还可以设置反应 Marker，如图 3-19 中编号 1 所示，标记为 "RespMark"。该标记可以标记实验参与者进行不同反应事件的时间点，并通过与行为数据的融合，分析正确或错误的脑电数据。

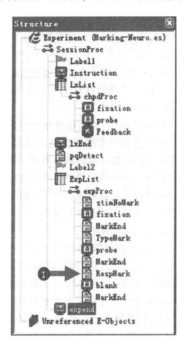

图 3-19　反应按键 Marker

反应 Marker 的设置可以帮助我们更好地分析不同反应事件下的脑电数据，尤其在相关性研究中，更需要通过反应 Marker 来确保行为和脑电数据的对应性。因此，在进行脑电实验时，需要根据实验设计和分析目的来选择合适的反应 Marker，并灵活设置和打入相关的标记。这可以为我们提供更准确和可靠的实验结果和结论。

④刺激标号 Marker 打法

除了前面提到的刺激类别 Marker、反应事件 Marker 和反应 Marker 之外，实验中还可以设置刺激标号 Marker。该标记通常被放在注视点前面，如图 3-20 中编号 1 所示，标记为 "stimNoMark"，它也是可选的。通过该标记，可以处理每个 Trial 的脑电数据。例如，进行单试次的分析或 trial by trial 的分析。

设置刺激标号 Marker 的好处在于，它可以帮助我们更好地了解每个 Trial 中的脑电变化，从而更细致深入地分析实验数据。不过需要注意的是，这也增加了数据分析的复杂度和工作量，需要在实验设计和数据处理中权衡其优缺点。因此，在进行脑电实验时，需要根据研究目的和分析需求，合理选择并使用刺激标号 Marker。

⑤Marker 打法总结

实验中使用 Marker 标记能够帮助我们更好地进行脑电数据的处理和分析。Marker

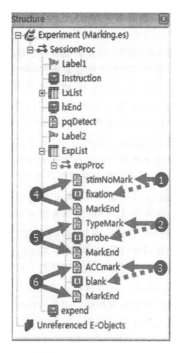

图 3-20　stimNomark

的打法很简单，只需要 4 行语句即可搞定。

首先，需要设置 Marker 信号的输出端口，即并行口。可以使用如下语句设置：对象 . OnsetSignalPort = &H378。其中，"对象"指代实验软件中的对象或实验相关的变量，如实验控制器或数据采集器等。端口号应根据实际情况进行调整。

接着，需要激活信号端口，启动信号的输出。可以使用如下语句激活：

对象 . OnsetSignalEnabled = True

信号端口清零。在开始实验前，需要确保端口没有任何信号的残留，可以使用如下语句清零：WritePort & H378，0。其中，"&"表示十六进制数，"H378"表示并行口的地址。

最后，进行标记的生成。有两种常见的生成方式：语句 1：对象 . OnsetSignalData = 具体的 Marker 数值（推荐）；语句 2：WritePort & H378，具体的 Marker 数值。其中，具体的 Marker 数值可根据实验设计和标记需求进行调整。推荐使用语句 1，因为它可以自动控制并行口的输出，避免出现输出波形的误差和偏移。

需要注意的是，端口号的设置应该根据实验设备的配置进行调整。如果不清楚端口号如何设置，可以咨询实验室管理员或之前在该设备上进行实验的主试。如果仍然无法确定端口号，可以通过下面的方法查找。

首先，打开 Windows 的设备管理器，找到"系统设备"中的"打印机端口（LPT）"。将其中某个端口的基地址转换成十六进制，得到并行口的地址，如图 3-21 所示。例如，LPT1 的基地址为 378H，LPT2 的基地址为 278H，LPT3 的基地址为 3BC。

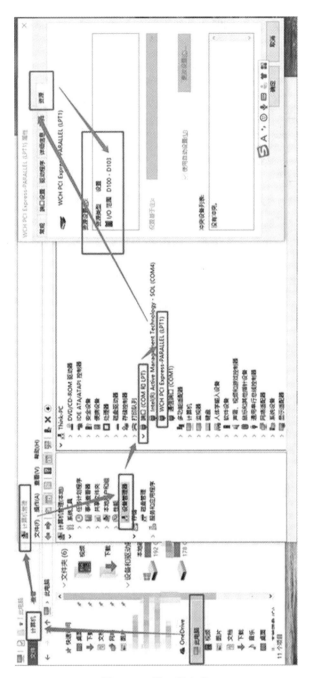

图 3-21　端口号查找

　　以上就是关于 Marker 的简单打法和端口号的查找方法。当然，在使用 Marker 的时候，需要在实验设计和数据处理中全面考虑各种因素和影响，才能更好地提高实验的有效性和可靠性。

　　（2）设计 Marker

　　在 E-Prime 设计进程（见图 3-22）中需要打 Marker 的地方插入 Inline 模块。这个

Inline 模块可以在脑电记录过程中，根据实验设计预先设定事件类型和出现时间，并在相应时刻自动在脑电数据中生成对应的 Marker。这样就可以在后续的数据处理和分析中，方便地找出不同事件的对应时刻，用于后续的 ERP 信号提取和分析。同时，使用 Inline 模块生成 Marker，还可以避免手动打标记时的主观误差和不一致性，如图 3-23 所示，提高实验数据的准确性和可靠性。

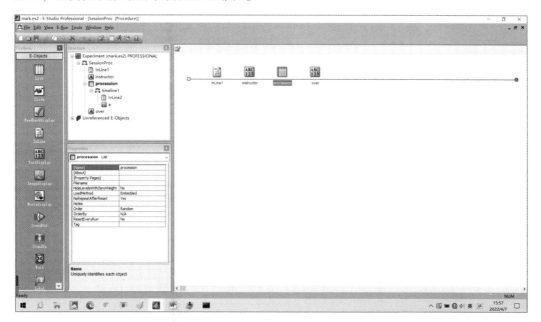

图 3-22　实验设计

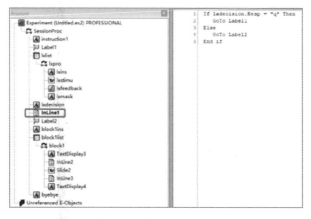

图 3-23　插入 "Inline1"

①刺激 Marker 设计

需要注意的是，在某些实验中，还会使用刺激 Marker。刺激 Marker 是指在特定的刺激呈现过程中，在脑电数据中插入特殊的 Marker，以标记不同的刺激类型和出现时间。例如，在视觉诱发电位（VEP）研究中，研究者需要在屏幕上呈现不同的视觉刺激，如数字或字母，并记录相应时刻下的脑电数据。这时，就需要使用刺激 Marker 来标记不同刺激类型及其出现时间。例如，在数字呈现的过程中，可以使用 Marker 编号 22 来标记对应的事件；在字母呈现的过程中，则可以使用 Marker 编号 12。这样，在后续的数据处理中，就可以根据不同的 Marker 编号区分不同类型的刺激，并进行相应的 ERP 信号提取和分析，如图 3-24 所示。

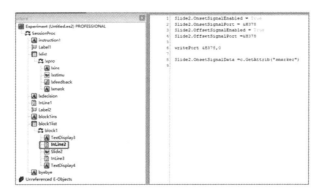

图 3-24　插入 "Inline2"

②反应 Marker 设计

此外，在某些实验中，还会使用反应 Marker。反应 Marker 是指在被试做出反应（如按下按钮或说出特定单词）的过程中，在脑电数据中插入特殊的 Marker，以标记不同的反应类型和出现时间。例如，在 P300 研究中，研究者需要判断一个特定的刺激是否符合特定的条件，并在判断时做出反应。这时，就需要使用反应 Marker 来标记不同类型的反应及其正确性。例如，在正确反应的过程中，可以使用 Marker 编号 9 来标记对应的事件；在错误反应的过程中，则可以使用 Marker 编号 8。这样，在后续的数据处理中，就可以根据不同的 Marker 编号区分不同类型的反应，并进行相应的 ERP 信号提取和分析，如图 3-25 所示。

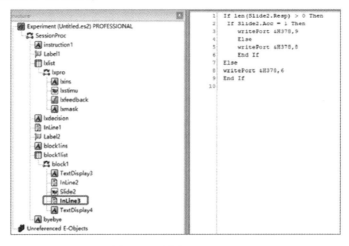

图 3-25　插入 "Inline3"

③静态 Marker 设计

静息态脑电分段可以采用 MATLAB 软件中 EEGLAB 工具箱提供的函数实现。以下是一个简单的 MATLAB 代码示例。

```matlab
%导入 EEG 数据
EEG = pop_loadset('mydata. set');

%设置分析参数
epoch_length_in_seconds = 2;
overlap_in_seconds = 1;
channel_of_interest = 'Fz';
EEG_ch = find(strcmpi(channel_of_interest,{EEG. chanlocs. labels}));

%采用 pop_epoch 函数进行分段
EEG_segments= pop_epoch(EEG, {1}, epoch_length_in_seconds, 'epochinfo', 'yes');
EEG_segments = pop_rmbase(EEG_segments, [0 epoch_length_in_seconds * EEG. srate]);

%选取感兴趣通道的数据
EEG_channel = EEG_segments. data(EEG_ch,:,:);

%根据重叠参数进行平均
n_epochs = size(EEG_channel,2);
n_samples_per_epoch = size(EEG_channel,1);
overlap_in_samples = overlap_in_seconds * EEG. srate;
segment_length_in_samples = (epoch_length_in_seconds * EEG. srate - overlap_in_samples) * EEG. srate;
segments_per_epoch =ceil((n_samples_per_epoch-segment_length_in_samples)/overlap_in_samples) + 1;
EEG_segments_new = zeros(segment_length_in_samples, segments_per_epoch, n_epochs);
for ii = 1:n_epochs
    for jj = 1:segments_per_epoch
        start_index = (jj-1) * overlap_in_samples+1;
        end_index = (jj-1) * overlap_in_samples+segment_length_in_samples;
        if end_index > n_samples_per_epoch
            end_index = n_samples_per_epoch;
        end
        EEG_segments_new(:,jj,ii) = EEG_channel(start_index:end_index,ii);
    end
end
```

```
%取平均值
EEG_mean = mean( EEG_segments_new, 3);


%绘制脑电图
figure;
time_axis = linspace( 0, segment_length_in_samples/EEG. srate, segments_per_epoch);
plot( time_axis, EEG_mean,'k');
xlabel( 'Time ( s )');
ylabel( 'Amplitude ( \\muV)');
title( ['EEG Segment Averaged Over ' num2str( n_epochs) ' Epochs']);
```

* 'epoch_length_in_seconds':每个分段的时长(以秒为单位);
* 'overlap_in_seconds':分段间隔的重叠时间(以秒为单位);
* 'channel_of_interest':感兴趣的脑电通道;
* 'EEG_ch':感兴趣的通道号;
* 'mydata. set':EEG 数据的文件名。

该代码实现了将 EEG 数据进行分段和重叠处理,并且在感兴趣的通道上计算平均波形,还绘制了所得到的平均波形。

（3） 实验范式

Oddball 范式用来测试被试对于不同稀有度刺激的反应时,并采用了以下的实验控制要素来确保数据的准确性和可靠性。

① 需要控制刺激的呈现时间, 以确保被试有足够的时间做出反应, 同时又不能太长以免干扰实验的整体效果。在本例实验中, 字母和数字的呈现时间都为 500ms。

② 需要控制刺激的呈现方式, 以保持实验的一致性。在 Oddball 范式中, 字母和数字是交替呈现的。

③ 需要确定刺激的呈现格式, 以使被试能够有效地进行反应。被试需要在出现数字时按 J, 在出现字母时按 F。

④ 需要控制响应方式, 以确保数据的准确性和可比性。正确反映的 Marker 为 9, 错误反映的 Marker 为 8。

⑤ 需要收集数据进行后续分析, 以探究不同刺激情况下被试的反应。对数据进行记录和分析, 以便得到系统化的结果并方便后续分析。

3.2.4 ERP 数据预处理

（1） 提取数据 epoch

在进行连续记录数据的事件相关脑电图动力学研究时, 我们需要提取与感兴趣事件锁定的数据时间段, 也就是将数据按照特定的事件进行分段处理。这一步骤可以通过选择"Tools"→"Extract Epochs"来完成，在 EEGLAB 界面上操作，具体的操作界面如图 3-26 所示。

在这个界面中，我们需要设置提取数据的参数，包括刺激事件的类型、时间范围、是否需要进行 Baseline 校正等。其中，最重要的参数是时间范围，它决定了我们要提取的数据段的长度，通常可以根据实验的刺激时间长度来设置。

在设置好参数后，我们可以点击"Ok"按钮，系统会自动提取并显示出我们所选择的数据段。这些数据段可以用于后续分析，例如，可以通过绘制 ERPs（事件相关电位）来观察不同事件类型下的神经电活动变化。同时，还可以进行功率谱密度分析、时间—频率分析等进一步的研究。

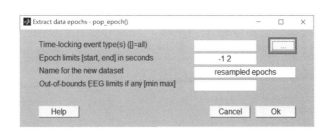

图 3-26 提取分段

在上面的 pop_epoch.（）提取数据时间段的界面中，可以选择不同的事件类型，并根据不同事件类型设置提取数据的时间段。为了方便选择事件类型，可以单击上方深色框的右上角按钮，在弹出的浏览器框中列出可用的事件类型。这样，就可以方便地选择所需的事件类型，对数据进行更加精准的提取和分析。

在图 3-27 中，我们可以通过选择特定的事件类型来设置提取的数据时间段。在该窗口中，我们可以选择具体的事件类型，例如，在某实验中，我们可以选择事件类型为"200"，该事件类型表示正方形目标刺激的对象。选择完毕后，我们需要点击"Ok"按钮确认设置。

操作时也可以直接在 pop_epoch.m 窗口的上方文本框中输入所选事件类型，这样同样可以实现选定事件类型的设置。设置完成后，系统会弹出一个窗口，如图 3-28 所示，显示所选事件类型的相关信息，并提示我们继续设置数据时间段的参数。

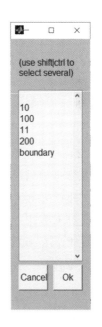

图 3-27 事件列表

在选择完所需的事件类型后，我们需要设置数据时间段的参数。这里，我们可以保留默认的时间限制，即从时间锁定事件之前 1s 到时间锁定事件之后 2s 的时间段，以获取所需的数据。如果需要，可以为数据集添加描述性的名称。

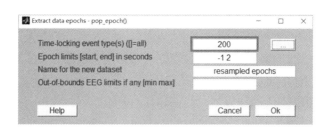

图 3-28　取出事件"200"的分段

设置完成后，需要点击"Ok"按钮。此时，系统会弹出一个新的窗口，如图 3-29 所示，该窗口提供了更改数据集名称和/或将数据集保存到磁盘文件的选项。在这里，我们可以编辑数据集描述，将新数据集的准确性质存储在数据集中，以备将来参考。如果需要进行编辑操作，我们可以点击"说明"按钮执行此操作。在设置完成后，我们可以接受默认值并输入"Ok"按钮以确认所做的更改。

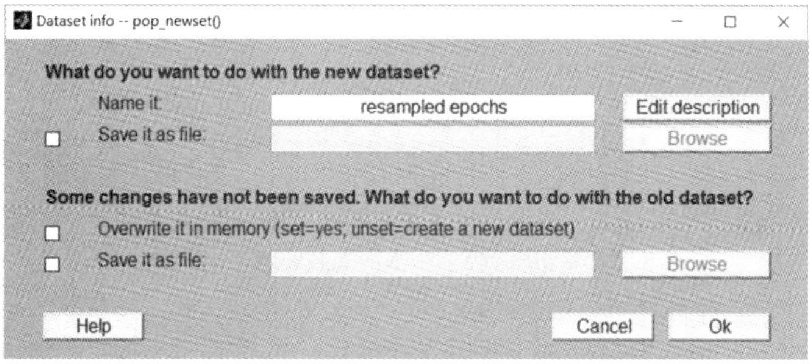

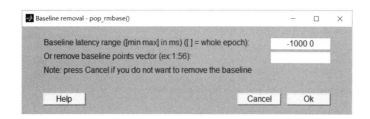

图 3-29　给分段数据集命名

（2）移除基线值

在数据处理过程中，如果存在数据时间段之间的基线差异，比如低频漂移或伪影引起的基线差异，这可能会影响数据分析结果。因此，从每个数据时间段移除平均基线值是非常有用的。这样可以将基线差异移除，避免其对数据分析的影响。

在 EEGLAB 界面中，我们可以通过操作 Tools→Remove baseline 来进行基线移除。执行此操作后，会弹出一个窗口，如图 3-30 所示。

图 3-30　移除基线

在上述界面中，我们可以指定每个数据时间段（epoch）中的基线时段，以毫秒或帧为单位。默认情况下，将基线数据集覆盖到每个 epoch 中用于计算移除原始 epoched 数据集的平均值的延迟窗口上。值得注意的是，并没有一个统一的"最佳"方法来选择基线周期或基线值。通常使用刺激前时期的平均值作为基线值（这是 pop_rmbase. m 默认值），对于许多数据集来说是有效的。

默认情况下，该操作将对所有通道的数据执行基线删除。但是，也可以按照通道类型进行选择，或手动选择特定通道（可以在编辑频道信息时指定）。单击"..."按钮可以查看可选择的类型/通道的列表。最后，按下"Ok"按钮可以执行基线删除操作，或按下"Cancel"按钮来取消操作。

（3）保存数据

在 EEGLAB 界面上，要保存当前数据集，可以选择"File"菜单下的"Save current dataset"或"Save current dataset as"选项，出现如图 3-31 所示的界面。

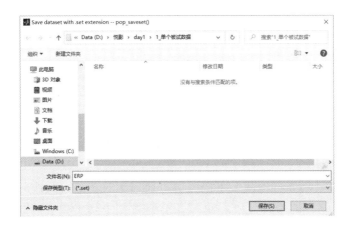

图 3-31　选择保存路径

3.2.5　ERP 数据显示

ERP 是事件相关电位，它是一种特殊的脑诱发电位。通过赋予刺激特定的心理意义，研究神经认知过程时使用多个或多样的刺激来引起脑的电位。在绘制 ERP 数据的头皮图时，我们需要绘制所有 epochs 的叠加平均（ERP）和某一特定潜伏期的 ERP 头皮图。

（1）ERP 头皮图绘制

在进行 ERP 头皮图绘制操作之前，需要完成以下步骤：①加载数据文件；②加载位置文件；③提取数据 epoch。

完成这些步骤之后，可以进行以下操作：选择"Plot"菜单下的"Channel ERPs"→"With scalp maps"选项，此时会弹出如图 3-32 所示的对话框。成功弹出此对话框表示操作正确，否则即表示出错。如果出错，请根据提示重新操作。在成功弹出正确对话框后，点击"Ok"按钮，会弹出 timtopo. m 图，如图 3-33 所示。

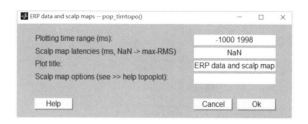

图 3-32　设置显示参数

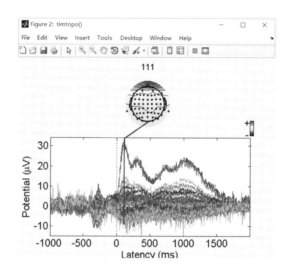

图 3-33　ERP 通道属性图

在上述结果中，每条曲线代表不同的电极通道。图表上方的地形图是 111ms 时刻的平均电压地形图分布，此处 EEGLAB 默认会绘制 ERP 方差最大时刻的地形图，即在该例中为 111ms。

（2）在地形阵列中绘制 ERP 轨迹

在绘制 ERP 轨迹时，我们希望能按照各个电极通道的头皮分布来分别绘制每个通道的 ERP。具体操作是：选择"Plot"菜单下的"Channel ERPs"选项，然后选择"In scalp array/rect. array"选项。弹出如图 3-34 所示的对话框。

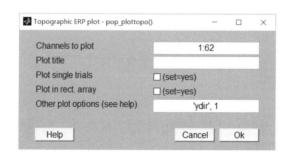

图 3-34　显示通道 ERPs

在上述对话框中，如果使用默认设置，请点击"Ok"按钮。此时会弹出一个名为
"plottopo.（）"的界面，如图 3-35 所示。

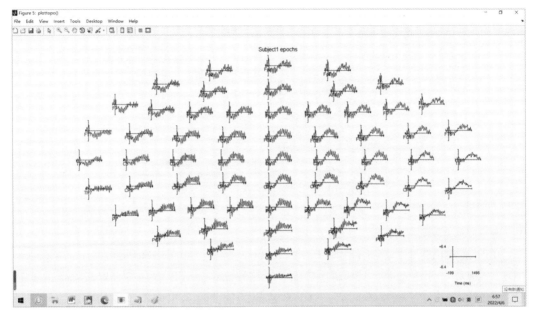

图 3-35　通道 ERP 图

该界面展示了各个电极通道的 ERP 轨迹，按照头皮分布呈现在电极盘上。其中，每
个圆点代表一个电极通道，该通道的 ERP 轨迹以颜色编码的形式展示。该图表提供了一
种清晰的方式来比较并理解各个电极通道的 ERP 响应。某一通道 ERP 示意图见图 3-36。

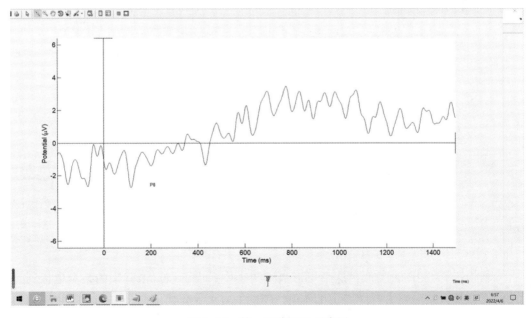

图 3-36　某一通道 ERP 示意图

（3）绘制两列数组的 ERP 图

为了绘制两列数组的 ERP 图，即绘制一个或多个平均 ERP 数据记录道，可按照以下步骤进行操作：选择"Plot"菜单下的"Channel ERPs"选项，然后选择"In scalp/rect. array"选项。此时会弹出如图 3-37 所示对话框。

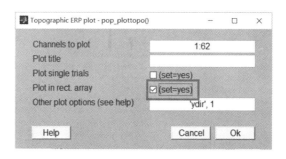

图 3-37　多通道显示

在上述对话框中，选择"Plot in rect. array"选项，如图中深色框所示。然后点击"Ok"按钮，会弹出如图 3-38 所示界面。在该界面中，可以看到各个电极通道的 ERP 轨迹已经按照头皮分布在矩形上，以颜色编码的形式展示出来。这样的图表能够帮助比较和理解各个电极通道的 ERP 响应。

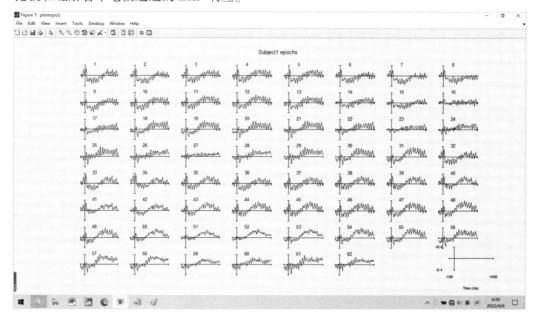

图 3-38　多通道同时显示

与前面介绍的图表类似，这个矩形数组图表中，也可以双击其中的某个电极通道的 ERP 轨迹，从而弹出对应通道的 ERP 子窗口（这里会弹出两个）。在 ERP 子窗口中，可以看到该通道的 ERP 波形图形及相关参数信息，包括振幅、波峰和潜伏期等，如图 3-39 所示。通过这种方式，研究者可以更加详细地分析各个通道的 ERP 响应，从而更深入地理解脑电信号的特性和脑功能的认知机制。

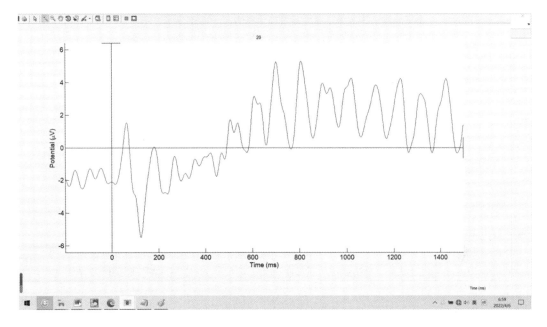

图 3-39　某通道 ERP

（4）绘制 2D 和 3D 图表

①绘制一系列 2D ERP 头皮地形图

除了前面介绍的 ERP 波形和矩形数组图表，还可以通过绘制一系列 2D 头皮地形图，来展示不同潜伏期下的脑电信号。

具体操作如下：选择"Plot"菜单下的"ERP map series"选项，然后选择"In 2-D"，会弹出如图 3-40 所示对话框。

在该对话框中，可以设置需要绘制的 ERP 场的时间点（timewindow）、脑电信号的极性（polarity）及头皮分布图的显示选项等。点击"Ok"按钮后，就可以绘制出一系列 2D 的头皮地形图，每个图表现了一个特定潜伏期下的电压分布情况。这些图表很直观地展示了脑电信号在不同时间段及脑区之间的变化规律，有助于揭示脑功能信息的时空特性。

同时，对于希望直观感受 ERP 数据的研究者，还可以选择绘制 3D 头皮地形图。具体操作与 2D 头皮地形图类似，只是在"ERP map series"对话框中选择"3-D"选项。

在上述对话框中，我们需要输入所需的 ERP scalp maps 的时刻延迟（epoch delay）。需要注意的是，在输入框中，可以输入任何数字和 Matlab 表达式。例如，我们可以尝试输入 0：100：500 而不是 0 100 200 300 400 500，这样可以更方便地输入时间序列。甚至可以使用更复杂的表达式，例如，-6000+3＊（0：20：120），也可以被正确地解释。

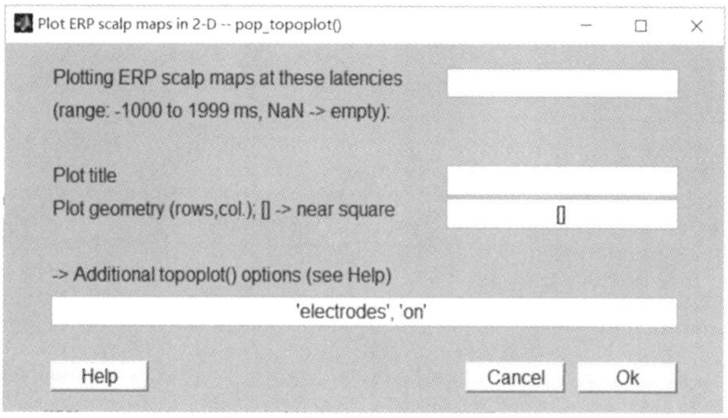

图 3-40　参数输入

在本案例中，假设我们感兴趣的是潜伏期为 0、100、200、300、400、500ms 的电压分布。我们需要在对话框的第一行中输入 0：100：500，如图 3-41 所示。这样就可以让 Matlab 绘制出所需的 2D scalp maps，来展示不同时间段下的脑电信号。这些图表的生成，将有助于我们更好地理解和分析脑功能数据，挖掘出更有意义的信息。

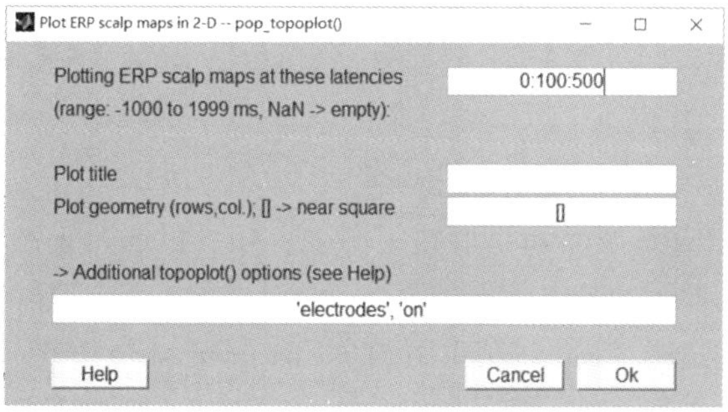

图 3-41　输入潜伏期 0、100、200、300、400、500ms

在完成对 ERP scalp maps 的时刻延迟输入后，需要点击"Ok"按钮。此时，将会弹出一个新的界面，如图 3-42 所示。在这个界面中，我们可以看到不同时间点的电压分布图表，它们代表了脑电信号在不同时间段的情况。这些图表的生成将帮助我们更好地分析和理解脑功能数据，并从中挖掘出更有意义的信息。

②绘制一系列的 3D ERP scalp maps

接下来，我们需要绘制一系列的 3D ERP scalp maps。在 EEGLAB 界面上，点击"Plot"→"ERP map series"→"In 3-D"，就会弹出一个查询窗口（见图 3-43）。在这个窗口中，我们需要创建并保存一个新的三维头部图三维样条线文件。需要注意的是，在每个 montage 中，这个过程只需要完成一次（在 EEGLAB v4.6-中执行速度更快）。完成这些设置之后，单击"Ok"按钮，即可开始绘制 3D ERP scalp maps。

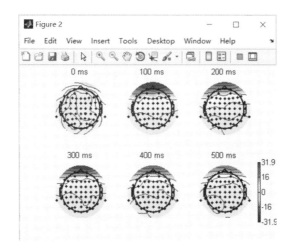

图 3-42 潜伏期 0、100、200、300、400、500ms 的电压分布

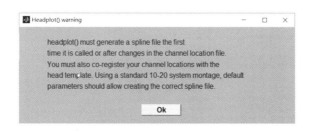

图 3-43 绘制 ERP3D

单击"Ok"后，会弹出如图 3-44 所示的窗口。在这个窗口中，可以选择两种不同的方法：如果已经为通道位置结构生成了样条文件，可以将其输入到第一个编辑框中。在单击"使用现有样条文件或结构以激活编辑框"后，可以浏览已有的样条文件。如果尚未创建这样的文件，则需要生成一个。

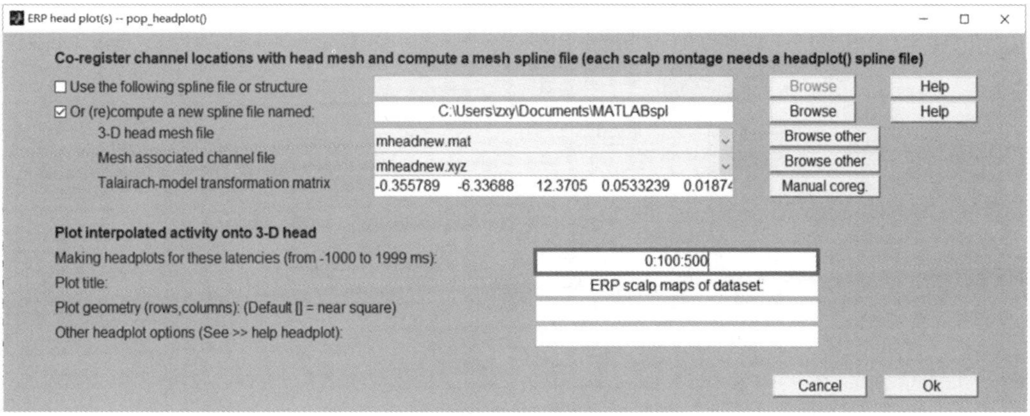

图 3-44 ERP3D 参数

在进行绘制之前，首先需要将通道位置与要绘制的 3D 头部模板共同注册。请注意，如果正在使用诸如（v4.6+）教程数据集等模板通道位置文件，则 Talairach 转换矩阵字段（包含通道对齐信息）将自动填充。在输入和输出文件名（位于第二个编辑框中）以及绘制所需等待时间（如下所示的 0：100：500，表示等待时间为 0、100、200、300、400 和 500 ms）后，单击"Ok"即可开始绘制。如果 Talairach 转换矩阵字段没有自动填充，则需要手动填充。

手动填充操作方法是：单击输入框旁边的"Manual coreg."，然后点击"Ok"。这将会弹出图 3-45 窗口。

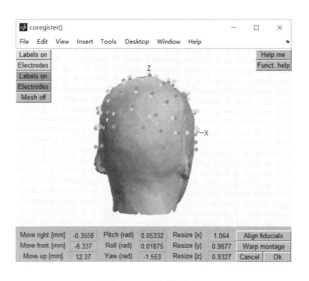

图 3-45　头模设定

在单击图 3-45 窗口中的"Ok"后，会自动填充"Talairach transformation matrix"编辑框中的内容，如图 3-46 所示。

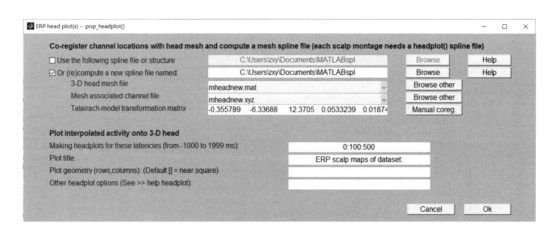

图 3-46　自动填充编辑框

在确认填写"Talairach transformation matrix"编辑框中的内容后，单击"Ok"按钮，即可出现图 3-47 窗口。

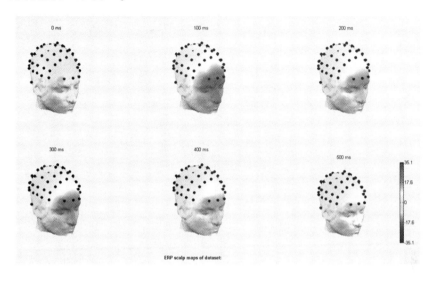

图 3-47　3D ERP 图

在图 3-47 中，可以单击任意一个图像，会弹出一个子窗口，用于单独绘制该图像。具体操作效果如图 3-48 所示。

在子窗口中，可以按住鼠标左键，并根据需求进行旋转等操作。具体效果如图 3-49 所示。

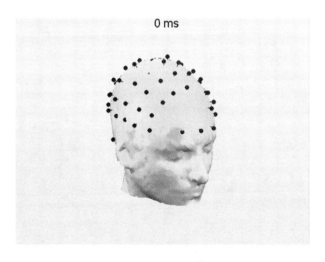

图 3-48　潜伏期 0ms 的 3D ERP

（5）选择数据的 epochs 并进行比较

为了比较某个被试在两个条件下的 ERP 数据，需要先为这两个条件各自创建一个时间段的数据集。在本实验中，一半的目标刺激呈现在位置 1，另一半呈现在位置 2。

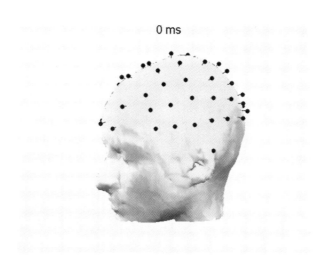

图 3-49　图 3-48 的旋转图

具体操作为：点击"Edit"→"Select epochs or events"菜单，即可弹出"pop_ selectevent. m"界面，如图 3-50 所示。在"position"文本框旁边输入"200"，这样将会选择所有目标出现在位置 200 的数据 epoch。然后点击"Ok"按钮，即可完成该操作。接下来，需要绘制出被试在该时间段内的数据平均值，即执行"Plot → Channel data（single trace）"操作。

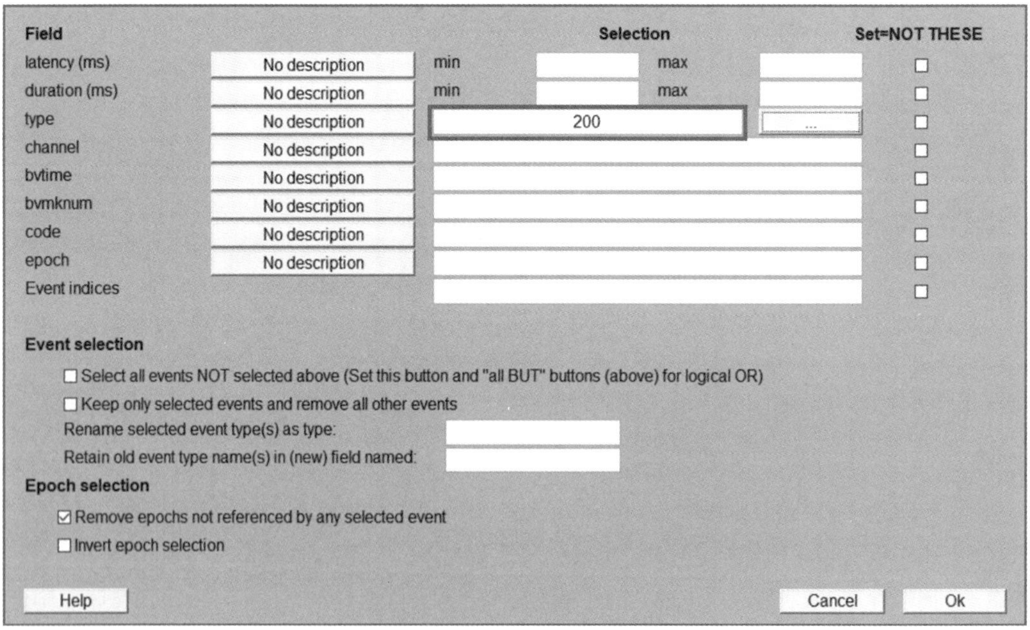

Field		Selection			Set=NOT THESE
latency (ms)	No description	min		max	☐
duration (ms)	No description	min		max	☐
type	No description		200	...	☐
channel	No description				☐
bvtime	No description				☐
bvmknum	No description				☐
code	No description				☐
epoch	No description				☐
Event indices					☐

Event selection

☐ Select all events NOT selected above (Set this button and "all BUT" buttons (above) for logical OR)
☐ Keep only selected events and remove all other events
Rename selected event type(s) as type:
Retain old event type name(s) in (new) field named:

Epoch selection

☑ Remove epochs not referenced by any selected event
☐ Invert epoch selection

| Help | | Cancel | Ok |

图 3-50　挑选"段"或"事件"

在点击"Ok"按钮后，会弹出"pop_newset. m"窗口，如图 3-51 所示，用于保存新的数据集。输入数据集的名称，然后点击"Ok"按钮即可完成保存。

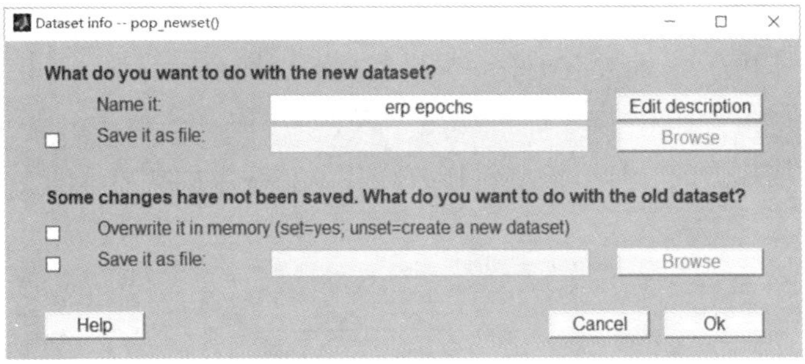

图 3-51　数据集命名

　　如果想创建另一个数据集，只须重复之前的步骤并为其指定一个名称。此外，还可以使用菜单栏上的"Edit"→"Select data"选项，选择特定的数据段，例如，时间范围为-500~1000ms，并删除数据集中的事件"2""3"和"4"，以及完全删除通道"31"。这些步骤在图 3-52 中有详细的说明。请注意，在执行这些操作时一定要小心，以避免不必要的数据丢失和混淆。

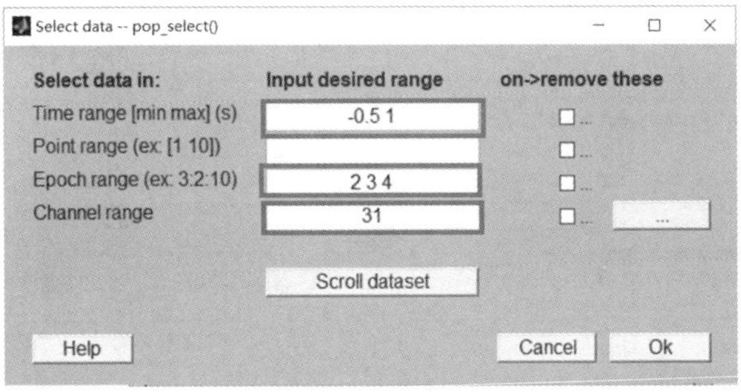

图 3-52　选择分段

　　点击"Ok"，出现图 3-53。

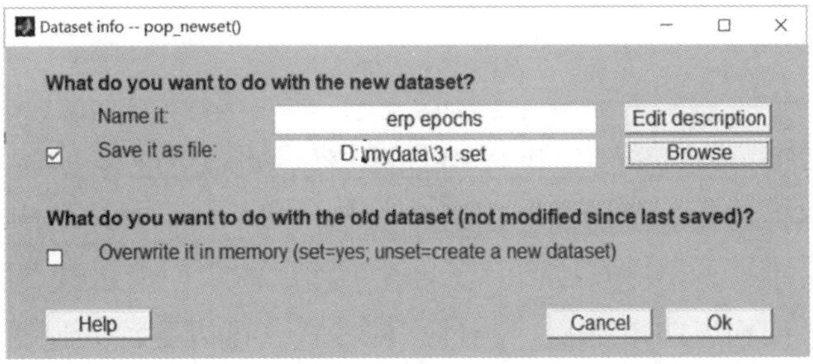

图 3-53　给新数据集命名

　　要计算总体平均事件相关电位（ERP），可以通过选择菜单栏中的"Plot"→"Sum/Compare ERPs"选项来操作。一旦弹出图 3-54 所示的窗口，"pop_comperp.（）"，就可以在窗口的顶部输入数据集"3"和"4"的索引。接着，在第一行中，勾选"avg"以显示平均值,并勾选"std."以显示标准差。此时,ERP框中将显示每个数据集的ERP平均值。若需要在t检验中设置显著性概率阈值为"0.05",则可以选择该选项。最后,单击"Ok"按钮即可得出结果,如图3-55所示。需要注意的是,这仅是计算总体平均数据的一种方法,具体方法会因实验设计和需求的不同而有所不同。

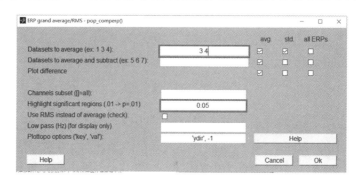

图3-54 Sum/Compare ERPs运行参数设定

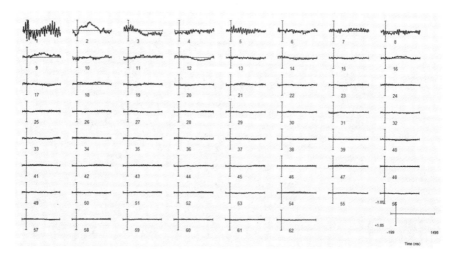

图3-55 结果图

通过在上述界面上点击FPz电极位置上的迹线,可以弹出图3-56界面。这里,可以看到一个关于事件相关电位活动的图形化表示,其中x轴表示时间,y轴表示电压,颜色表示电压的大小。点击交互按钮时,将在下面的窗口中显示该点的事件相关数据,包括事件读取和添加到当前数据集。通过这种方式,可以更深入地研究特定电极位置的事件相关电位活动,并了解事件处理过程中不同神经过程的时间变化。

比较不同条件下的ERPs可以帮助我们理解事件处理过程中神经过程的变化。具体操作可以通过选择菜单栏中的"Plot"→"Sum/Compare ERPs"来实现。在弹出的pop_comperp. ()窗口的顶部文本输入框中,输入要比较的数据集的索引,以便系统可以识别需要比较哪些数据。接着,单击平均值中的所有框,以便在ERP图像上显示

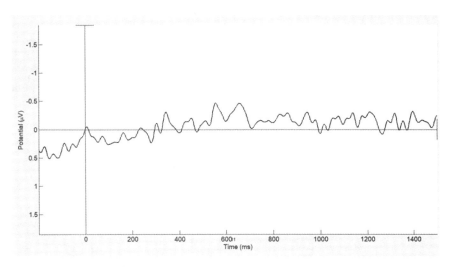

图 3-56　某一通道平均值

平均值，可以更清楚地比较不同条件下的 ERP 差异。同时，在低通频率中输入"30"，可将频率截断在 30Hz 以下，以避免噪声的干扰。最后，单击"Ok"按钮，即可得出结果，如图 3-57 所示。这种方法可以帮助我们比较每个条件下的 ERP，了解它们的差异，并进一步探究神经过程在事件处理中的作用。

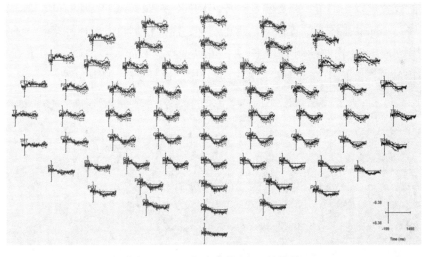

图 3-57　通频率中输入 30 的结果

通过双击界面上的通道（如双击 FPz），可以打开一个新的窗口，如图 3-58 所示。在这个窗口中，可以深入探究该通道的活动信息，包括不同时间点上该通道的电压值和功率谱密度。这些信息可以帮助我们更好地理解事件相关电位的产生机制，并研究特定通道在事件处理中的作用。此外，在该窗口中，还可以通过选择不同的参数，如时间窗口和频率范围等，来更改和探究不同条件下的神经活动。总之，通过双击通道，我们可以更深入地了解某个通道的特殊信息，并在事件处理的研究中探索更深入的领域。

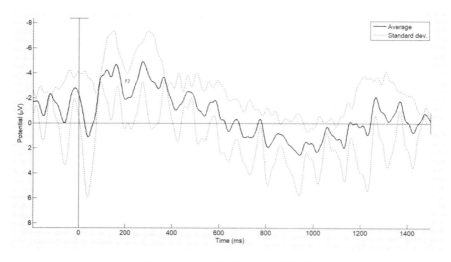

图 3-58　FPz "3" "4" 比较结果

（6）绘制 ERP 图像

EEGLAB 软件提供了绘制 ERP 图像的功能，可以更好地理解 ERP 效应。绘制的 ERP 图像是一个 2D 图像，纵轴为各个 epoch 的编号，横轴为每个 epoch 的时刻值，每个点表示相应 epoch 的相应时刻的电压值。EEGLAB 默认按照 epoch 在实验中出现的顺序进行排序，不过研究者可以根据个人兴趣重新排序，例如，按照被试的反应时间、刺激开始的 α 相位等排序。不同的排序方法提供的信息也不同，需要根据自己的研究来具体选择。

要利用 EEGLAB 软件绘制 ERP 图像，可以选择 "Plot" → "Channel ERP image"，然后在弹出的画图界面中选择要绘制的通道，比如通道 27，如图 3-59 所示。

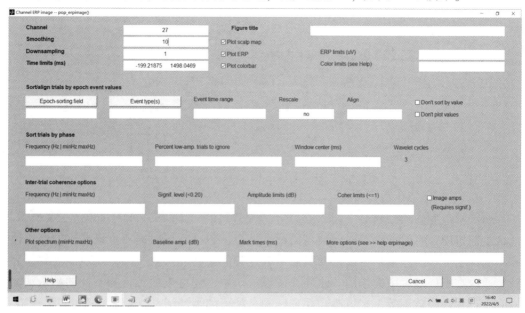

图 3-59　调用 pop_erpimage.（）交互式窗口

为了使绘制的 ERP 图像更加光滑，我们可以在制图界面中输入平滑值，例如，输入"1"表示在相邻的 epoch 进行平滑绘图的时候，所取的值。然后点击"Ok"，即可生成平滑的 ERP 图像。这个平滑的处理可以使 ERP 波形更加光滑地呈现出来，更有利于研究者对 ERP 效应进行观察和分析。图 3-60 展示了使用平滑值进行平滑处理后的 ERP 图像的样子。

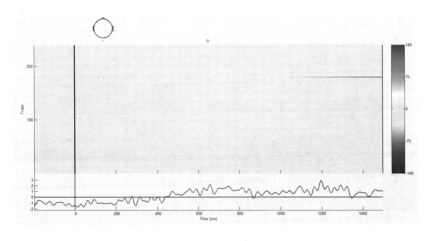

图 3-60 通道"27"的 ERP 图形

除了在制图界面中输入平滑值进行平滑处理外，还可以使用 EEGLAB 提供的交互式窗口绘制平滑的 ERP 图像。具体步骤是调用"pop_erpimage.（）"交互式窗口，如图 3-59 所示，然后将平滑宽度设置为 10。这个平滑宽度的值可以根据个人需要进行调整。较大的平滑宽度会使 ERP 波形更加光滑，但也会使细节部分丢失，需要根据具体研究进行选择。然后点击"Ok"，即可生成平滑的 ERP 图像。

使用平滑后的 ERP 图像可以更好地显示 α 频段的振荡活动，并便于研究者对 ERP 效应进行观察和分析。图 3-61 展示了使用交互式窗口绘制平滑后的 ERP 图像的样子。

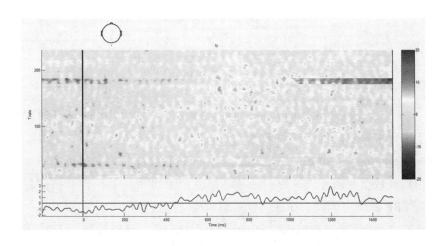

图 3-61 平滑后结果

需要注意的是，由于 EEGLAB 提供了许多可选参数，上一次调用该功能的参数会被作为默认值调用（尽管文本框中手动输入的可选参数除外）。如果遇到这个问题，可以在 Matlab 命令行上输入"eegh（0）"进行历史记录的清除。

利用光谱选项绘制 ERP 图像。首先，我们需要按照不同的 Phase Value 对 trials 进行排序。EEGLAB 默认按照 trial 在实验过程中出现的顺序排列。为了更好地观察 ERP 波形，我们需要按照特定的排序方式来呈现 ERP 图像。具体操作为：点击"Plot"→"Channel ERP image"菜单，在"pop_erpimage.（ ）"界面中清除"Epoch-sorting field""Event type""Event time range"和"Align"选项，然后在"Sort trials by phase section"选项中，将"Frequency"输入框中的值设置为"10"（Hz），将"Window Center"输入框中的值设置为"0"，如图 3-62、图 3-63 所示。

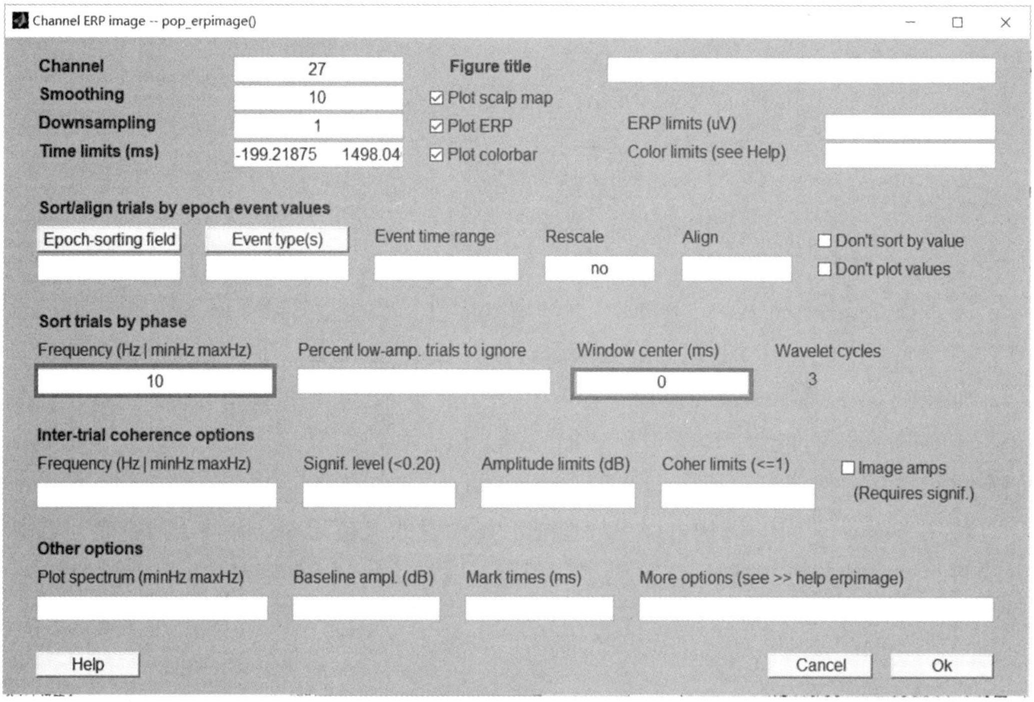

图 3-62　平滑参数设置

点击"Ok"后会跳转到"pop_erpimage.（ ）"界面，如图 3-64 所示。在这个界面中，我们可以根据不同的需求修改参数设置。其中，"Epoch-sorting field""Event type""Event time range""Align"选项分别用于设置数据排序、事件类型、事件发生的时间范围以及数据对齐方式。为了更好地观察 ERP 波形，我们需要按照特定的排序方式来呈现 ERP 图像。因此，在这里，我们需要清除这些选项中的内容。

另外，在"Sort trials by phase section"选项中，我们可以设置按照特定的频率将 trials 分组，并按照频率顺序从底到顶排列每个频段的 trials，从而呈现出按频段划分并

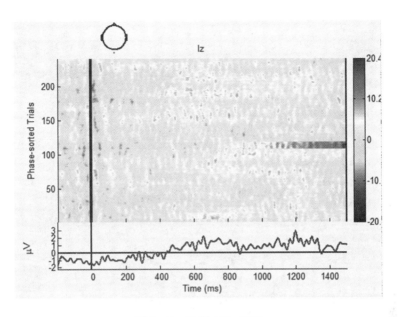

图 3-63　绘制 10Hz ERP

排序后的 ERP 波形。具体来讲，将"Frequency"输入框中的值设置为所需的频率数（如 10），将"Window Center"输入框中的值设置为所需频段的中心值（如 0）即可完成设置。利用光谱选项绘制的 ERP 图像可以帮助我们更好地理解和研究 ERP 波形中的频率特征，加深对实验数据的理解。

除了按照时间范围、事件类型和数据对齐方式调整 ERP 波形的显示以外，我们还可以按照 Phase Value 对 trials 进行排序，并在 ERP 图像中绘制 ITC（Inter-trial coherence）以减小随机噪声的影响。在"pop_erpimage"界面上，我们需要选择"Phase-locking"选项卡，然后将"Display ITC values"勾选上。接下来，在"Epoch-sorting field"选项中选择"Phase"，随后需要在下拉菜单中选择 ITC 所需的 Phase Value 数目。最后，点击"Ok"按钮以应用这些参数。

ITC 方法通常用于减小 ERP 波形中由于 EEG 信号随机噪声的影响而引起的干扰，使得数据更加准确可靠。通过按照 Phase Value 对 trials 进行排序，并在 ERP 图像中绘制 ITC，我们可以观察到 ERP 显示中各个相位值上 trials 的相似程度，从而有效、可视化地分析和处理 ERP 数据。

在进行 ERP 数据处理的过程中，我们可以根据具体需求选择不同的频率范围，进一步挖掘数据中的信息。例如，在"pop_newtimef"界面中，我们可以将频率范围设置为 [9 11] Hz，并进行显著性检验（显著性水平为 0.01），以更加准确地分析数据。完成设置后，点击"Ok"按钮以应用这些参数。

这一步骤可以帮助我们分析数据中特定频率范围内的信息，并借助显著性检验来判断实验结果是否显著。这样可以更加精准地评估实验结果，提高数据分析的准确性和可靠性。

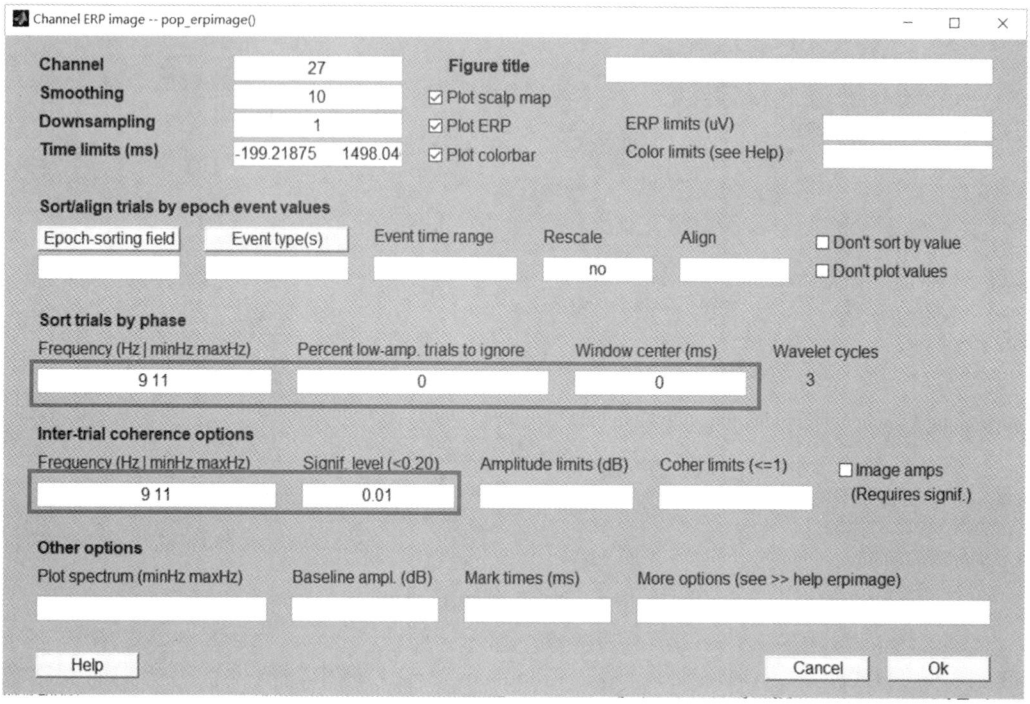

图 3-64　"pop_erpimage"中参数设置界面

在进行 ERP 数据分析时，我们可以通过不同的子图来展示数据的处理结果。在图 3-65 的最上方子图中，呈现的是 ERP image，即事件相关电位的图像。倒数第二个子图则是 ERSP，表示功率的平均变化（单位为 dB）。我们选择的频率为 10Hz（见右下

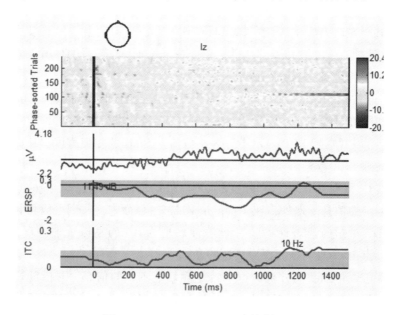

图 3-65　ERP image figure 中绘制 ITC

角），曲线没有超出灰色区域，表示在相对基线水平（11.49dB）的情况下，功率没有显著变化。最下方的子图则是 ITC，它显示的是相位同步化的程度，即事件相关神经元间的同步程度，我们在选择分析的频段时选择了 10Hz，并在 1200ms 附近发现相位同步化显著增强。

EEGLAB 默认将实验数据按照 trial 出现的顺序进行排列。如果需要根据其他因素来对数据进行排序，比如潜伏期，我们可以使用"pop_erpimage.（）"界面上的"Epoch-sorting field"按钮并选择"latency"。接着，为了更加精细地筛选数据，我们可以选择特定的事件类型，并且将数据按照特定的频率范围排序。在"Sort trials by phase section"中选择"Frequency"，并在"Window Center"中输入"0"，如图 3-66 所示这些步骤可以帮助我们更好地探究研究问题，并从数据中发现更有意义的信息。

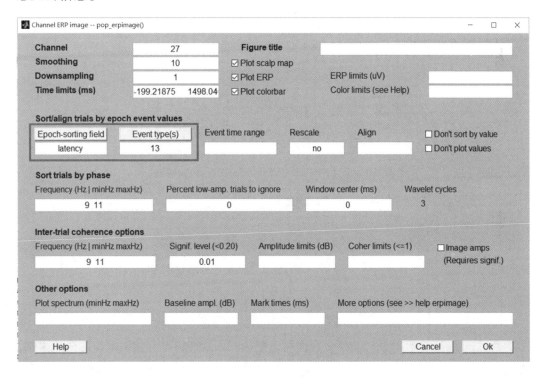

图 3-66　参数输入界面

如果我们需要对特定的事件类型进行排序，可以在"Event type"下选择特定的事件类型，如图 3-67 所示。通过这些操作，我们可以更加灵活地对数据进行排序和筛选，进而更加精确地研究不同因素对数据的影响，深入探究问题。

在执行完前面提到的根据不同因素对数据进行排序和筛选的步骤后，我们得到了更精确的 ERP 数据分析结果。具体来说，我们选择了频率范围为 9～11Hz，将数据按照 latency 进行排序，选取事件类型为"13"，然后在"Window Center"中输入"0"，最终得到了结果如图 3-68 所示。值得注意的是，根据排序后的数据结果，我们观察到

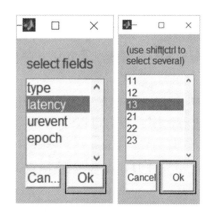

图 3-67 "Epoch-sorting field" 和 "Event type" 选择界面

在 0~200ms 时间段内神经元的同步性明显增强，这为我们研究事件相关神经网络的组织和功能提供了重要线索。

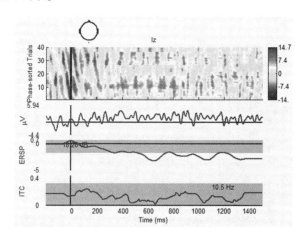

图 3-68 输出结果

通过这些 ERP 数据分析结果，我们可以更加深入地理解事件相关电位的形成机制、神经元在特定任务中的协同作用、不同因素对神经元同步性的影响等问题。这有望对临床神经科学研究和疾病治疗带来积极的推动作用。

3.2.6 ICA 组件频段贡献

在进行 ERP 数据分析前，我们需要首先进行 ICA 数据分解操作，并绘制出独立成分的频谱图和空间图。该操作可以帮助我们了解哪些独立成分对特定频段的贡献最大。具体操作步骤如下：选择 "Tools"，然后点击 "Run ICA"。在弹出的对话框中选择 "绘制 component spectra and maps"，如图 3-69 所示。

通过绘制出独立成分的频谱图和空间图，我们可以更加清晰地观察到每个独立成分在不同频段的特征，以及在脑部不同区域的分布情况。这有助于我们进一步分析每

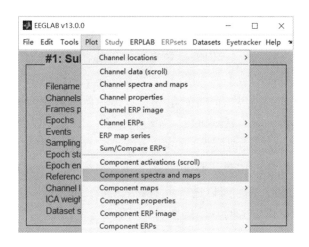

图 3-69　绘制组分频谱和地图

个独立成分所代表的神经生理现象，并为后续的 ERP 数据分析提供重要基础信息。需要注意的是，该操作应在进行 ERP 数据分析前进行，以确保后续分析的准确性和可靠性。

　　点击"绘制 component spectra and maps"后，会出现一个新的界面，如图 3-70 所示。在该界面中，我们可以看到每个独立成分的频谱图和空间图。

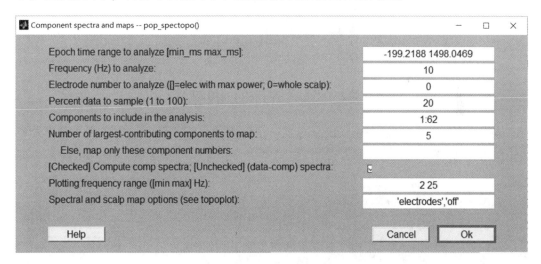

图 3-70　参数设置

　　频谱图反映每个独立成分在不同频段的能量分布情况。独立成分的频谱图通过采集 EEG 数据并进行功率谱分析得到，能够帮助我们了解每个独立成分在不同频段的响应特征，从而为后续的 ERP 数据分析提供重要线索。

　　空间图则反映每个独立成分在脑部不同区域的分布情况。独立成分的空间图通过脑成像技术得到，能够帮助我们确定每个独立成分所代表的神经生理现象在脑部的具体位置和分布情况，从而更加精确地了解其功能和作用。

通过绘制出独立成分的频谱图和空间图，我们可以更加深入地探究脑电波的特征和分布规律，为神经科学研究提供重要基础信息。

在进行 ERP 数据分析前，我们需要先确定随机选择数据的百分比。Percent data to sample 表示需要随机选择的数据的百分比，选择百分比小可以节省时间，而选择百分比大则可以得到更准确的结果，但时间花费会更多。在这里我们选择了 20% 的数据进行随机选择。除此之外，其余选项可以默认设置。

点击"Ok"后，系统会开始随机选择数据并进行 ERP 数据分析。我们可以在结果页面中查看每个独立成分的相关信息和图表，以及其在不同时间点和电极上的激活情况。通过 ERP 数据分析，我们可以进一步了解脑电波的特征和响应规律，为神经科学研究和临床诊断治疗提供重要的基础信息。界面如图 3-71 所示。

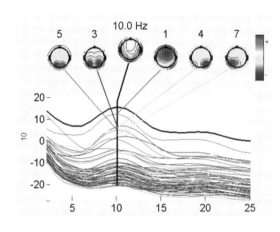

图 3-71　62 个成分在 10Hz 的地图

为了更准确地估计各个独立成分对某一个特定通道的贡献，可以采用一种更加精细的方法。具体的操作方式如下。

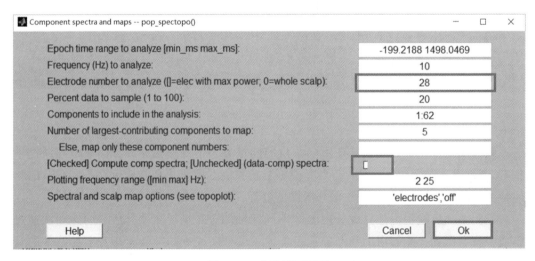

图 3-72　参数填写界面

假设我们需要考察的是 28 号通道，那么我们需要在界面下方的框中输入数字"28"，并在"［Checked］"选项之前取消选中，即点击"uncheck"按钮。这样做的作用是取消其他通道的选中，仅选中 28 号通道。如此一来，ERP 数据分析的结果中就只包含与 28 号通道有关的信息了。这样的操作可以帮助我们更好地理解和解释数据，为后续的研究和应用奠定更加坚实的基础。界面如图 3-73 所示。

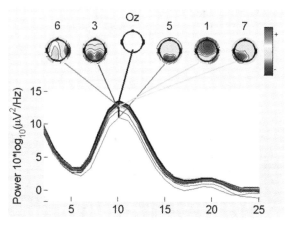

图 3-73　62 个成分对 28 通道 10Hz 的地图

绘制组件 ERPs 是进行 ERP 数据分析的重要步骤之一，能够帮助我们更加直观地了解每一个独立成分在不同时间点上的激活情况。为了完成绘制组件 ERPs 的操作，我们需要确保已经加载了数据和电极位置数据，并对数据进行 epoch 提取和 ICA 处理。具体的操作步骤如下。

首先，对于使用 ICA 分解后得到的数据，我们需要在操作栏中找到"Plot"选项，并点击"Component ERPs"子选项中的"In rectangular array"。这样做可以帮助我们绘制出每个独立成分在不同时间点上的 ERP 图，便于进一步分析和解读数据。界面如图 3-74 所示。

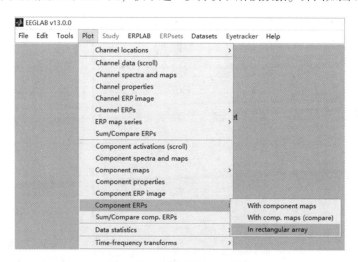

图 3-74　绘制成分 ERP 图像

在完成绘制组件 ERPs 的步骤后，我们可以进一步深入研究数据，并从中发现更多的有用信息。同时，我们也可以借助其他的分析方法和工具，为神经科学领域的研究和临床实践提供更全面、深入的支持。

完成了前面所提到的操作后，我们将看到如图 3-75 所示的界面。在这张图中，可以看到被选中的通道在不同时间点上的电位变化，以及不同条件下的波形变化情况。通过观察每个通道的 ERP 图，我们可以进一步分析刺激条件对神经元活动的影响，甚至可以研究不同脑区之间的相互作用和信息传递等。同时，对于那些异常的 ERP 波形，我们还可以通过进一步分析和处理，挖掘其中隐藏的信息和异常情况，为未来的研究和临床诊断提供支持。

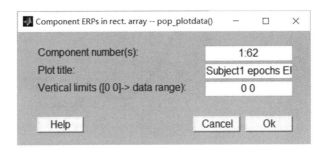

图 3-75　成分编号输入

在按照前面所述的步骤选择完 ERP 波形的通道和绘制格式后，我们需要点击"Ok"按钮来完成绘图操作。此时，会弹出如图 3-76 所示的界面。在这个界面上，我们可以看到绘图的结果，并可以根据需要进行调整和修改。同时，我们也可以将绘制好的图像保存下来，方便以后查看和使用。通过这样的操作和分析，我们可以更好地理解 ERP 波形的形成机制和相关脑区功能的特点，为深入研究大脑神经科学提供更加有益的支持。

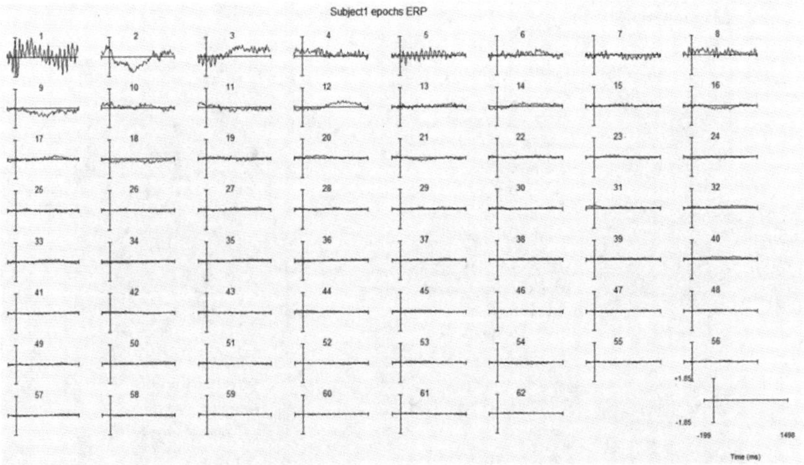

图 3-76　各个成分的 ERP 图

　　在上述的绘图界面中，我们双击其中任意一个小图形，就可以弹出对应的子窗口。在这个子窗口中，我们可以看到更加详细的绘制结果，包括单个脑电极的信号变化、平均波形和误差线等。如图 3-77 所示，这个子窗口中绘制了一个具体的 ERP 波形，并且标注了相关的时间点和电位变化值。通过这个子窗口，我们能更加全面地了解个别通道和整体 ERP 波形的特点，也可以进一步探究脑电信号的统计学特征和神经神经元的活动模式等。

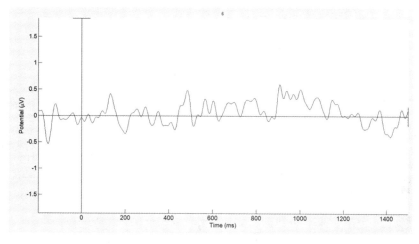

图 3-77　某个成分的 ERP 图

　　想要绘制独立成分 ERP 贡献图，需要首先加载数据和电极位置数据，并进行 epoch 提取和 ICA 处理。这些前置操作完成后，我们就可以进行下一步操作。具体操作过程：选择菜单栏中的 "Plot" 选项，然后选择 "Component ERPs" 菜单下的 "With component maps" 选项，如图 3-78 所示。这时，会弹出一个新的窗口，其中包含独立成分的 ERP 波形图和位置分布图。通过这个图形，我们可以清晰地看到每个独立成分对整体 ERP 的贡献情况，并进一步研究脑神经网络中各个组分之间的相互作用和变化规律，为更深入地理解大脑认知和行为控制提供重要的科学依据。

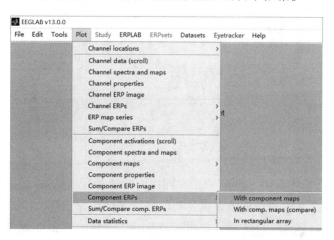

图 3-78　独立成分 ERP 绘制

在进行某些操作时，可能会弹出对话框以供进行选择或者输入相关参数。在本次操作中，也会出现一个如图 3-79 所示的对话框。

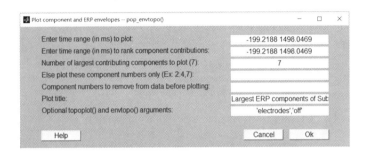

图 3-79　参数输入

这个对话框的作用是选择独立成分的个数。在进行 ICA 处理后，我们可以得到多个独立成分，但有些成分可能只包含噪声或者与我们的研究无关。因此，需要选择最有代表性或者最相关的成分，以保证后续研究结果的可靠性和准确性。在选择好独立成分的个数后，点击"Ok"按钮即可完成操作。

在图 3-80 中，我们可以看到黑色包络线呈现出各个时间点在所有通道中的最大值和最小值，而细线则呈现了各个独立成分的 ERP 波形。通过这个图形，我们可以直观地了解每个独立成分对 ERP 的贡献，以及它们在时间上的变化规律。

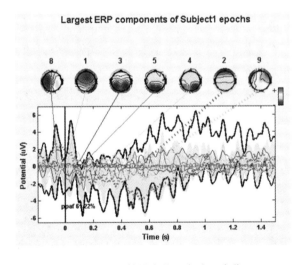

图 3-80　贡献最大的 7 个独立成分

如果我们只想关注 100~300ms 这段时间内对数据 ERP 贡献最大的独立成分，我们可以在如图 3-81 所示的对话框中编辑时间段，将其设定为"100 300"。这个操作会缩小时间轴的范围，只呈现出我们关心的时间段内的 ERP 波形和独立成分的贡献，（见图 3-82）。这样可以更加方便地观察和分析数据，提高研究效率。

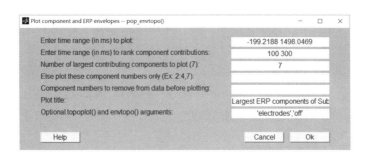

图 3-81　参数输入

当完成对某个操作的设置后，如果想确认这些设置并继续进行下一步操作，可以点击操作界面中的"Ok"按钮。这个按钮通常被放置在操作界面的底部，是进行操作的最后一步。

点击"Ok"按钮后，软件将会自动保存设置，并根据的设定继续进行下一步操作。因此，在进行任何操作前，一定要确认设置和参数是否正确。只有在仔细检查过的情况下，才能保证操作结果的正确性。

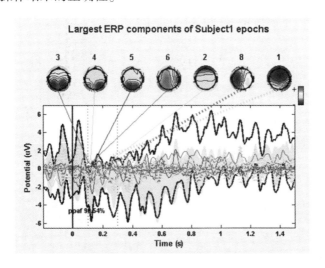

图 3-82　在 100~300ms 中贡献最大的 7 个独立成分

3.3　总结

事件相关电位（event-related potentials，ERP）是指在某个事件（例如，听到声音、看到图片等）发生后，在特定时间范围内神经元产生的电位变化。它们是由于感官和认知活动引起的大量神经元突触后电位累加形成的，并且更具特异性和时间性，可以反映出人类大脑对受到的刺激做出的电生理反应。

ERP 不仅能够反映感知和认知过程，还可以用来研究神经系统在某些疾病、损伤和药物治疗中的变化。它们被广泛地应用于认知神经科学、临床神经科学、心理学、教育等领域。

ERP 信号的识别和测量主要包括以下几个方面。

①ERP 成分：ERP 信号可以分成多个成分，每个成分对应着不同的认知过程。出现在 ERP 波形上的一些特殊点（如 P300、N170 等）都可以用于指代特殊的 ERP 成分。

②基线校正：每个 ERP 波形都有一个基线值，在分析 ERP 信号时，需要用先前的时间段来估算基线值，这样才能保证 ERP 成分的准确度。

③滤波：ERP 信号存在很多噪声。为了去除噪声，需要对信号进行数字低通滤波。

④时域拓扑图：使用时域的拓扑图可以对 ERP 成分的时空变化进行可视化展示，以帮助人们更好地理解 ERP 成分及其时间和空间属性。

总的来说，ERP 是一种有效的神经生理记录方法，它可以用于研究认知和神经机制的基础、心理疾病的机制和治疗效果。

第4章　时频分析

时域分析是指通过对脑电波的信号进行时间轴上的观察和分析，以获得幅随时间变化的信号。例如，实验时，我们可以记录被试在受到特定刺激后脑电波信号的变化，然后通过时域分析，得到不同时间点上的幅值信息。这种分析方法通常用于探究不同刺激对脑电信号的影响，或者分析脑电波在不同时间段上的变化情况。

频域分析则是通过对脑电信号在频域上的分析，得到不同频率下脑电信号的能量分布。这种方法主要用于分析脑电波的频率成分及其强度分布情况，例如，通过分析特定频段的脑电信号变化，可以了解不同频段对特定任务的相关性，或者判断不同脑区在不同频段下的激活情况等。因此，时域和频域分析是脑电信号分析的两个重要方法，可以为脑科学研究提供很多有价值的信息。

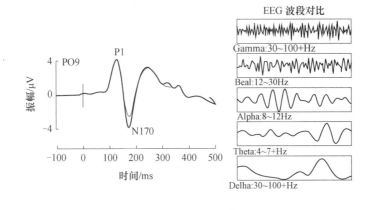

图 4-1　脑电的时域、频域信号

一种常用的脑电信号分析方法是时频分析。时频分析通过对脑电信号进行时域和频域的联合分析，获得脑电信号在不同时间和频率上的变化情况，从而将时域分析和频域分析的优势结合起来，提供更全面的脑电信号分析结果。

时频分析相对于单一的时域或频域分析，能够更好地反映脑电信号的复杂性和多样性。具体地，时频分析可以揭示脑电信号中的瞬时频率、瞬时相位等时频信息，发现更细微的变化效应。在时频分析中，常用的算法包括小波变换、短时傅里叶变换、希尔伯特-黄变换等。

进行时频分析之后，常常需要对时间和频率上的数据进行统计分析。一般而言，有以下几种统计方法：沿着频率点统计、沿着通道统计以及提取特定通道、特定频段的能量数值进行统计检验等。这些统计方法可以帮助研究人员发现脑电信号中的显著性和相关性等信息，更好地理解脑电信号在认知和行为任务中的变化规律与机制。

4.1 基于 EEGLAB 的脑电时频分析

基于 EEGLAB 的脑电时频分析是脑电信号处理的一种常见方法。EEGLAB 是一个常用的开源 MATLAB 工具箱，集成了许多脑电信号处理的常用工具，能够帮助用户进行脑电信号的预处理、去噪、时频分析等。时频分析可以显示出不同频率下脑电信号的变化情况，可以通过检测脑电信号的相对能量变化，反映脑功能区的活动情况。

基于 EEGLAB 的脑电时频分析通常包括将原始脑电数据导入 EEGLAB 中，选择感兴趣的通道或块，在对数据进行滤波处理后，可以选择一种或多种时频分析方法对 EEG 信号进行分析，如小波变换、自适应滤波等。EEGLAB 提供了多种不同的可视化工具，如图形绘制、拓扑分布和三维渲染等，可以用于呈现时频分析结果，以进一步分析和解释。

基于 EEGLAB 的脑电时频分析是一种非常有用的研究方法，可以为脑科学的研究提供重要的数据支持。同时，需要注意的是，时频分析的结果需要结合脑科学背景知识加以分析和解释，在进行实际分析和解释时应态度严谨并遵循科学方法。

4.1.1 时频变换

时频变换是一种用来分析脑电信号的方法，可以通过展示脑电信号在时间和频域上的变化，帮助研究人员理解脑电信号的特征和动态变化。在脑电信号的处理和分析中，常常需要检测与事件相关的频谱变化（ERSP）和间试间相干性（ITC）。为了实现这一目的，可以采取以下操作：在实验数据中选择"Plot"→"Time-frequency transforms"→"Channel time-frequency"，如图 4-2 所示。

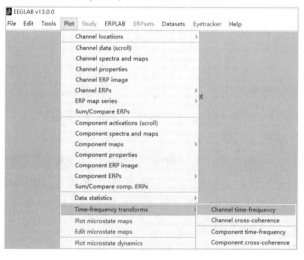

图 4-2　通道时频变换

时频变换是一种强大的工具，可以帮助研究人员探究脑电信号中与不同任务相关的频段和时间段。时频变换方法的选择取决于所研究的问题以及需求的分析精度。其中，常用的时频变换方法包括小波变换、连续小波变换、短时傅里叶变换等。这些方法都可以用来探测事件相关的神经活动，并通过不同的时频分辨率提供更全面和准确的信息。

通过 Channel time-frequency 分析，我们可以获得不同通道下时间和频率上的信号变化。这些变化信息可以用于寻找与特定行为或认知任务相关的脑区，并研究脑区之间的相互作用。此外，Channel time-frequency 分析还可以检测到脑区之间的相干性，即 ITC。ITC 可以反映神经元在特定频率上的同步性，提供了对脑电信号的特殊洞察力。

时频变换是一种强大的脑电信号分析方法，能够为研究人员提供更深入、更精准的神经信号特征分析。在实际应用中，需要根据研究的问题和需求选择合适的时频变换方法，并结合统计分析进行数据解释与结果解读。

在执行时频变换操作后，界面中会自动弹出一个对话框，该对话框用于设置参数并为提供更多的选择。在该对话框中，需要填写 "Channel number" 和 "Bootstrap significance level" 两个选项。

首先，需要在 "Channel number" 选项中输入所需分析的通道数量。该选项是必填项，可以根据需求设置分析通道的数量。例如，在只分析单通道时，可以将 "Channel number" 设置为 1。

其次，还需要在 "Bootstrap significance level" 选项中输入置信水平。该选项用于确定统计显著性水平，可以通过根据统计显著性水平来判断原假设是否成立。在本例中，建议将 "Bootstrap significance level" 设置为 0.01，以保证更高的统计显著性。

除此之外，该对话框还提供了其他默认选项，可以根据自身需求进行选择。点击 "Ok" 后，系统将展示所选通道的时间频率变换结果，可以根据实验要求和研究目的进行分析。

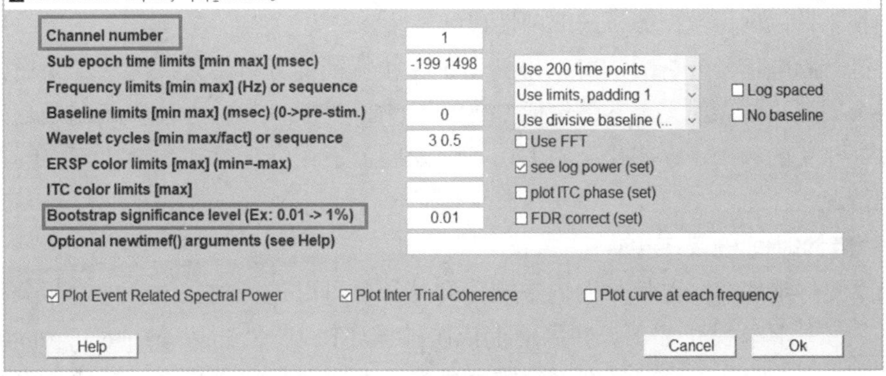

图 4-3　变换参数填写

　　总之，时频变换是一种高级的脑电信号分析技术，需要结合统计方法进行数据解释和结果分析。在进行该操作时，需要注意选择合适的参数，以充分发挥该技术的潜力，并为后续任务提供更加精准和可信的数据。

　　在完成参数设置后，需要点击"Ok"按钮以开始执行操作。系统将根据设置，使用所选通道的数据进行时频变换分析，并在界面上呈现分析结果。

　　分析结果通常以图像的形式展示，可以直观地观察和比较分析结果。在本例中，执行操作后，系统将会呈现如图4-4所示结果。可以通过该图像来研究所选通道的脑电信号时频特征，进一步探索该数据的内在规律和特征。

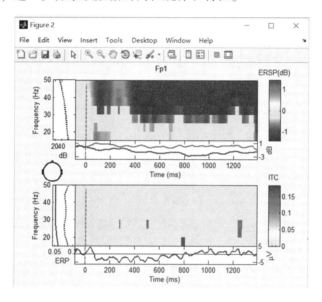

图4-4　时频分析结果

　　需要注意的是，时频变换作为一种高级脑电信号分析技术，其解释和理解需要结合脑电生理学、统计学等多方面知识，并且应根据具体实验和研究目的进行合理的应用和分析。因此，在进行时频变换操作时，建议先了解相关知识，并认真选择合适的参数和技术，以确保数据分析的准确性和可靠性。

　　在进行脑电信号分析后，可以得到关于时频特征的分析结果。这些结果通常会展示在一个图形化的界面上，其中包括 ERSP 和 ITC 子图。ERSP 子图包括基线功率谱以及与事件相关的频谱功率变化；而 ITC 子图则展示了在给定时间和频率下，EEG 活动的锁相情况。

4.1.2　组件时间/频率变换

　　为了更好地探究脑电信号的内在规律和特征，可以进行独立成分的时频分析。如图4-5所示。具体操作如下：在界面上依次选择"Plot""Time-frequency transforms""Component time-frequency"，即可得到独立成分的时频分解结果。通过这些操作，可以深入挖掘不同的脑电信号成分在时频特征方面的差异和规律，进一步探索其对应的

生理功能和神经机制。需要注意的是，在进行独立成分的时频分解时，同样需要合理
地选择参数和技术，确保分析结果的可靠性和准确性。

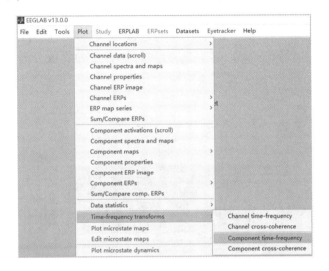

图 4-5　成分的时频分析

　　在经过上述步骤操作后，会进入一个新的界面，如图 4-6 所示。在这个界面中需
要填写一些参数信息，包括组件编号、子时段限制、是否使用 FFT 以及自助重采样方
法等。其中"Component number"需要填入数字"1"，表示要分析第一个独立成分的
时频特征。"Sub epoch time limits"需要填入"-199 1498"，表示要分析从-199ms 到
1498ms 的数据段。选择"Use FFT"选项表示要使用快速傅里叶变换来进行时频分析。
最后，选择"Bootstrap significance level"为"0.01"表示想要使用置信度为 0.01 的自
助重采样方法来评估时频分析结果的显著性。

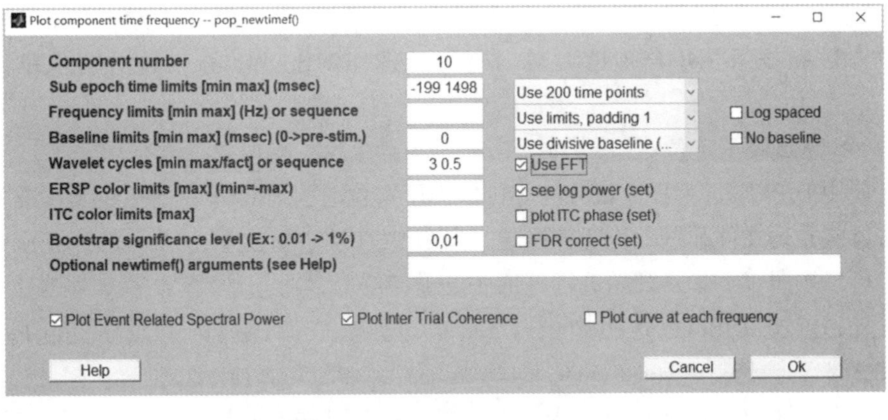

图 4-6　参数选择与设定

　　在填好上述参数信息后，需要点击"Ok"按钮，开始进行独立成分的时频分析。
在分析过程中，将会看到一幅新的图像，展示了第一个独立成分的时频分解结果。通

过这个分析结果，可以深入研究该独立成分在时频特征方面的规律和差异，从而更好地探究其对应的生理功能和神经机制。值得注意的是，为了获得准确可靠的分析结果，需要选择合适的参数和技术，并合理地对数据进行处理和清洗。

在填好参数信息后，点击"Ok"按钮后，将进入到独立成分的时频分析过程中。在分析完成后，将会看到一幅新的图像，展示了第一个独立成分的时频分解结果，如图4-7所示。

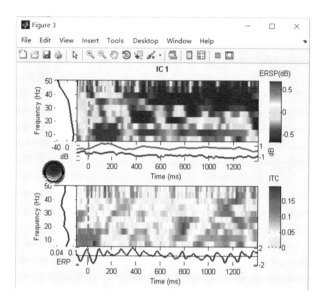

图4-7　成分的时频分析结果

值得注意的是，该图像展示了该独立成分在时频特征方面的规律和差异。通过对这些特征的研究，可以更好地探究该独立成分所对应的生理功能和神经机制。同时，在进行独立成分时频分析的过程中，为了获得准确可靠的分析结果，需要选择合适的参数和技术，并合理地对数据进行处理和清洗，以避免数据偏差和干扰的影响。

4.1.3　等价偶极子定位

在使用DIPFIT进行独立成分的等价偶极子定位时，需要先进行一些操作准备。首先，需要将数据文件和电极位置数据导入到DIPFIT中，并进行ICA分解。完成这些操作后，可以按照以下步骤开始进行等价偶极子定位。

首先，点击DIPFIT界面中的"Tools"选项，然后选择"Locate dipoles using DIPFIT 2. x"，再选择"Head model and settings"，如图4-8所示。

在这个界面中，需要选择合适的头模型，并针对数据的特点进行设置。首先，在"Head model"标签页中，可以选择可供使用的头模型，例如，标准球形头模型或个体化头模型。其次，在"Settings"标签页中，可以对许多参数进行设置，例如，噪声水平、偶极子方向等。这些参数的设置与结果的准确性和实用性密切相关。

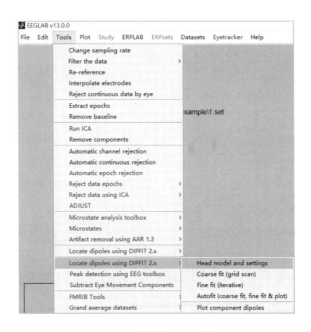

图 4-8　等价偶极子定位

DIPFIT 是一种常用的等价偶极子定位工具，可以帮助将独立成分转化为脑区神经活动的等价偶极子分布，从而更深入地分析脑电信号数据的生理意义和潜在机制。在使用 DIPFIT 时，需要注意选择合适的参数和头模型，并进行数据归一化和阈值设置等必要的前处理步骤。

操作完成后，将会看到如下所示的界面，如图 4-9 所示。在这个界面中，会看到独立成分的等价偶极子分布图和相应的数据统计信息。

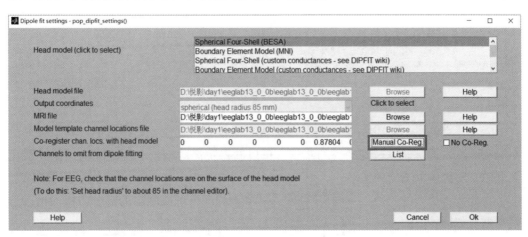

图 4-9　等价偶极子定位参数设定

如果界面中显示的等价偶极子数量超过了预期的数量，那么可以尝试调整参数或重新进行 ICA 分解来获得更准确的结果。另外，也可以通过调整中心和定位参数，控制偶极子的位置和方向，以便更好地匹配脑区活动。

此外，DIPFIT 还允许对等价偶极子进行进一步分析和可视化操作，例如，绘制热图、制作 3D 模型等。这些工具可以帮助研究人员更深入地了解脑电信号的空间特性和时间特性，为脑功能研究提供更多的信息和线索。

在"Head model"选项中，有多个可用的头部模型供选择。我们建议选择"BEM"头部模型。而在"Co-register chan. locs. With head model"选项中，需要根据所使用的电极系统来进行选择。如果使用的是 10-20 系统电极，则无须进行 co-register，需要选择"No Co-Reg"选项。但是，如果使用的是其他类型的电极系统，则需要选择"Manual Co-Reg"选项。

如果选择了"Manual Co-Reg"选项，DIPFIT 将提供一个界面，如图 4-10 所示。在这个界面中，可以手动调整电极的位置以使其更准确地对应头部模型中的位置。这将有助于提高定位的准确性，从而更好地获得等价偶极分布图。

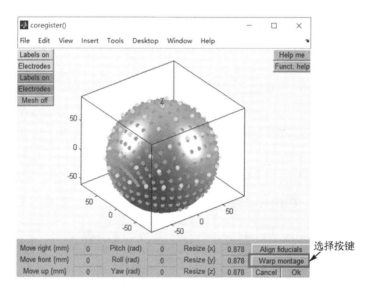

图 4-10　手工定位

需要注意的是，使用 BEM 头部模型和进行手动 co-register 调整可能会增加计算的时间和难度。但是通过这些额外的步骤，可以获得更高的精度和更可靠的结果，从而更好地了解大脑的功能和活动。

当完成了所有的调整后，需要选择图 4-10 中的深色框所圈出的部分，将弹出一个对话框，如图 4-11 所示，需要在这个对话框中选择所需的选项和参数。

在这个对话框中，选择参考图像和"ICP"或"Manual"校准方法。参考图像用于表示头部模型的位置，而校准方法用于确定电极位置的准确性。如果使用的是国际10-20 系统电极，则可以选择"no calibration"选项。如果使用的是其他类型的电极系统，则推荐使用"ICP"校准方法，因为它可以更准确地匹配头部模型和电极位置。

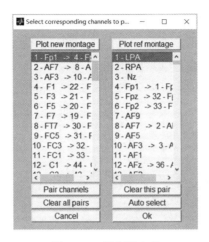

图 4-11　扭曲蒙太奇

需要注意的是，选择正确的参考图像和校准方法对定位的准确性至关重要，这将直接影响获得等价偶极分布图的质量。因此，在选择选项和参数时，请务必仔细考虑并按照实际情况进行选择。

在完成对话框中的设置后，请点击"Ok"按钮，返回到"co-register"对话框中。在这个对话框中，需要再次点击"Ok"按钮，以返回到"Dipole fit settings"界面。

应注意，在这一步中，所进行的"fitting"操作结果较为粗糙，但可以为下一步的精准"fitting"提供基础。为了进行下一步的操作，请选择"Tools"选项，并从选择菜单中选取"Locate dipoles using DIPFIT 2. x"选项，然后再选择"Coarse fit（grid scan）"选项，如图 4-12 所示。

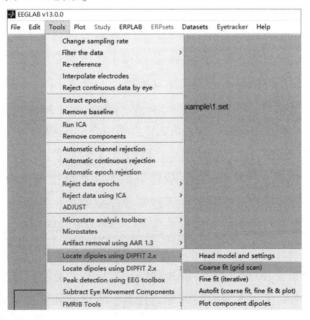

图 4-12　粗匹配（网格扫描）

这个步骤将提供一个大致的脑电场偶极子分布图，但相对于精确"fitting"的结果而言，这个分布图的精度较低。然而，这个分布图可以为下一步的"fitting"提供一个参考基础，以更好地理解和掌握数据的特征。

当点击"Ok"按钮后，会出现一个新的界面，如图4-13所示。这个界面显示了正在生成的头皮电位图，这个图像显示了脑电数据在头皮上的分布情况。

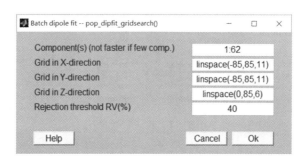

图4-13　参数设定

头皮电位图是通过从头皮上不同位置获取的电信号进行脑电数据处理得到的。这个图像可以帮助人们对脑电数据的空间特征有更深入的了解。可以根据图像的颜色和形状来判断某一区域的脑电信号的强度和分布情况，以便更好地分析和解释数据。

在这个界面中，可以进行放大和缩小头皮电位图的操作，以更好地观察各个区域的脑电信号分布情况。如果需要进一步分析和处理数据，可以将头皮电位图导出为图像文件，以便后续的研究和应用。

在完成对头皮电位图的观察和分析后，接下来需要进行更为精确的数据处理和分析操作。为了实现这个目的，在EEGLAB软件提供了一种非线性迭代拟合的方法，可以更准确地估计数据中的脑电偶极子位置和强度。

具体操作方法是选择"Tools"选项，并从选择菜单中选取"Locate dipoles using DIPFIT 2. x"选项，然后再选择"Autofit"（自动拟合）选项，如图4-14所示。这个操作会启动自动拟合程序，包括粗略拟合、精细拟合和绘图等步骤。

通过使用自动拟合方法，EEGLAB软件可以在头皮电位数据中定位脑电偶极子，从而更加准确地分析和解释脑电数据。不过需要注意的是，自动拟合程序需要较长时间进行运行，并且需要一定的计算机性能支持。因此，在操作时需要耐心等待程序运行完毕。

在进行完自动拟合程序后，EEGLAB软件会生成一个新的界面，如图4-15所示。这个界面显示了脑电偶极子在三维空间中的位置、方向和强度等信息，并将其显示在一个三维坐标系中。

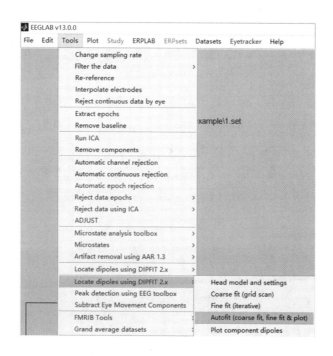

图 4-14　自动匹配

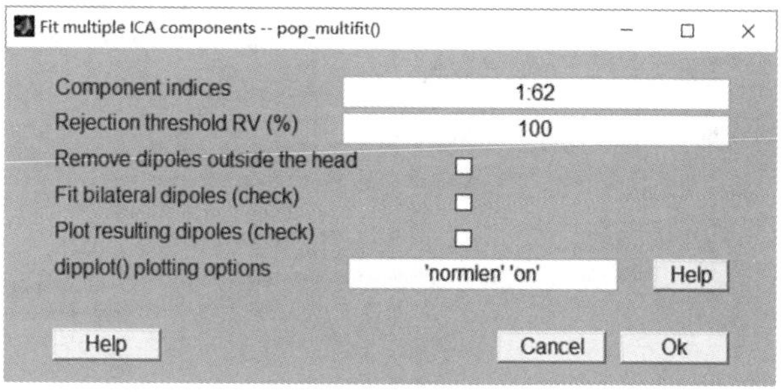

图 4-15　参数设定

　　通过这个界面，可以更加直观地观察和了解脑电偶极子在头皮上的空间分布情况。可以通过拖动坐标轴来改变视角，以便更好地观察和分析数据。

　　除了三维坐标系，这个界面还提供了估计的偶极子方向和强度、对应的头表电位、拟合残差和拟合质量等信息。这些信息有助于更好地理解脑电数据、优化数据分析和解释结果。

　　需要注意的是，这个界面提供的是仅限于一组偶极子的分析结果。如果需要对多组偶极子进行分析，需要重复以上操作来逐一分析每一组偶极子的位置和强度等信息。

默认情况下，EEGLAB 软件使用 62 个独立成分进行自动拟合，在处理大型数据集时可能需要花费一定的时间。为了缩短处理时间，可以选择使用前 20 个独立成分进行拟合，只须在相应的文本框中输入"1：20"即可。然后，单击"Ok"按钮即可开始拟合。

在完成自动拟合程序后，可以使用两种方法来查看拟合结果：二维和三维效果图。首先，单击"Tools"菜单，然后选择"Locate dipoles using DIPFIT 2. x"。接下来，再选择"Plot component dipoles"，如图 4-16 所示。此时，将看到一个图形界面，其中包含拟合后的独立成分在头皮表面上的分布情况。可以通过更改参数或拖动图像来查看不同的视角和放大倍数，以更加精细地观察独立成分的拟合情况。

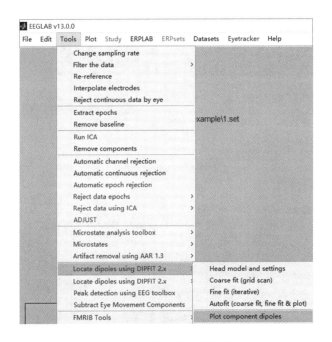

图 4-16　绘制成分偶极子

需要注意的是，在某些情况下，拟合质量可能会影响自动拟合结果。如果发现拟合结果不理想，建议进行手动优化，以便更好地拟合脑电信号的来源。

操作完成后，软件将自动弹出对话框，其中会显示拟合结果和相关的统计信息。该对话框还提供了多个选项，以进一步分析和优化拟合结果。例如，可以通过单击"View Goodness of Fit"按钮来查看每个独立成分的拟合质量，或者通过单击"View Electrodes of Selected Dataset"来查看选定数据集的电极位置。

此外，还可以使用"Output"按钮导出拟合结果，或者使用"Fit Options"按钮更改拟合算法的参数，以进一步优化拟合效果。请注意，对拟合参数的更改可能会对拟合速度和结果产生显著的影响，因此建议在更改参数之前仔细阅读相关文档或咨询专业人员。

完成拟合之后，可以通过对话框中提供的各种选项来深入分析和优化拟合结果，以更好地理解脑电信号的来源和相关的神经活动。

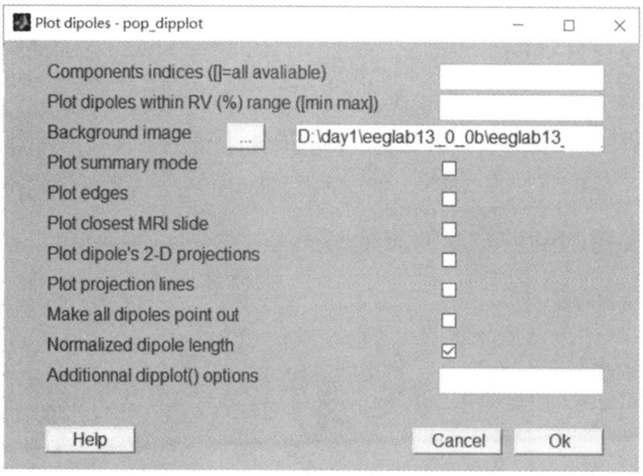

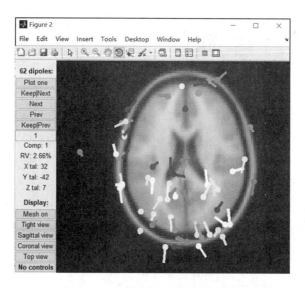

图 4-17　参数设定

在单击"Ok"后，软件将开始执行相应的操作，并自动弹出结果对话框，如图 4-18 所示。该对话框将展示所执行操作的结果，包括相关的统计信息、图表和其他详细信息。

图 4-18　偶极子定位结果图

通过浏览对话框中提供的信息，可以深入了解数据集，并对脑电信号进行进一步分析和诊断。例如，根据图表和数据，可以确定数据的质量、检测异常值、检查频率分布等，以判断脑电信号的特征和来源。

在一些情况下，结果对话框可能包含多个选项卡，每个选项卡提供了不同的信息和分析工具。例如，EEGLAB 软件的结果对话框通常包括多个选项卡，如"Channel data""Channel spectra""IC scalps"等，有助于更好地理解和分析数据集。

需要注意的是，不同软件的结果对话框可能会有所不同，但它们都旨在提供直观、全面的数据分析和可视化工具。因此，在使用任何软件时，建议仔细研究结果对话框中提供的信息，并根据需求进行进一步分析和处理。

在图 4-18 所示的对话框中，可以通过对偶极子进行旋转，从而从不同的视角观察偶极子的分布情况，如图 4-19 所示。通过旋转偶极子，可以更清楚地了解脑电信号的空间分布特征，以确定脑电信号源的位置和类型。

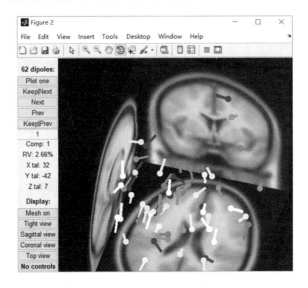

图 4-19　旋转偶极子定位结果图

可以看出，选择适当的偶极子显示参数和旋转角度，可以使偶极子显示的结果更加清晰和直观。此外，一些软件还提供了更高级的偶极子分析工具，如回归分析、时频分析等，以更全面地研究脑电信号的时空特征。这些工具有助于更好地理解脑电信号，并从中提取有用的信息，以支持研究和临床实践。

第二步是通过选择"Plot"菜单，再选择"Component maps"和"In 2-D"选项来进行操作，如图 4-20 所示。该操作将生成一个二维组件地图，用于显示脑电信号在空间上的分布情况和各个组件的功率谱特征。

在二维组件地图上，每个组件用一个点来表示，不同颜色和大小的点表示不同的组件和不同的功率谱特征。通过对二维组件地图的分析，可以了解每个组件的来源、拓扑图特征和频率特征，以及在不同的时间点上组件的强度和方向等信息，从而进一步了解脑电信号的时空特征和神经网络的功能。

应注意，对于二维组件地图的绘制，不同软件可能会有所差异，具体操作方式和显示效果也可能不同。因此，在使用软件进行操作时，建议仔细阅读软件的帮助文档

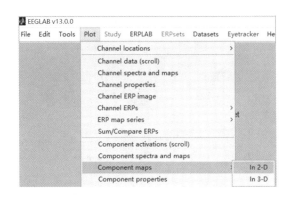

图 4-20　绘制成分地图

和手册，以获得更准确、全面的数据分析和可视化工具。

操作完成后，软件会弹出一个界面，如图 4-21 所示。该界面显示了对脑电信号进行分析和可视化的结果和图形展示。

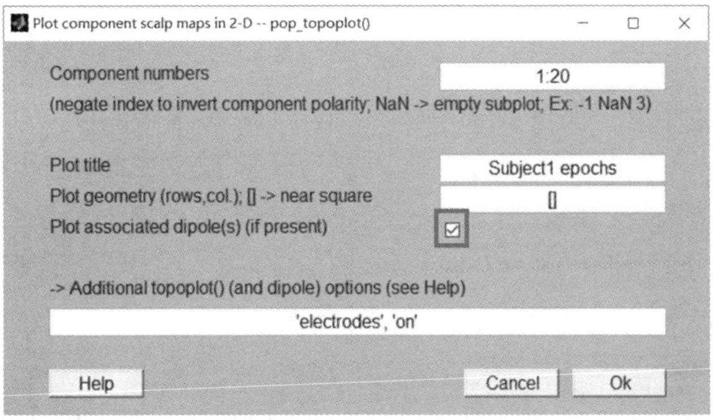

图 4-21　参数设定

在对脑电信号进行分析和可视化的过程中，需要遵循一定的数据分析和处理原则，以确保分析结果的准确性和可靠性。

在对脑电信号进行分析和可视化操作后，点击"Ok"按钮，软件将生成最终的结果图，如图 4-22 所示。这张图展示了脑电信号在时域和频域上的变化情况，包括原始信号、功率谱密度、事件相关电位等。

对于这些变量，可以通过图示中的颜色、形状或大小等参数来进行识别和分析。通过对结果图的分析，可以更加直观地了解脑电信号的时空特性和神经网络的功能，并从中提取有用的信息以支持研究和临床实践。

需要注意的是，不同软件的结果图可能会有所差异，也可能会提供不同的变量和参数。因此，在使用软件进行操作时，建议仔细阅读软件的帮助文档和手册，以获得更准确、全面的数据分析和可视化工具，并在分析过程中遵循数据处理和分析的基本原则。

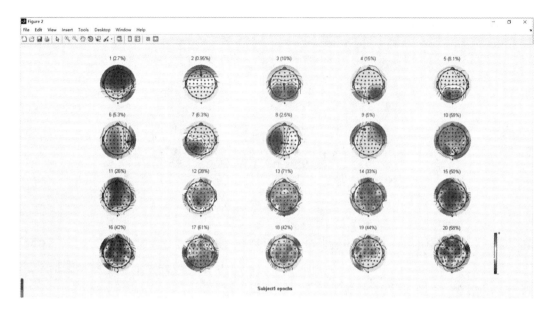

图 4-22　成分地图

另外，也可以通过界面（见图 4-23）中的设置按钮，将"electrodes"设置为"off"，从而在结果图中去除电极的显示。这将有助于更聚焦地观察脑电信号的变化情况，特别是在频域上的变化特征。这一设置的操作方法可能因软件而异，需要仔细查看软件的帮助文档和手册。

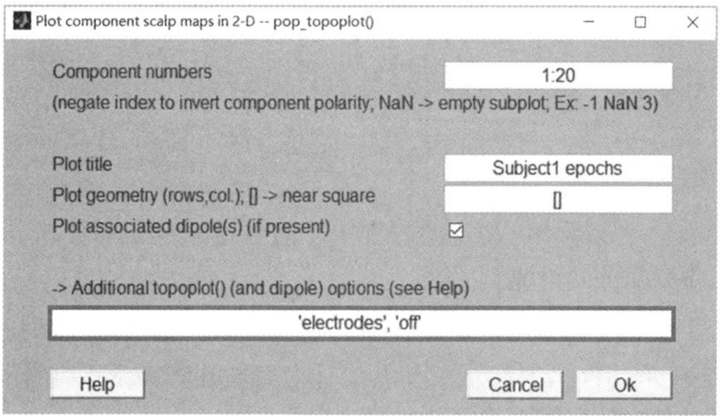

图 4-23　"electrodes"设置为"off"

值得注意的是，尽管在结果图中去除了电极的显示，但实际上脑电信号的分析和可视化仍然是基于电极在头皮上的位置和连接的。因此，分析和解释结果时，仍然需要考虑电极的布置、连接和采集信号的灵敏度等因素的影响。

当完成脑电信号的采集和处理后，可以通过软件界面上的"Ok"按钮来生成最终的结果。根据不同软件的操作流程，可能会在屏幕上出现类似于图 4-24 的结果图。这个结果图展示了脑电信号在频域上的功率谱密度分布。在结果图中，可以通过颜色或者线条的变化，观察到脑电信号的频率特征和变化趋势。

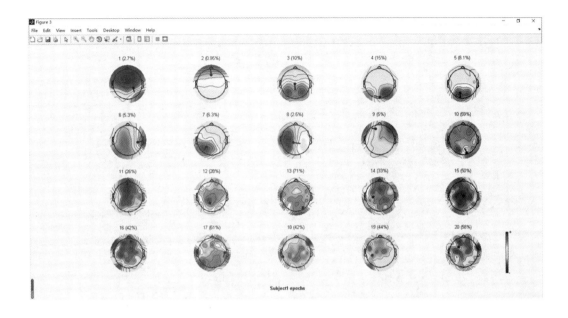

图 4-24　"electrodes"设置为"off"的成分地图

需要注意的是，由于不同的软件可能有不同的分析方法和算法，导致脑电信号分析的结果有所区别。因此在进行数据分析和结果解读时，需要认真阅读软件的帮助文档和手册，了解其分析方法和算法原理，并根据实际需求进行数据处理和分析。此外，还需要关注信号采集的质量、预处理的准确性等因素，以保证分析结果的可信度和准确性。

4.1.4　电极位置文件

在分析脑电信号时，经常需要考虑电极在头皮上的位置和布置。电极位置信息的准确性和完整性对脑电信号的分析和解释至关重要。在某些情况下，可能需要根据实验或者数据的需要自己制作电极位置信息。下面介绍在 Matlab 中制作电极位置信息的方法。

第一步打开 Matlab 程序并创建一个新文件。在文件中输入以下代码：

```
clear, close all, clc;
chanloc = pop_chanedit('');
[fileName, filePath] = uiputfile('* . mat');
save([filePath fileName],'chanloc');
```

运行代码后，会弹出如图 4-25 所示的对话框。在对话框中，可以进行电极位置的编辑和维护。可以通过鼠标拖动电极，调整其在头皮上的位置。修改完成后，需要保存修改后的电极位置信息。在弹出的对话框中选择合适的文件名和保存位置，保存文件即可。之后，这个电极位置文件就可以被导入到 Matlab 等其他脑电信号处理软件中，用于后续的数据分析和处理。需要注意的是，电极位置信息的准确性对于脑电信号的分析非常重要，在进行实验和数据采集的过程中需要保证电极的稳定性和准确性。

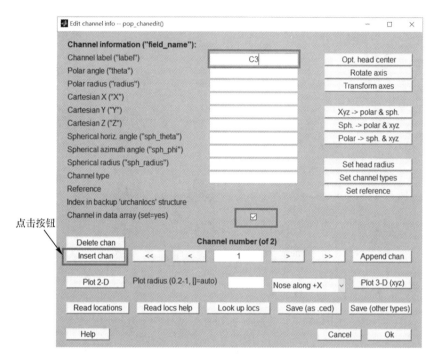

图 4-25　自定义电极位置

第二步是开始创建电极。在上一步创建好的文件中，点击"Insert chan"按钮，即可添加新的电极。假设需要创建第二个电极，可以点击这个按钮。

第三步是勾选通道的"Channel in data array"后面的框。这一步非常重要，因为这意味着该电极将被包含在后续的数据处理中。如果不勾选这个框，这个电极的数据会被忽略。

第四步是在"Channel lablel"中输入该电极的通道名称。通常使用国际电路符号命名法，例如，Fz、Cz、O1等。为了保证后续的数据处理和分析的准确性，通道名称需要严格按照国际标准来命名。完成以上步骤后，即创建了两个电极的位置信息，并可以添加更多的电极。

4.2　ERPLAB 时域分析

时域分析是指根据时间变化的信号特征来分析信号的方法。在脑电波分析中，通过观察脑电波信号随时间的变化，可以获取有关人类大脑的重要信息。时域信号是以时间为横轴、信号值为纵轴来展示信号的一种方式。

对脑电信号进行时域分析，可以推导出脑电波幅值变化的特征。幅值是通过测量电极位置和电极间的电势差得出的脑电信号的强度。脑电信号的幅值变化可以用于建立地形图或显示潜伏期。地形图是一种可视化展示脑电波在头皮表面分布的图形，通常用于研究脑电波在不同区域的分布情况。潜伏期是指从刺激开始到脑电波发生反应所需的时间，这可以用于研究脑电波对刺激的反应特征，例如，评估人类的认知能力。

因此，脑电的时域分析是对脑电波信号随时间演化的研究，通过脑电波在时间轴上的幅值变化来研究脑功能的特征。可以根据时域信号生成可视化的地形图和潜伏期数据，这些数据可以进一步用于研究人类大脑的认知、情绪等方面的特征和机制。

4.2.1　添加软件包

在使用 EEGLAB 进行数据分析之前，需要首先将软件包以及需要使用的插件安装到计算机上。使用 EEGLAB 分析脑电信号时，常常使用与 EEGLAB 一起提供的 ERPLAB 插件，该插件可以方便地进行脑电事件相关电位（ERP）分析。

首先需要将 EEGLAB 软件包下载到本地，并解压缩。接下来下载相应版本的 ERPLAB 插件。将下载的 ERPLAB 插件解压缩，找到其中的"erplab"文件夹。将该文件夹复制到 EEGLAB 软件包所在目录下的"plugins"文件夹内，如图 4-26 所示。这样，EEGLAB 软件包就能够加载 ERPLAB 插件，从而使用 ERP 分析相关功能了。

需要注意的是，不同版本的 EEGLAB 可能对应不同版本的 ERPLAB 插件。因此，在下载 ERPLAB 插件时应该注意选择和本地 EEGLAB 版本相对应的 ERPLAB 版本。

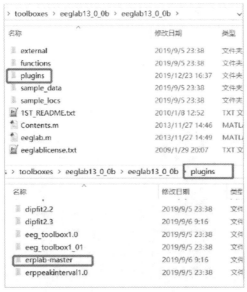

图 4-26　安装 EEGLAB

4.2.2　调整内存

为了更好地运行 EEGLAB，并确保其在分析脑电信号时能够顺畅运行，可能需要调整其内存设置。要进行这个设置，选择 EEGLAB 的"File"菜单，然后选择"Memory and other options"选项。在弹出的窗口中，应该避免勾选第一行的选项，如图 4-27 所示。这些选项控制着 EEGLAB 在相关方面使用的内存量，如数据集大小和矩阵大小等。如果调整不当，可能会导致 EEGLAB 在处理大量数据时变得缓慢甚至崩溃。因此，调整内存设置需要谨慎，并确保其不会影响 EEGLAB 的性能。

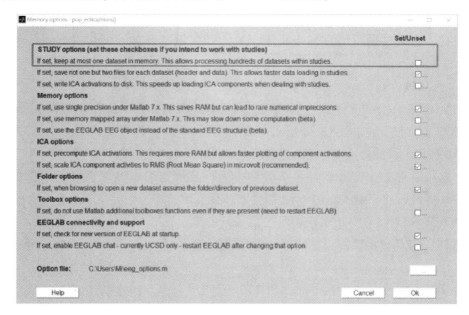

图 4-27　设置内存等

4.2.3　设置 ERPLAB 字体

如果想要改变 ERPLAB 软件界面的字体大小，可以选择 ERPLAB 的"Settings"菜单，然后选择"set font size for ERPLABs GUIs"选项，如图 4-28 所示。在弹出的窗口中，可以选择不同的字体大小以适应自己的需求。这将改变 ERPLAB 软件的菜单、按钮和文本等元素的大小，使其更易于阅读和使用。完成设置后，应点击"Ok"按钮保存更改。

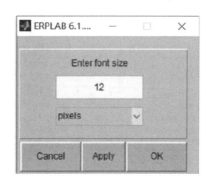

图 4-28　设置字体

4.2.4 测试数据

如图 4-29 所示，这是一个奇异刺激（oddball）范式的实验描述，参与者在实验中将交替接收字母（Letter）和数字（Digilt）刺激。在交替的刺激序列中，数字以高频率（标准刺激）出现，而字母则以低频率（偏差刺激）出现。数字呈现的 Marker 为 22，字母呈现的 Marker 为 12。正确响应的 Marker 为 9，错误响应的 Marker 为 8。为了实现数据的有效获取和分析，需要遵循科研规范和伦理道德标准，以合法的方式获取数据来源。

Event Code	Category	Probability	Correct Response
11	Letter	Frequent	Left Hand
21	Digit	Rare	Right Hand
112	Letter	Rare	Left Hand
122	Digit	Frequent	Right Hand
12	Letter	Rare	Right Hand
22	Digit	Frequent	Left Hand
111	Letter	Frequent	Right Hand
121	Digit	Rare	Left Hand

图 4-29 实验测试数据

4.2.5 ERPLAB 预处理

以上是关于如何基于 ERPLAB 进行 ERP 数据预处理的步骤说明。ERP 数据预处理是 ERP 研究中非常重要的一步，其目的是优化数据质量，提高信号质量和 ERP 分析结果的可靠性。具体步骤包括导入数据、定位电极、去除无用电极、滤波、降采样、创建 EVENTLIST、基于 BIN 进行分段、去除坏段并替换坏导联、去除伪迹成分、去除伪迹较大的分段、重参考、叠加平均以及测量 ERP 指标等。这些步骤的实施可以协助研究人员有效地处理 ERP 数据，并减少 ERP 分析结果的误差。

（1）创建 EVENTLIST

创建 EVENTLIST 是 ERP 分析过程的一个关键步骤（见图 4-30），它可以使用 ERPLAB 软件中的 CreateEEG EVENTLIST 功能来实现。具体步骤包括：在 ERPLAB 软件中选择 EventList 菜单，然后选择 CreateEEG EVENTLIST；在弹出的对话框中选择原始数据文件，点击"Ok"按钮；ERPLAB 将读取原始数据中的事件信息，并创建一个包含所有事件信息的文本文件；选择需要分析的事件类型，在弹出的 CreateEEG EVENTLIST 窗口中进行设置；点击"Advanced"选项，可以进行更高级的配置；创建完 EVENTLIST 后，可以将不同类型的事件分配到不同的 BIN 中，以便于后续的数据分析和处理；最后保存 EVENTLIST 文件，以备后续使用。这样一来，创建 EVENTLIST 可以提高 ERP 数据处理的效率和准确性，使 ERP 分析结果更加可靠。

如图 4-31 所示，弹出的窗口可对软件进行配置和设置，以便进行数据分析等工作。

在点击"CREATE"按钮之后，将会进入如图 4-32 所示的界面。在该界面上，可以进一步设置并确认所要创建的项目或对象的相关信息。

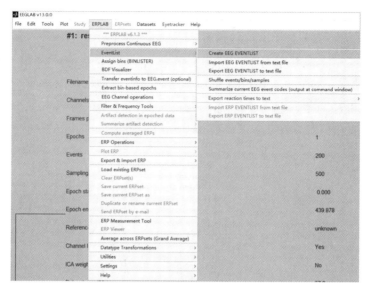

图 4-30　创建 EEG 事件列表

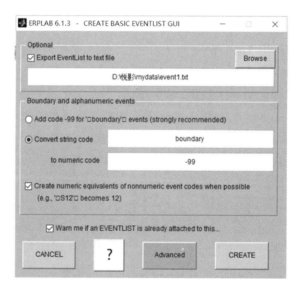

图 4-31　设置参数

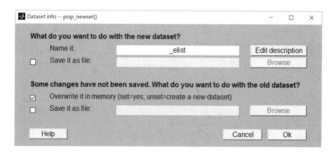

图 4-32　处理后数据集命名

点击“Ok”，到导出文件夹打开“enent1. txt”，如图 4-33 所示。

event1.txt - 记事本
文件(F) 编辑(E) 格式(O) 查看(V) 帮助(H)

# item #	bepoch	ecode	label	onset (sec)	diff (msec)	dura (msec)	b_flags (binary)	a_flags (binary)	enable	bin
1	0	11	""	131.0460	0.00	0.0	00000000	00000000	1	[ ]
2	0	200	""	131.5460	500.00	0.0	00000000	00000000	1	[ ]
3	0	10	""	134.1780	2631.99	0.0	00000000	00000000	1	[ ]
4	0	200	""	134.6780	500.00	0.0	00000000	00000000	1	[ ]
5	0	11	""	137.5930	2915.01	0.0	00000000	00000000	1	[ ]
6	0	200	""	138.0930	500.00	0.0	00000000	00000000	1	[ ]
7	0	11	""	140.0420	1949.01	0.0	00000000	00000000	1	[ ]
8	0	200	""	140.5420	500.00	0.0	00000000	00000000	1	[ ]
9	0	10	""	142.4250	1883.00	0.0	00000000	00000000	1	[ ]
10	0	200	""	142.9250	500.00	0.0	00000000	00000000	1	[ ]
11	0	11	""	145.6400	2715.00	0.0	00000000	00000000	1	[ ]
12	0	200	""	146.1400	500.00	0.0	00000000	00000000	1	[ ]
13	0	11	""	148.1060	1966.00	0.0	00000000	00000000	1	[ ]
14	0	200	""	148.6060	500.00	0.0	00000000	00000000	1	[ ]
15	0	11	""	150.6050	1998.99	0.0	00000000	00000000	1	[ ]
16	0	200	""	151.1050	500.00	0.0	00000000	00000000	1	[ ]
17	0	10	""	152.9050	1800.00	0.0	00000000	00000000	1	[ ]
18	0	200	""	153.4050	500.00	0.0	00000000	00000000	1	[ ]
19	0	10	""	155.7870	2382.00	0.0	00000000	00000000	1	[ ]
20	0	200	""	156.2870	500.00	0.0	00000000	00000000	1	[ ]
21	0	10	""	160.2520	3965.00	0.0	00000000	00000000	1	[ ]
22	0	200	""	160.7520	500.00	0.0	00000000	00000000	1	[ ]
23	0	11	""	163.0680	2315.99	0.0	00000000	00000000	1	[ ]
24	0	200	""	163.5680	500.00	0.0	00000000	00000000	1	[ ]
25	0	11	""	166.0000	2432.01	0.0	00000000	00000000	1	[ ]
26	0	200	""	166.5000	500.00	0.0	00000000	00000000	1	[ ]
27	0	10	""	168.9660	2466.00	0.0	00000000	00000000	1	[ ]
28	0	200	""	169.4660	500.00	0.0	00000000	00000000	1	[ ]
29	0	11	""	172.6980	3231.99	0.0	00000000	00000000	1	[ ]

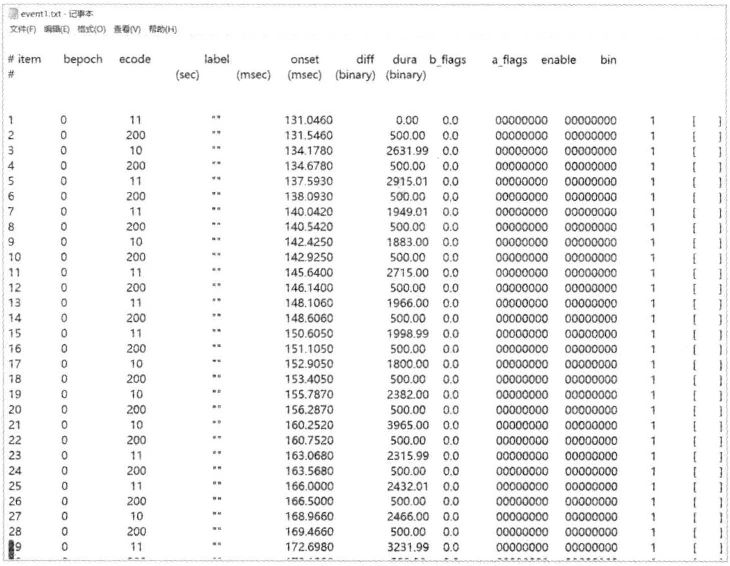

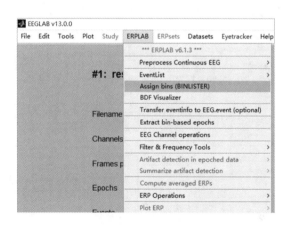

图 4-33　EVENTlist 文本文件

（2）Assign bins（BINLIST）

使用 ERPLAB 中的“Assign bins（BINLIST）”功能（见图 4-34），对数据进行分组处理和筛选。该功能将数据分配到不同的二进制组（BIN）中，以便进行更精确和细致的分析和处理。可以指定不同的分组标准和参数，以满足其特定的实验需求。

图 4-34　分配箱子

在单击“Ok”按钮后，会弹出下面的界面，如图 4-35 所示。

在方框内输入已经编写好的 BIN 分配文件，然后单击“RUN”按钮。此时，会弹出数据集命名窗口，如图 4-36 所示。在该窗口中，可以指定一个新的数据集名称，并

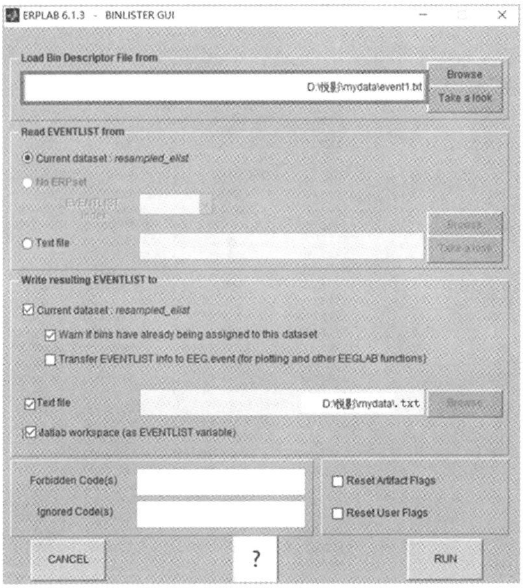

图 4-35　参数设定

选择数据的保存位置和格式。这样，就可以对新的数据集进行进一步处理和分析，以满足其特定的需求。值得注意的是，对于不同的数据集命名规范和格式要求，可能需要采取不同的命名方式和保存方式。在方框处输入已经写好的 BIN 分配文件，如图 4-37 所示。

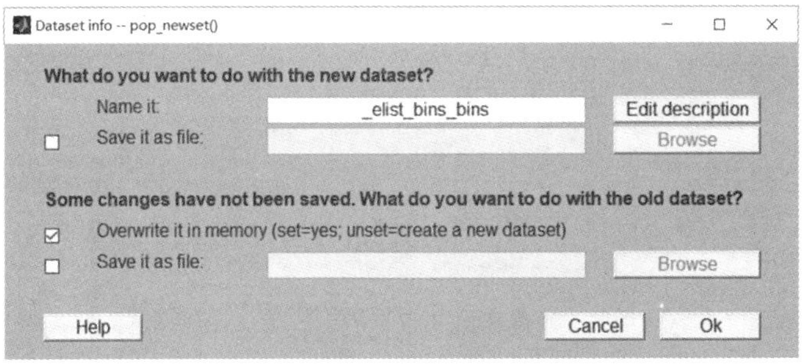

图 4-36　数据集命名

单击"确定"（或"Ok"）按钮，以确认所做出的操作和选择。这将使软件按照所指定的参数和选项，对数据进行进一步的处理和分析。

（3）查看事件列表

依次单击"Tools"菜单，然后选择"Extract Epochs"命令，如图 4-38 所示。该命令可以使软件根据给定的时间窗口或时间标记，提取数据中特定的时段或事件，以便进行更加精细和详尽的分析和处理。需要注意的是，在执行该命令之前，应仔细审核和确认数据的标记和标识，以确保所提取的数据是有效而可靠的。

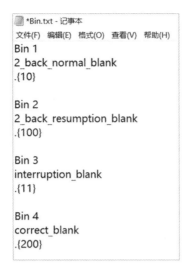

图 4-37　编辑 BIN 文本

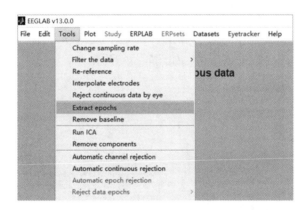

图 4-38　分段

弹出窗口，如图 4-39 所示。

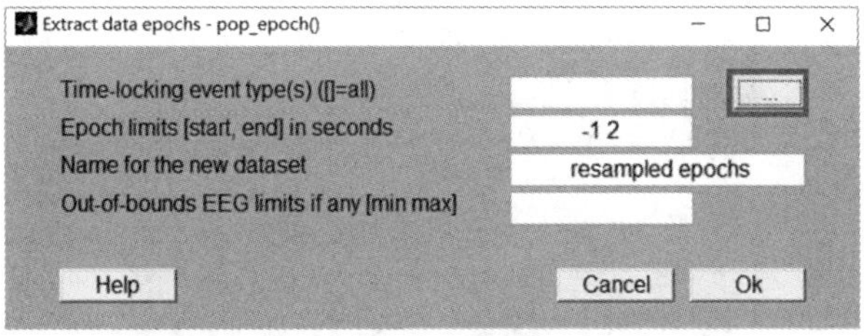

图 4-39　对分段数据命名

在上面的"pop_epoch. m"窗口中，单击深色框的右上按钮，该窗口将调用一个浏览器框，其中列出了可用的事件类型，如图 4-40 所示。

（4）分段

请单击"ERPLAB"菜单，然后选择"Extract bin_based epochs"（基于 Bin 的时段提取）命令，如图 4-41 所示，以将所有通道的数据基于 Bin 进行分段。该命令可以帮助用户将原始数据按照给定的 Bin 标记，分成多个时段，并进行必要的处理和分析。在执行该命令之前，需要确保已经正确地定义和标记了所需的 Bin，并在数据中应用了相应的 Bin 信息。同时，需要根据实际需求，指定所需的时间窗口大小和时间范围，以保证数据的准确性和完整性。

如图 4-42 所示，该窗口可以允许用户设置时间段和需要进行的基线校正方式。在该窗口中，用户可以指定所需的时间窗口大小和时间范围，以及需要进行基线校正的区域和大小。可以选择不同的基线校正方法，如平均、中位数和 Z 得分等，以适应不同的数据和分析需求。此外，用户还可以指定是否需要去除 epoched 数据中的坏道（或 Artifacts），以保证后续分析和处理的可靠性和准确性。完成设置后，点击"确定"按钮以保存设置并关闭窗口。分段后数据集命名，如图 4-43 所示。

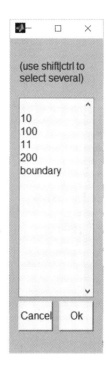

图 4-40　事件列表

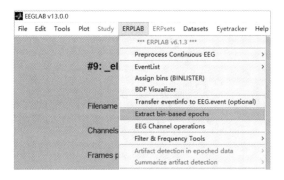

图 4-41　ERPLAB 分段

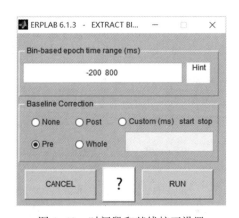

图 4-42　时间段和基线校正设置

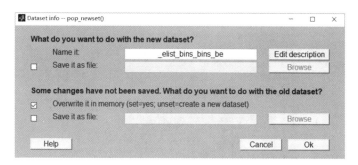

图 4-43　分段后数据集命名

（5）平均

请单击"ERPLAB"菜单，选择"计算平均 ERP"（或"Compute averaged ERPs"），如图 4-44 所示。

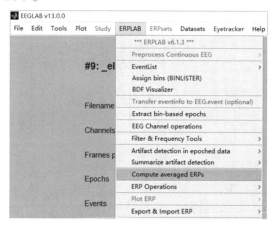

图 4-44　求 ERP（对分段求平均）

该命令可以帮助用户将一个 Dataset 中各个 Bin 的所有分段的波幅进行叠加平均，并将结果存储在一个 ERPset 文件中。在执行该命令之前，需要确认已经正确地创建并定义了 Bin、Epochs 和 Baseline 校正等设置，并完成了数据去坏道、滤波、拆分等预处理步骤。在弹出的"Compute averaged ERPs"窗口中，需要选择所需的 Bin、Time Range 和 Channels，以及指定 ERPset 的保存路径和文件名。完成设置后，点击"Ok"按钮开启计算平均 ERP 的过程。该过程执行完成后，用户可以在 ERP 浏览器中查看并进一步分析 ERPset 数据。该操作会弹出一个窗口，该窗口根据所选数据集显示不同的功能选项。用户可以在该窗口中进行各种操作，如 ERP 图形显示、时间窗口提取、时间—电极图谱（Time-Frequency Map）计算、ERP 成分分析、ERP 变量提取等。用户需要根据自己的需要选择适当的功能选项，进行相应的设置并执行操作。完成操作后，用户可以在弹出窗口中查看结果，并将其保存到相关文件中。在 ERP 实验中，许多操作都可以通过该窗口快速执行，帮助用户对 ERP 数据进行分析和处理，提高数据处理效率和准确性。例如，对数据集"9"求平均，如图 4-45 所示。

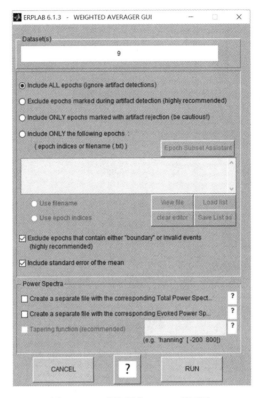

图 4-45　对数据集"9"求平均

　　请单击"RUN"按钮执行相关操作。在执行过程中，会弹出一个数据集命名窗口，如图 4-46 所示。用户需要在该窗口中输入所需的数据集名称，并选择数据保存的路径和格式等设置。完成设置后，用户可以点击"Save"按钮，将结果保存到所选的数据

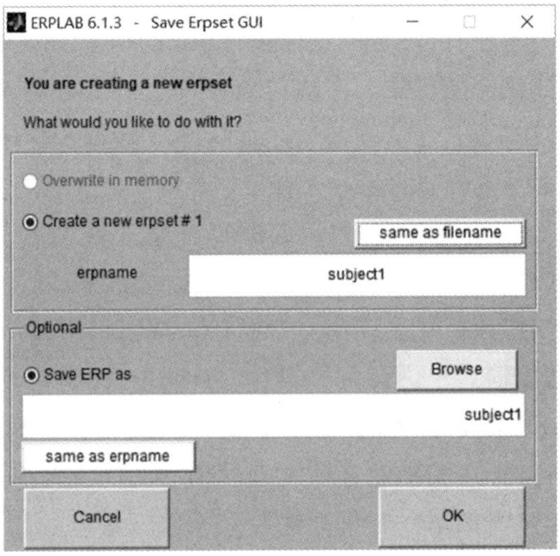

图 4-46　数据集命名

集中, 并在 ERP 浏览器中查看和进一步分析结果。该命令可用于将 ERP 数据集导出为各种格式的数据文件, 如 MATLAB 格式、ASCII 格式等。用户还可以使用该命令导出 ERP 成分分析结果、电位差分结果、ROI 统计结果、Topographic Map 结果等。使用该命令时需要根据所选的功能进行相应的设置, 并遵循命名规则和数据保存要求。

请单击"Ok"按钮以继续执行相关操作。该按钮通常用于确认或确认所做的更改或设置, 或者作为操作的提交或继续按钮。在点击"Ok"按钮后, 系统会根据用户先前的设置或选择继续执行任务或操作。请注意, 在某些情况下, 如果用户未正确设置或选择其中的一个选项, 点击"Ok"按钮可能会导致未预期的结果或错误, 并且操作过程无法撤销。因此, 在使用该按钮之前, 请仔细检查所选的选项和设置是否正确, 并根据需要进行修改。

（6）查看波形

要查看 ERP 波形, 请进入 ERPLAB 软件, 并选择"Plot ERP"菜单, 然后选择"Plot ERP waveforms"功能, 如图 4-47 所示。该功能可以用于在 ERP 时间窗内绘制不同电极、不同参与者和/或不同条件下的 ERP 波形, 以便用户可以直观地比较 ERP 波形的形状、振幅和时间特征等。在使用该功能之前, 用户需要正确加载相关的 ERP 数据文件, 并根据需要对数据进行预处理和分析。在绘制 ERP 波形时, 用户可以根据需要自定义绘图参数, 如通道选择、绘图颜色、图例标签等。绘图完成后, 用户可以保存图形并将其导出为各种文件格式, 以供进一步分析和报告。

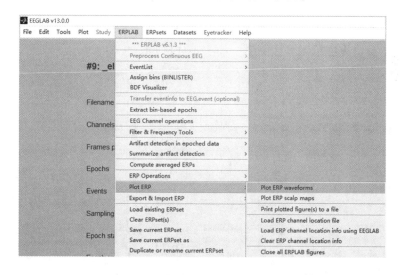

图 4-47　查看 ERP 波形

如图 4-48 所示, 在弹出窗口中, 用户可以通过单选按钮、多选框、文本框、滑动条等控件与系统进行交互, 并根据需要调整参数或设置选项。对于某些要求较高的操作, 弹出窗口还可以包含帮助信息、建议或警告, 以便用户正确执行操作并避免错误。在使用弹出窗口之前, 用户应仔细阅读提示信息和相关文档, 了解每个选项或参数的含义和作用，并根据需要进行选择或设置。如果用户对任何提示或选项有疑问，请务必与相关专业人士咨询和沟通，以确保正确执行操作。

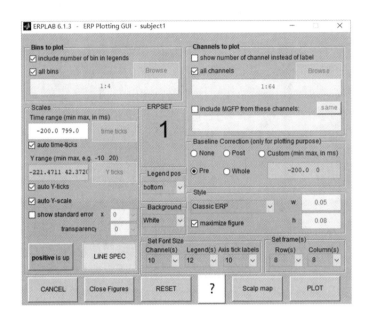

图 4-48　图形参数设定

"PLOT"按钮，用于生成图表或图形以展示数据结果。当点击该按钮时，软件应用程序会弹出窗口来展示图表或图形，如图 4-49 所示。

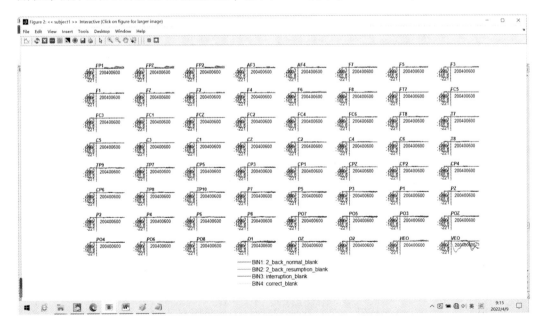

图 4-49　数据集"1"ERP 波形

当双击其中一个选项时，会展示特定的单一通道 ERP 波形，如图 4-50 所示。

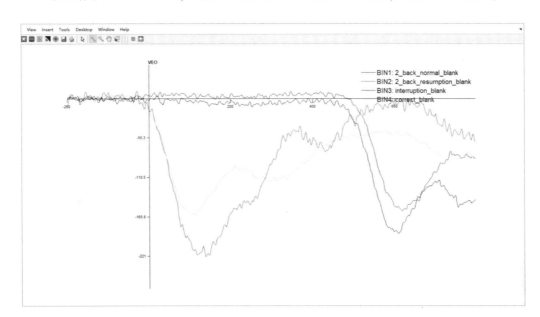

图 4-50　某一通道 ERP 波形

ERPLAB 包括绘制地形图的功能，以帮助用户更好地理解脑电图形（ERP）和脑电信号源在大脑皮层中的空间分布。在使用该功能之前，用户需要首先选择其中的"Plot ERP"选项，然后再选择"Plot ERP scalp maps"选项，以展示 ERP 在头皮表面的分布情况，如图 4-51 所示。

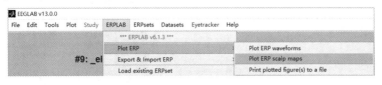

图 4-51　绘制 ERP 地形图

弹出地形图绘制参数设定窗口，如图 4-52 所示。

点击"PLOT"，Bin"1"的地形图如图 4-53 所示。

4.2.6　ERP 指标

ERP 指标用来描述和分析事件相关电位（ERP）数据的数量特征。这些指标可以反映 ERP 波形在时间、空间、频率和幅度等方面的特征，帮助我们揭示脑功能和行为的规律和特点。常见的 ERP 指标有平均振幅、峰值潜伏期、幅值差异和空间拓扑等，其中平均振幅以及峰值潜伏期反映信息神经处理的总体活动强度、速度和时序，幅值差异则用来比较不同条件下脑电活动的特征和差异，空间拓扑则可以反映不同脑区、大脑半球或神经过程之间的关系和差异。在使用 ERPLAB 软件时，需要注意选择正

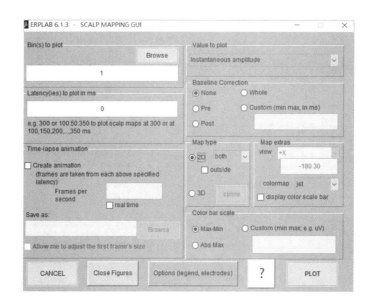

图 4-52　地形图绘制参数设定

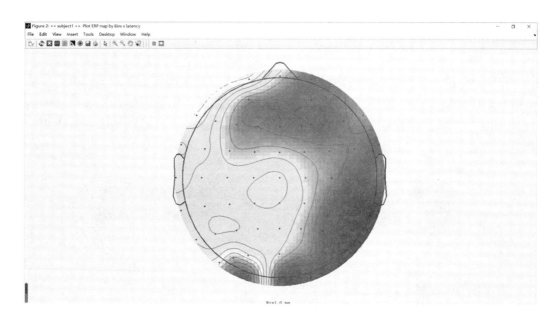

图 4-53　Bin "1" 的地形图

确的电极、时间窗口、条件和参数，以确保数据的准确性和可靠性，并可以使用 ERP Measurement Tool 来测量和计算各种 ERP 指标，并对计算结果进行可视化和导出。

（1）测量 ERP 的波幅

测量 ERP 的波幅主要有平均波幅测量和峰波幅测量两种方式，它们的主要区别在

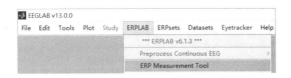

图 4-54　ERP 测量工具

于测量的时间段和方法不同。

　　平均波幅测量是指取一段既定的时间窗口内的 ERP 波形，对其波幅进行求平均值。这种测量方法主要适用于 ERP 波形比较平稳、没有太大的波动和峰值的情况。平均波幅测量常常用于检测 ERP 波形在一定时间段内的整体活动水平。

　　峰波幅测量是指取一段时间内 ERP 波形的峰值点，即波峰或波谷处的波幅，同时记录其峰值出现的时间，即潜伏期。这种测量方法主要适用于 ERP 波形比较明显、具有明显的峰值反应的情况。峰波幅测量可以反映一定时间段内 ERP 波形的快速响应情况。

　　在 ERPLAB 软件中，可以使用 ERP Measurement Tool 中的 Peak－to－Peak Amplitude 和 Mean Amplitude 按钮来进行平均波幅和峰波幅的测量。通过选择合适的电极、时间窗口和参数，可以对所选的 ERP 波形进行测量和分析。弹出窗口，如图 4-55 所示。

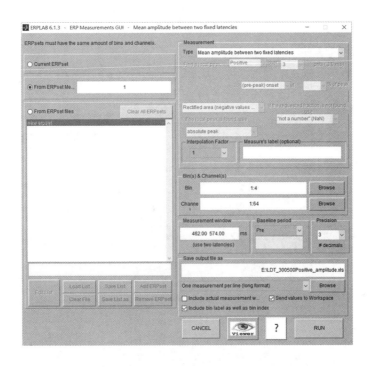

图 4-55　测量参数设置

点击"RUN"，弹出如图 4-56 所示窗口。

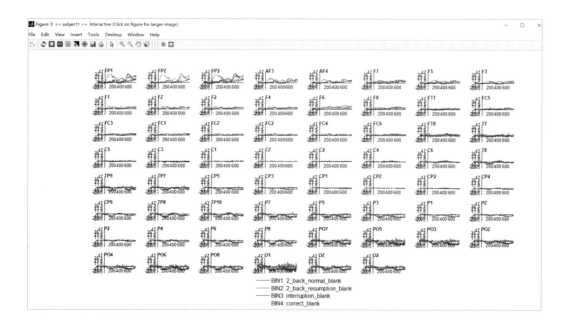

图 4-56 数据集"1"两个固定潜伏期之间的平均振幅

双击任意一个图形，得到如图 4-57 所示的单一通道的数据集"1"两个固定潜伏期之间的平均振幅。

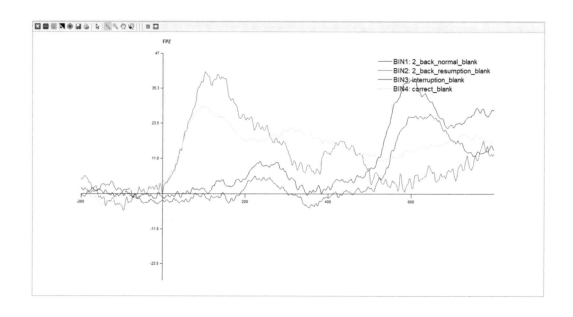

图 4-57 某一通道数据集"1"两个固定潜伏期之间的平均振幅

（2）组平均

组平均是 ERP 数据中常用的一种数据分析方法。组平均可以将同类事件的 ERP 数据合并，形成一组数据，以更好地展现事件相关的脑电生理特征。

ERPLAB 是一个基于 MATLAB 的 ERP 数据分析工具箱，其中的 Average across ERPsets（Grand Average）功能可以实现 ERP 数据的组平均操作，如图 4-58 所示。在这个过程中，ERPLAB 会将同一事件类型但来自不同实验参与者的 ERP 数据首先进行均相位对齐，然后再求平均值。通常，数据中的电极数和时间点数需要保持一致才能进行组平均。通过组平均，我们可以更清晰地了解各个事件的 ERP 特点，为实验结果提供更有说服力的证据。

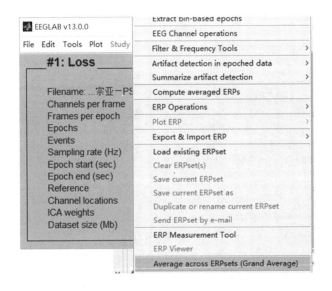

图 4-58　组平均计算

需要注意的是，组平均过程中（见图 4-59），需要尽可能减少各个受试者之间的差异性，以减少误差。因此，在进行组平均之前，应该先对各个受试者的数据进行预处理，包括去噪、去眼电等操作。此外，在组平均的过程中，还应该注意各个事件之间的偏差，确保数据的准确性和可靠性。

计算一组被试的平均 ERP 波形。点击"RUN"。

（3）bin 运算

在 ERP 数据分析中，bin 运算是一种将 ERP 波形分组计算的方法，可以用于比较不同条件下的 ERP 特征差异。bin 是一组按照特定标准分配的相关事件，可以是任务类型、刺激类型、时间段等。使用 bin 运算方法，可以将相同条件下的 ERP 波形求平均，结果是一个平均波形，用于比较不同条件下的 ERP 特征差异。

ERPLAB ERP bin Operations 是一种基于 MATLAB 的 ERP 数据分析工具，可以帮助研究人员对 ERP 数据进行 bin 分析。在使用 ERPLAB 进行 bin 分析时，需要首先选择要

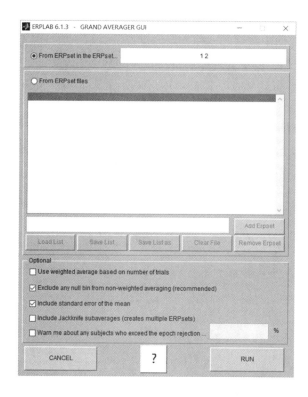

图 4-59　计算数据集"1"和"2"的平均

分组的相关事件，将这些事件分配到相应的 bin 组中，然后将同一 bin 组内的 ERP 波形进行平均，得到该 bin 组的平均波形。可以根据需要选择不同的 bin 标准进行分组，比如按照任务类型、刺激类型、时间段等，如图 4-60 所示。

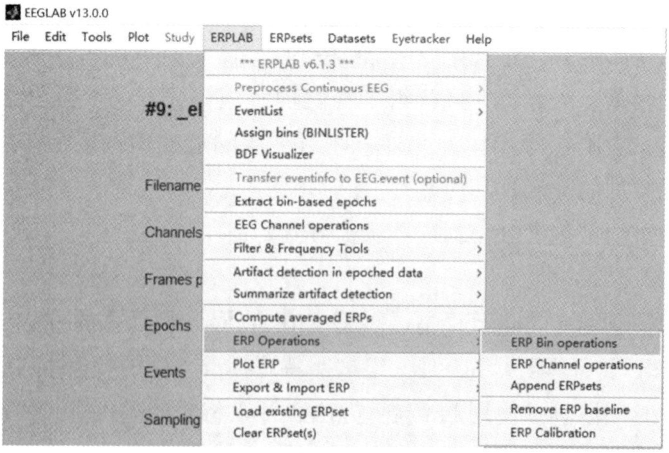

图 4-60　bin 运算

bin 运算可以用于比较不同条件下的 ERP 波形特征差异，因此是 ERP 数据分析中常用的方法之一。通过比较不同条件下的 ERP 波形，可以深入了解脑电生理响应机制，进一步探索脑电信号与认知、感知等脑功能的关系。

弹出 bin 运算参数设定窗口，如图 4-61 所示。

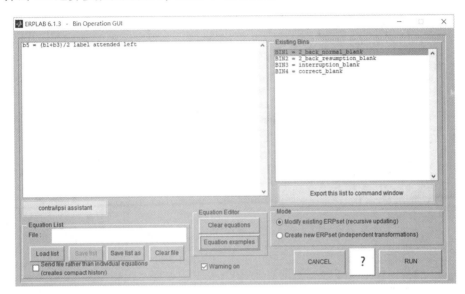

图 4-61　bin 运算参数设定

（4）Channel 运算

在 ERP 数据分析中，Channel 运算是一种对通道数据进行操作的方法，通常用于比较不同脑区的 ERP 波形差异。通过 Channel 运算，可以将同一事件下不同通道的 ERP 波形进行平均，得到一个相应事件下的平均波形。Channel 运算通常用于比较不同脑区的 ERP 波形，可以在深入探究脑电生理响应机制的同时，进一步研究不同脑区的功能特点和联动机制。

ERPLAB ERP Channel Operations 是一种基于 MATLAB 的 ERP 数据分析工具，可以帮助研究人员对 ERP 数据进行 Channel 分析。在使用 ERPLAB 进行 Channel 分析时，需要首先选择通道数据进行操作，根据需要进行加权平均或不加权平均等计算方式，获得合成通道 ERP 波形。通过比较不同通道的 ERP 波形差异，可以更加深入地研究脑电生理响应机制，同时也为理解脑区间的功能特征和联动机制提供了新的思路，如图 4-62 所示。

Channel 运算是 ERP 数据分析中常用的方法之一，通过对通道数据进行操作，可以进一步深入研究脑电生理响应机制和不同脑区的功能特征。因此，Channel 运算在 ERP 数据分析中具有很高的实用价值和研究前景。

弹出通道运算的参数设定窗口，如图 4-63 所示。

点击 "RUN"，弹出新窗口，如图 4-64 所示。点击 "Ok" 即可得到差异指标。

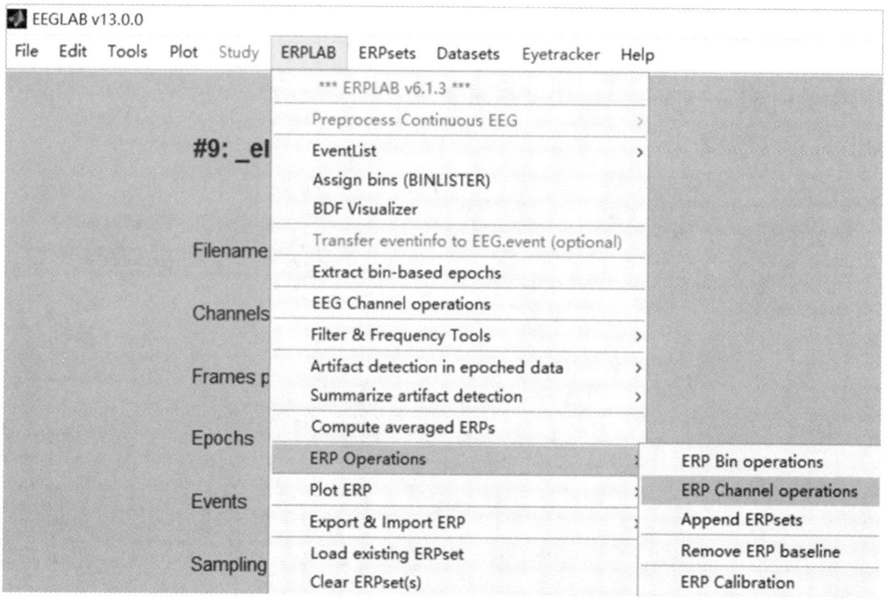

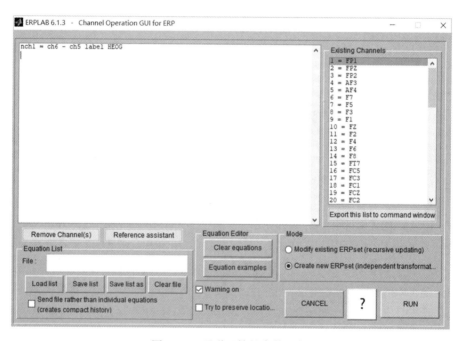

图 4-62　通道运算

图 4-63　通道运算的参数设定

4.2.7　SPSS 统计

SPSS 统计是一种常用的统计分析软件，广泛应用于脑电信号处理。脑电信号是一种实时反映大脑电活动的信号，可以通过 EEG 仪器进行采集和记录。脑电信号处理通常包括对信号进行预处理、分析和解释。

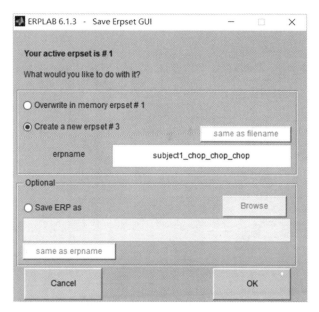

图 4-64　生成数据集存储

在预处理方面，SPSS 统计可以用于数据清洗、校准和标准化等操作，以确保数据的准确性和一致性。在分析方面，SPSS 统计可以用于统计学和多变量分析，例如，用于计算与情感体验相关的指标，或者用于研究不同任务/刺激条件下脑电信号的变化。在解释方面，SPSS 统计可以用于生成详细的图形和报告，以帮助研究人员更好地解读脑电信号数据。

值得注意的是，SPSS 统计虽然在脑电信号处理过程中具有广泛的应用，但是它仅仅是一个统计分析工具，并不能取代实际的实验设计和实验操作。因此，在应用 SPSS 统计软件进行脑电信号处理时，研究人员需要设计科学合理的实验方案，并确保脑电信号数据的质量和准确性，以便能够得出可靠而有意义的研究结果。

（1）假设检验

假设检验是统计学中常用的一种方法，用于验证科学研究中的假设是否成立。在假设检验的过程中，研究人员需要首先提出原假设，即待验证的假设。

接着，研究人员需要构建统计量，并根据实验数据来计算统计量的 p 值。在这个过程中，设定显著性水平是非常重要的。显著性水平通常指统计判断中犯错误的概率，它将直接影响最终的结论。因此，研究人员需要认真考虑显著性水平的设定，以决定是否拒绝原假设。

参数检验是假设检验的一种常见类型，它可以用于单样本 T 检验、双样本 T 检验、配对 T 检验、单因素方差分析、重复测量方差分析、混合方差分析和相关分析等领域。在进行参数检验时，研究人员需要注意检验方法的适用范围和前提条件，以避免统计结果的误解和错误解读。此外，在进行参数检验之前，研究人员还应该对数据进行预处理和清洗，以确保数据的准确性和一致性。最后，选择合理的样本设计和统计方法也是获取可靠和有意义的研究结果的关键因素。

（2）双样本 T 检验

双样本 T 检验是一种常用的统计学方法，可以用来比较两个独立分组的数据之间的差异。它通常用于对两组数据的均值或平均数之间的差异进行检验。

要进行双样本 T 检验，可以使用一些统计软件，比如 SPSS。在 SPSS 中，进行双样本 T 检验可以通过"分析"→"比较平均值"→"独立样本 T 检验"这些步骤来完成。相关的界面如图 4-65 所示。

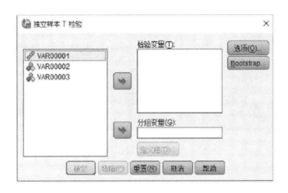

图 4-65　双样本 T 检验

除了使用 SPSS，还可以使用 MATLAB 命令 ttest2 来进行双样本 T 检验。在使用 ttest2 命令时，需要输入两组独立分组的数据，最后得到的输出结果中包括 t 值、p 值以及置信区间等重要指标，用于判断两组数据之间的差异是否具有统计学意义。

（3）单因素方差分析

单因素方差分析是一种常用的统计学方法，用于比较多个独立分组之间的数据差异。它通常用于分析一个自变量对因变量的影响是否具有统计学意义。

进行单因素方差分析可以使用一些统计软件，比如 SPSS。在 SPSS 中，进行单因素方差分析可以通过"分析"→"比较平均值"→"单因素 ANOVA"步骤来完成。相关的界面如图 4-66 所示。

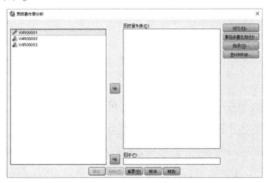

图 4-66　单因素方差分析

除了 SPSS，还可以使用 MATLAB 命令 anova1 来进行单因素方差分析。在使用该命令时，需要输入多组独立分组的数据，最后得到的输出结果中包括 F 值、p 值，以及各个分组之间的平均数等指标，用于判断不同组别之间的差异是否具有统计学意义。

（4）相关分析

相关分析是一种常用的统计学方法，用于计算两个变量之间的相关性。例如，可以使用相关分析来研究某个 ERP 幅值与某项行为量表之间的相关性。

进行相关分析可以使用一些统计软件，比如 SPSS。在 SPSS 中，进行相关分析可以通过"相关"→"双变量"步骤来完成。相关分析的界面如图 4-67 所示。

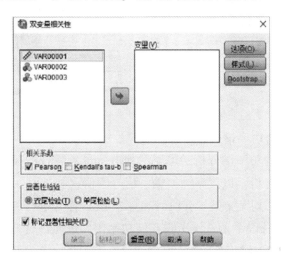

图 4-67 相关分析界面示意

除了使用 SPSS，还可以使用 MATLAB 命令 corr 来进行相关分析。在使用该命令时，需要输入两个变量对应的数据，最后得到的输出结果中包括相关系数、p 值等指标，用于判断两个变量之间的相关性是否具有统计学意义。

（5）其他

沿着时间点进行统计是一种针对时间序列数据的统计方法，它不仅关注峰值点，还对每个时间点的幅值数据进行统计分析。如果需要对每个时间点的幅值进行统计分析，可以通过编写代码来实现。

针对时间序列数据，代码可以实现对每个时间点的幅值数据进行统计分析，以获取更全面的数据特征。例如，可以编写循环来遍历每个时间点，并在每个时间点获取相应的幅值数据。接着，可以计算出平均值、标准差、方差等统计指标，用于描述该时间点的数据特征。

需要注意的是，在编写代码时需要考虑到数据的特点和处理方法，确保数据的可靠性和准确性。同时，为了方便数据的可视化呈现，可以使用相关的软件工具进行图表的生成和分析。

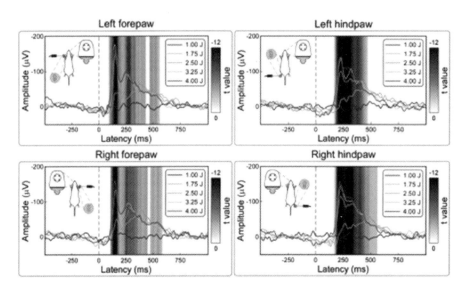

图 4-68　逐点统计幅值进行统计比较

4.2.8　静息态脑电的功率谱分析

通过静息态脑电的功率谱分析，可以对脑电信号各频段的频谱能量进行分析。这种分析方法称为频域分析，以频率为横轴、信号幅值（相位）为纵轴记录信号，是看待信号的另一种方式。对某个被试分段后静息态 EEG 信号进行傅里叶变换，可以得到一个"电极×频率点×分段"的三维矩阵存储功率值，进而进行分段间的平均，得到一个"电极×频率点"的二维矩阵。通过定义 δ，θ，α，β，γ 5 个频段，可以将相应频段范围内所有频率点的功率值平均，得到该频段的功率值。每个频段的功率均是一个"电极×1"的向量。傅里叶变换计算机化的高效算法是快速傅里叶变换（FFT），是对某个时域信号 $X(t)$ 进行傅里叶变换的一种方法。在每个频率点 f 会得到一个复数：$a(f) + b(f) Xi$，进而我们可以得到每个频率点的波幅值：$\mathrm{sqrt}(a(f)^2 + b(f)^2)$ 和相位值：$\arctan(b(f)/a(f))$。确定有哪些频率点的下限为 0 Hz，上限为取样率的 1/2，步长取决于数据的长度。

4.2.9　任务态脑电的时频分析

任务态脑电的时频分析是一种用于探究脑电信号时空特性的方法。传统的傅里叶变换存在平稳信号的限制和无法处理时间—频率特性的问题，因此时频分析成为解决这些问题的方案之一，其中包括短时傅里叶变换和小波变换。对于某个时域信号 $X(t)$，进行时频分析可以得到每个时频点的波幅值和相位值，并最终呈现为一个时频矩阵。

对于任务态 EEG 信号的时频分析，需要先将被试分成不同的段。处理过的 EEG 信号以一个"电极×时间点×分段"的三维矩阵的形式呈现。进行时频分析后，可以得到一个"电极×频率点×时间点×分段"的四维矩阵。对于分段间的功率值进行平均，得到一个"电极×频率点×时间点"的三维矩阵，用于探究不同电极在不同时刻和不同频率下的功率变化。

时频矩阵的基线校正可以反映相对基线而言，脑电频谱的变化。基线校正的方法包括减法、除法和分贝法。其中分贝法是 EEGLAB 的默认方法。对于相对基线波幅降低的现象，称为 ERD；相对基线波幅增加的现象，称为 ERS；两者共同被称为事件相关频谱扰动（ERSP）。

4.2.10　静息态 EEG 信号功率的统计分析

对于静息态 EEG 信号功率的统计分析，如果采用最简单的单因素两水平的组内实验设计，N 个被试，每个 EEG 数据集在每个频段的功率均是一个"电极×1"的矢量，这样会得到一个"$N×2×$电极"的矩阵来存储功率。有两种统计检验方法可供选择，一种是选择某些感兴趣的电极，进行方差分析（实验条件×电极）；另一种是分别在每个电极上进行配对样本 T 检验，并进行多重比较校正，以得到条件间差异显著的电极。

对于任务态 EEG 信号 ERD/ERS CERSP 的统计分析，同样假设最简单的情况是单因素两水平的组内实验设计，N 个被试，每个 EEG 数据集得到一个"电极×频率点×时间点"的三维矩阵，来存储 ERSP。这样可以得到一个"$N×2×$电极×频率点×时间点"的矩阵来存储 ERSP。采用了两种统计检验方法，一种是在某个或某些感兴趣的电极上，分别对每个时频点进行配对样本 T 检验，并进行多重比较校正，以得到条件之间差异显著的时频区域；另一种是通过对每个电极的 ERSP 时频图进行观察，确定某个感兴趣的时频区域，将该时频区域内所有的时频点平均，得到一个"$N×2×$电极"的矩阵，存储 ERSP，然后分别在每个电极上进行配对样本 T 检验，并进行多重比较校正，以得到条件间差异显著的电极。

在进行统计分析时，可以选择以下三种方式，首先是沿着频率点统计，即在选择感兴趣的空间区域（通道）的情况下，沿着频率点进行统计检验；其次是沿着通道统计，选择某个频段，在通道上进行统计检验，最后是提取特定通道、特定频段的能量数值，进行统计检验。

4.3　总结

脑电信号处理和分析是神经科学和医学领域的重要研究方向。脑电信号是通过头皮脑电图技术记录的，可以反映大脑活动的时空特性，包含丰富的信息。其中，时域和频域分析是处理和分析脑电信号的基本方法之一。

时域分析：时域分析是指对脑电信号的时间轴上的信息进行分析，可以直观地观察到脑电信号的波形、振幅、波峰和波谷等特征。时域分析常用的方法包括平均脑电波形、事件相关电位（ERP）、时域可重构方法（主成分分析、独立成分分析）等。时域分析可以提取 ERP、睡眠阶段和无意识状态、癫痫等疾病的诊断和评估指标。

　　频域分析：频域分析是指对脑电信号的频率和功率密度进行分析，可以从不同角度解释脑电信号的生理和病理特征。频域分析包括傅里叶变换、小波变换、时频分析和谱图分析等方法。通过频域分析，可以获取脑电信号的频带、频率变化幅度、相位线性、自相关等信息，并可以通过这些信息来充分了解脑电信号的结构特征、诊断和疾病状态。

　　时频域分析：时频分析是对脑电信号时域和频域信息的综合分析。它将脑电信号分解成时序和频率分量，揭示了不同频率成分在时间轴上的变化，以反映不同频率成分的相对贡献。时频分析的方法包括希尔伯特-黄变换、广义瞬时相关函数等，将时域和频域分析的方法在一定程度上结合起来，可以在较短的时间内检测到脑电信号的演变和转化。

　　综上所述，脑电信号的时域和频域分析以及时频分析是处理和分析脑电信号的重要方法，可以为认知神经科学、精神疾病的诊断和研究等提供有力的支持。

第5章 功能连接分析

功能连接是一种分析不同脑区之间关系的方法。在脑电信号处理中，功能连接可以通过计算不同脑区之间的相干性或互信息等来实现。

相干性是指两个脑区之间的同步程度，即它们在某个频率上的信号波动趋势是否一致。在脑电信号处理中，相干性分析可以计算不同频带之间的相干性，如 α 波相干性、β 波相干性等，可以反映不同脑区之间的功能连接强度。

互信息是一种评价两个脑区之间信息传递的方法。互信息分析可以反映不同脑区之间的功能连接关系，同时可以识别具有独特信息传递特征的脑网络。

除了相干性分析和互信息分析外，还有其他功能连接方法，如因果分析、时滞相干性等。这些方法可以从不同的角度和层面来分析脑区之间的关系，从而揭示人类大脑的结构和功能。

在研究中，功能连接分析可以被用来理解大脑各区域之间的关系，即提供了一种方法，可以揭示大脑不同区域之间信息传递的方式，这些信息传递方式可能受到健康、病理和特定任务情境的影响。总的来说，功能连接分析是脑电信号处理中非常重要的方法，可以帮助我们更好地理解大脑的结构和功能。

5.1 静息态脑电功能连接分析

静息态（resting state）脑电功能连接分析是一种检测人类大脑功能网络的方法，通过测量在安静状态下的脑电信号，研究脑区之间的相互关系。静息态脑电功能连接分析是非侵入性的技术，使用者在放松状态下静坐或躺下，不需要进行任务或刺激。其结果揭示出个体的大脑活动状态、功能系统的连接模式以及不同系统之间的相互作用。

静息态脑电功能连接分析的主要步骤包括：预处理、信号特征提取、成分分析和连接分析等。预处理包括对数据进行滤波、去极值、去心跳等处理。信号特征提取是指从脑电信号中提取有关时间、频率和空间信息的特征。常见的方法包括峰值检测、功率谱密度计算、小波变换等。成分分析可以使用主成分分析或独立成分分析等方法，对信号进行降维和去噪。连接分析是指在不同脑区之间建立功能联系，通过计算脑区之间相关性或相干性等指标来揭示不同区域之间的关系。

静息态脑电功能连接分析主要应用于以下领域：认知神经科学、神经精神疾病诊断、脑机接口等。在认知神经科学中，静息态脑电功能连接分析可以帮助我们理解人类大脑的结构，探索不同脑区之间的相互作用。在神经精神疾病诊断中，这种方法可以检测疾病对大脑网络的影响，为疾病的预防和治疗提供帮助。最后，静息态脑电功能连接分析的结果还可用于脑机接口，帮助人类通过脑电信号控制计算机、机器人和假肢等设备。

5.1.1 功能连接分析的基本原理

脑电数据的功能连接是指通道之间的信号相关性，即不同通道之间脑电信号的统计学关系。它反映了电极之间的信号传递和信息流动，可以通过电极与电极之间信号的统计学关系进行描述。

这种功能连接具有方向性，可以分为无向的功能连接（functional connectivity）和有向的功能连接（effective connectivity）。其中，无向的功能连接是指两个电极之间的电信号相互作用，并且没有方向性；而有向的功能连接则表示可以描述脑区间信息的方向性流动。

此外，功能连接还具有时变性，即它们可随时间而变化，反映了脑电信号对刺激和任务的处理、脑网络对外界环境变化的适应能力等。

5.1.2 脑电功能连接的常用指标

常用的脑电功能连接指标包括：相干、基于相位同步的指标、基于格兰杰因果的指标、基于信息论的指标和基于广义同步的指标。然而，进行功能连接分析时，需要注意共同源问题的影响。共同源问题是指两个电极之间存在功能连接，可能仅仅是因为它们与一个共同的神经信号源有关，而非真正的脑电信号之间存在交互作用所致。排除共同源问题的影响可以采用空间滤波后计算功能连接指标，如源定位法和头皮电极的空间拉普拉斯变换，或是直接使用与容积传导无关的功能连接指标。

5.2 相干

相干是一种用于描述在特定频率下两个电极或脑区之间线性相关关系的指标，常用于静息态 EEG 的功能连接分析。如果想计算维度为 E×T×S（E，T 和 S 分别为电极或脑区数目、每个分段的点数、分段的数目）的脑电数据中电极 X 和电极 Y 的相干，可以按照以下流程进行：首先对电极 X 和电极 Y 的脑电数据进行快速傅里叶变换（FFT），得到它们的傅里叶变换结果。然后，计算 X 电极在每个频率点的功率、Y 电极在每个频率点的功率，以及 X 和 Y 两个电极在每个频率点的交叉功率谱。利用这些功率和交叉功率谱计算这两个电极在每个频率点的相干。相干的取值范围在 [0，1] 之间。如果在某个频率点，两个电极信号不存在线性相关，则其相干值为 0；如果在某个频率点，两个电极信号完全线性相关，则其相干值为 1。

相干的优点是可以在每个频率点评估两个电极或脑区信号的线性相关关系。但是，相干也有一些缺点。首先，相干仅能评估线性相关关系，而不能评估非线性相关关系。其次，相干受到信号功率或波幅大小的影响。最后，相干容易受到容积传导效应的影响。

5.3　基于相位同步指标

基于相位同步的指标包括相位同步指数（phase locking value，PLV）、相位相干性（phase coherence，PCoh）、修正的相位同步指数（phase lag index，PLI）等。

相位同步指数（PLV）可以用来描述两个信号之间在相位上的关联程度，它可以度量两个信号的稳态（steady-state）相位之间的同步性。PLV 的值在 0~1 之间，数值越大表示两个信号的相位关系越紧密。PLV 方法需要预处理，通常情况下先对信号进行带通滤波，然后计算带通滤波后信号的瞬时相位，最后计算信号之间的相位同步指数。

相位相干性（PCoh）是另一种计算信号间相位同步的指标。PCoh 不需要预处理，可以直接从原始信号中获得。PCoh 的值在 0~1 之间，数值越大意味着信号间的相位关系更强。

修正的相位同步指数（PLI）用于量化两个信号间的相位关系，主要区别在于 PLI 只考虑信号相位的正负，忽略其幅度大小，因此鲁棒性更高。

这些基于相位同步的指标在功能连接分析中应用广泛，可以反映神经元之间的同步和调节。

5.3.1　相位同步

相位同步（phase synchronization，PS）是指两个或多个神经元之间相位的同步。相位同步通常表现为两个振荡活动的相位差相对稳定地保持在一个特定的值，而不随着时间的推移而发生显著变化。相比于振幅同步，相位同步更加稳定，能够更好地表达神经元之间的功能耦合关系。相位同步在认知、感知、情感等生理和病理过程中扮演着重要的角色。

PS 的优点是（理论上）与两个神经振荡活动的波幅无关，而只与相位有关。因此，基于相位同步的指标可以更准确、更直接地反映神经网络的相互耦合程度，从而有助于更好地理解神经系统的功能特性和病理机制。

除了 PLV、PLI、wPLI（weighted phase lag index，权重相位延迟指数）外，还有其他基于相位同步的指标可以用于分析神经振荡活动的相位同步关系，比如相位同步概率（phase synchronization probability，PSP）、相位耦合值（phase coupling value，PCV）等。这些指标在神经科学、心理学、医学等领域的研究中应用广泛。

需要注意的是，相位同步分析需要高精度的相位信息，因此在数据采集、信号预处理等环节中要特别注意，以避免相位信息损失或误差的产生。

5.3.2　静息态 EEG 数据进行 PLV/PLI 计算的流程

首先，想要计算静息态 EEG 数据中电极 X 和电极 Y 的 PLV/PLI，要定义一个感兴趣的频段。接着，对电极 X 和电极 Y 的脑电数据进行带通滤波，将信号的维度缩小为 T×S。但是，此时并不能得到每个时间点的相位值，需要进行希尔伯特变换，提取出每个时间点的相位 φ_x 和 φ_y。φ_x 可以通过公式 $\varphi_x = $ angle（hilbert（X））计算出来。接下来计算电极 X 和电极 Y 的相位差 $\Delta\varphi = \varphi_x - \varphi_y$，并在每个分段上计算该分段的 PLV/PLI。最后，对分段间的 PLV/PLI 进行平均，就得到了整个数据 X 和 Y 电极的 PLV/PLI。可以将整个流程总结为带通滤波、希尔伯特变换、求相位、求相位差、求每个分段的 PLV/PLI 以及分段间 PLV/PLI 平均。这个流程的详细步骤可以参考图 5-1。

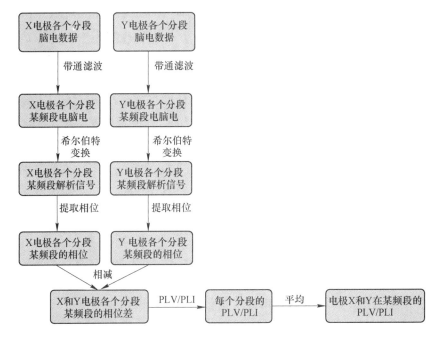

图 5-1 PLV/PLI 计算步骤

PLV/PLI 指的是两个电极信号在特定频段内的相位差的集聚程度，也就是相位同步程度的度量指标，其取值在 0 和 1 之间，如图 5-2 所示。当 PLV/PLI 等于 0 时，意味着两个电极在该频段的相位差分布是均匀的，不存在相位同步现象。而当 PLV/PLI 等于 1 时，相位差是一个固定的值，意味着出现了完全的相位同步。因此，PLV/PLI 可以用来描述信号之间出现的相位同步情况。

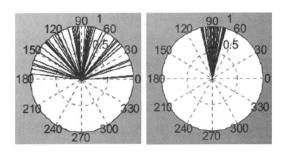

图 5-2 PLV = 0.68，PLV = 0.99

PLI 的取值范围也是在 0 和 1 之间。当 PLI 等于 0 时，表示在特定频段内两个电极的相位差在半个周期内的时间比例是相等的，一半是正值，另一半是负值；而当 PLI 等于 1 时，表示这个时间比例始终是正值或负值，没有相位反转的情况。因此，PLI 可以用来衡量信号之间相位差的不对称程度。

计算 PLI 的过程，可以通过带通滤波将信号的频域范围缩小至感兴趣的范围，然后进行希尔伯特变换，提取出每个时间点的相位信息。接下来可以计算出交叉谱，并通过求出每个分段的 wPLI 来计算 PLI。最后将分段间 wPLI 平均来得到整个数据的 PLI 指标。这个流程的详细步骤包括带通滤波、希尔伯特变换、求交叉谱、求每个分段的 wPLI 以及分段间 wPLI 平均，可参考图 5-3。

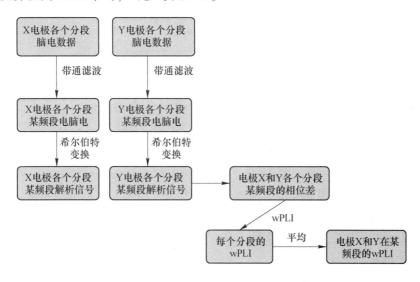

图 5-3　wPLI 计算步骤

5.4　基于格兰杰因果指标

基于格兰杰因果（Granger causality）的指标的基本思想是：假设有两个时间序列数据 $x(t)$ 和 $y(t)$，如果想预测 $x(t)$，我们可以利用该变量的之前时刻的数据，即 $x(1)\cdots x(t-1)$；但是如果我们在预测 $x(t)$ 时同时加入变量 y 的过去信息，即 $y(1)\cdots y(t-1)$，对 $x(t)$ 的预测更为准确，则可以认为 $x(t)$ 和 $y(t)$ 两个变量具有因果关系，或者说存在由 $y(t)$ 到 $x(t)$ 的信息流。这个因果关系可以用格兰杰因果指标来衡量，其原理是构建自回归模型，利用模型阶数的估计和残差方差比较来判断两个变量之间是否存在因果关系。

具体地，我们可以将 $x(t)$ 表示为过去 p 个时刻的加权线性组合和随机误差项的和，$y(t)$ 也可以表示为过去 p 个时刻的加权线性组合和随机误差项的和，以及之前的 $x(t)$ 乘上系数，即自回归模型。通过比较 $x(t)$ 在不考虑 $y(t)$ 时的模型残差方差和考虑

$y(t)$ 时的模型残差方差，我们可以得到格兰杰因果指标 GC = log（$\mu_x(t)$ 的方差 / $\mu_y(t)$），如果 GC 大于 0，就可以认为 y 是 x 的原因，即 y 对 x 有一个因果影响。

在构建自回归模型前，需要估算出模型的阶数 p。常用的估计准则有 AIC/BIC 等，利用这些准则可以选择最优的模型阶数。总之，基于格兰杰因果指标可以研究两个变量之间是否存在因果关系，进而理解它们之间的信息流动。

为了确定因果关系，我们需要评估 Y 是否是 X 的原因，同时需要评估 X 是否是 Y 的原因，而在事先并不知道因果关系的情况下，我们需要结合滑动窗口技术和频域分析来以高精度分辨时间和频率，分析事件相关的数据。例如，在对静息态 EEG 数据进行 PLV 指标计算时，每个电极对都会提供一个 PLV 值，若有 E 个电极，则电极对数目为 $E \times (E-1)/2$，每位参与者和每个测试条件下会有 $E \times (E-1)/2$ 个 PLV 值。

5.5 基于信息论的指标

信息论是一种常用的分析信号之间关系的方法，它常用的指标有互信息（MI）和转移熵（TE）。MI 可以用来衡量两个信号之间的无向信息联系，而 TE 则可以用来衡量两个信号之间的有向信息流动，即因果关系。

（1）互信息

互信息（MI）可以描述一个信号通过观测另一个信号而获取的信息量大小，即两个信号共享的信息量。如果 $x(t)$ 和 $y(t)$ 两个信号独立，则 MI = 0，否则 MI > 0。MI 值越大，表示两个信号共享的信息量越大。

（2）转移熵

转移熵（$T_{x \to y}$）可以对两个信号之间的有向信息流动进行测量，也就是分析 x 信号对 y 信号的影响力。公式如下

$$T_{x \to y} = \sum_{y_{t+1},\ y_t^{d_y},\ x_t^{dx}} p(y_{t+u} | y_t^{d_y},\ x_t^{d_x}) \log\left(\frac{p(y_{t+u} | y_t^{d_y},\ x_t^{d_x})}{p(y_{t+u} | y_t^{d_y})}\right)$$

其中，$p(y_{t+u} | y_t^{d_y},\ x_t^{d_x})$ 表示在知道 d_x，$y_t^{d_y}$ 对 y_{t+u} 的贡献度，而 $p(y_{t+u} | y_t^{d_y})$ 则是不考虑 d_x，$y_t^{d_y}$ 对 y_{t+u} 的贡献度。

5.6 基于广义同步的指标

同步可能性（synchronization likelihood，SL）被认为是基于广义同步的指标中最常用的一种。相比前面介绍的指标，SL 的优势在于它可以描述多个信号（$x(t)$，$y(t)$，$z(t)$ 等）之间的关联性，而不只是针对两个信号之间的关联性。SL 的取值在 [Pref，1] 之间，而使用 SL 进行分析需要指定一些参数，比如嵌入维度、时间延迟、Theiler 窗口、最近邻数量和 Pref 等。FWER、FDR、NBS 等多重比较矫正的方法可以用于控制假阳性率。

在进行功能连接的统计分析时，可以分别对每个连接进行分析并控制多重比较问题，进而得到差异显著的功能连接。同时，如果已经有了一些感兴趣的功能连接，可以仅选取这些连接进行进一步分析。有关 SL 和其他指标的具体应用，可以查看 Matlab Central 和 NITRC 等网站。

https：//ww2. mathworks. cn/matlabcentral/profile/authors/1948879-david-groppe

https：//www. nitrc. org/projects/nbs

5.7　总结

功能连接是指大脑中不同区域之间的时空相关性，是脑电处理中的重要研究内容之一。以下是功能连接的总结：

①功能连接分析的目的是探究脑区之间的通信特性，有助于理解脑中信息传递和协调机制。

②功能连接可以通过计算多个信号之间的相干性或相关性来实现。

③常用方法包括互相关分析、相干分析、互信息分析、格兰杰因果分析等。

④对于每一个方法，都需要根据具体情况进行参数选择和多重比较校正。

⑤多重比较校正可以使用 FWER、FDR、NBS 等方法进行控制。

⑥选择合适的方法和参数取决于具体研究问题的需求和数据的特点。

⑦功能连接的结果可以用于研究脑区之间的相互关系，诊断脑疾病和损伤，并且用于基于脑机接口的研究。

第 6 章 溯源定位

在脑科学研究中，我们通常只能采集并获得大脑外部的信息和数据，而无法直接获取大脑内部的信息。然而，大脑外部的信息有时无法准确表达大脑内部的活动和功能。因此，人们更加关注大脑内在的结构和生理机制、内在的功能行为和连接状态，这样才能更好地了解大脑的工作原理。

在研究中，有两种问题需要解决，如图 6-1、图 6-2 所示。首先是前向问题，即大脑内部的信号如何通过各种神经元和纤维传递到头皮。其次是逆问题，即如何将大脑外部的信息数据溯源到大脑内部的脑内源，以探查大脑的真实活动状态。这种溯源的基本原理是关键所在，因此在脑科学研究中，寻找有效的数据溯源方法具有极其重要的意义。

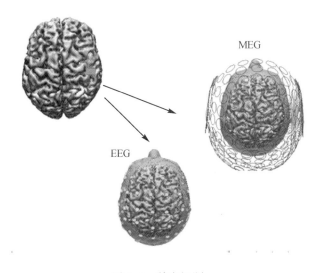

图 6-1 前向问题

溯源的步骤如图 6-3 所示。

逆问题是指根据已知的表面脑电图信号（头皮电信号）反推大脑皮层激活状态（脑电源分布），通常使用不同的数据溯源方法来求解。在解决逆问题时，我们可以采用不同的数据溯源方法。一种常用的方法是等效电流偶极子模型，等效电流偶极子模型是一种常用方法，它使用少量的等效电流偶极子来表示小块皮层区域的总活动，假设这些偶极子随时间变化只能改变强度。经过多个偶极子的组合，可以得到大脑的整体激活状态。BESA 是典型的应用该模型的软件，能够准确地定位大脑活动区域。

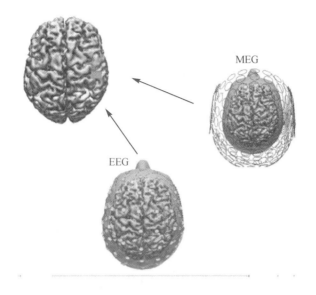

图 6-2　逆问题

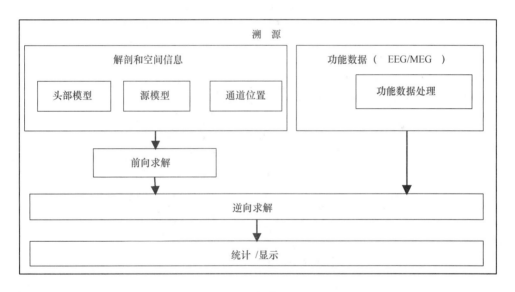

图 6-3　溯源的步骤

　　另一种方法是分布式源模型，分布式源模型则将整个大脑（或大脑皮层表面）分为数千个小块，计算这些小块的强度组合，使得在头皮电信号中能够解释所观测到的脑电源分布，并满足额外的数学限制。其中，LORETA 和 MNE 是常见的应用该模型的方法。这些方法可以提供更准确的脑电源定位，同时可以更好地理解脑区之间的相互作用，有助于深入探索大脑活动机制。

　　这些方法可以帮助我们理解大脑内部的真实活动状态，为脑科学研究提供强大的工具。

6.1 sLORETA 溯源

sLORETA 是一种应用分布式源模型的方法，可以用来定位大脑的电活动。该软件的界面类似于其他脑成像软件，如 Brainstorm 和 SPM。在软件界面的顶部，有一个菜单栏，用户可以选择不同的功能，如新建工作空间、导入数据、设置参数、运行分析等。

在工作区域内，用户可以导入头皮电信号数据，并选择感兴趣的时间段和频率范围，设置分析参数。在分析时，软件将展示脑电源分布的三维图像，并在侧边栏中提供相关统计信息和图表。

在软件界面的底部，还有一个工具栏，提供不同的功能按钮，如缩放、旋转、切换到 2D/3D 视图等。用户可以使用这些功能来查看不同的脑区域和不同的时间点的电活动情况。

总的来说，sLORETA 软件的界面清晰、简单易用，非常适合初学者或者研究人员进行大脑电源定位分析，如图 6-4 所示。

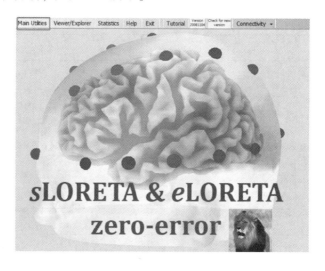

图 6-4　sLORETA 软件的界面

sLORETA 包含以下几个功能模块。

①Main Utilities：sLORETA 的主要功能模块，包括 EEG 数据预处理、源定位、统计分析等。

②Viewer/Explorer：用于查看和浏览 EEG 数据、源电流密度分布以及统计分析结果。

③Statistics：用于进行统计分析，包括 T 检验、方差分析、线性回归等。

④Tutorial：提供了详细的帮助文档和教程，帮助用户学习如何使用 sLORETA 进行大脑电源定位分析。

⑤Connectivity：提供了用于计算功能连接的功能，可以将不同脑区之间的功能连接关系可视化展示。

在 sLORETA 中，可以计算多种指标来描述大脑的电活动情况，如源电流密度、相干性、互信息等。其中，源电流密度是 sLORETA 最主要的指标，用于定位大脑电源的位置和强度。其他指标则可用于描述大脑不同区域之间的信号交互关系和功能连接情况。用户可以根据需要选择不同的指标进行计算和分析。

6.1.1 sLORETA 溯源实操

（1）在进行静息态 EEG 溯源分析前，需要将电极的名称映射到电极在头皮上的位置，生成电极位置坐标文件，以供后续的分析使用。具体操作流程如下。

①点击 main utilities，选中"Electrode names to coordinates"，在图 6-5 中，将电极名称文件拖入该窗口，点击"Go"生成电极坐标文件（sxyz 文件）。

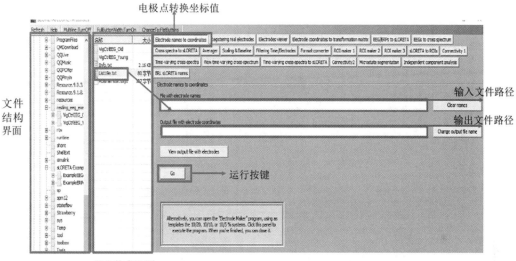

图 6-5 生成电极坐标文件

在转换好电极坐标后，可以查看一下坐标在标准脑的位置，如图 6-6 所示。

②选中"Electrode coordinates to transformation matrix"，将上一步生成的电极坐标文件拖入该窗口，点击"Go"后生成转换矩阵文件（spinv 文件），如图 6-7 所示。

③点击"EEGs to cross spectrum"将各个被试的 EEG 数据拖入窗口中，生成每个被试每个条件各得到一个交叉谱文件（crss 文件），如图 6-8 所示。

结果文件夹文件如图 6-9 所示。

④选中"Cross spectra to sLORETA"，将交叉谱文件和转换矩阵文件拖入窗口，点击"Go"，得到各个频段下体素的激活。

（2）静息态 EEG 溯源的几个重要步骤。

具体每个步骤的作用和操作流程如下。

①Electrode names to coordinates：将电极名称映射到头皮表面上的坐标位置，生成电极位置坐标文件（sxyz 文件），以备后续使用。

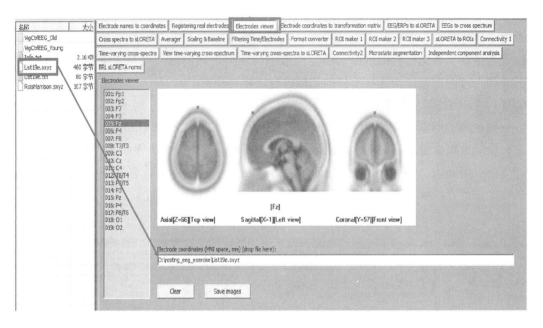

图 6-6　查看坐标在标准脑的位置

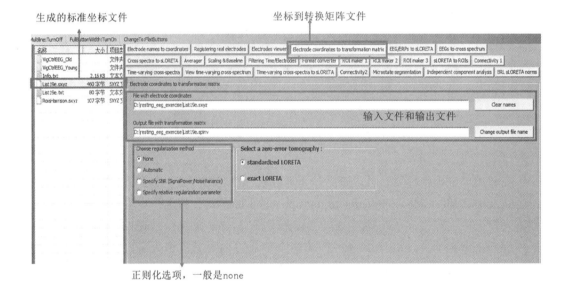

图 6-7　生成转换矩阵文件

②Electrode coordinates to transformation matrix：将电极位置坐标文件转换为转换矩阵文件（spinv 文件），用于后续进行 EEG 源定位。

③EEGs to cross spectrum：将被试的 EEG 数据导入 sLORETA 软件中，并生成每个被试每个条件的交叉谱文件（crss 文件）。交叉谱是指不同脑区之间的频域相互作用。

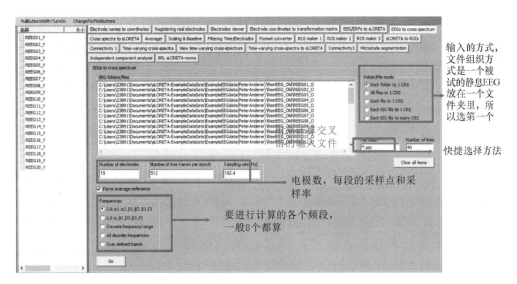

图 6-8　生成交叉谱文件

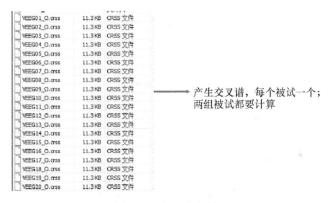

图 6-9　交叉谱文件

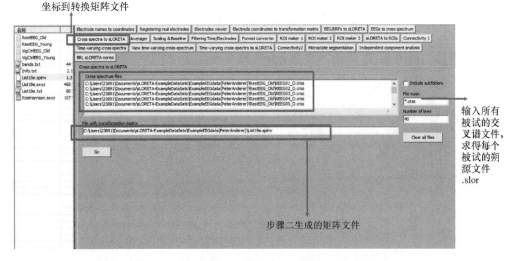

图 6-10　得到 slor 文件

④Cross spectra to sLORETA：将交叉谱文件和转换矩阵文件导入 sLORETA 软件中，进行 sLORETA 源定位分析，得到各个频段下的体素激活信息，这些体素的激活与脑区的功能连接有关。

在完成上述步骤后，静息态 EEG 溯源的最终结果是得到各个频段下的脑活动的空间分布。这个空间分布可以用图像展示出来，常用的方式包括三维大脑模型和二维脑地形图。这些图像可以更直观地了解脑区间的信息交互和时空动态。同时，溯源结果还可以用于进一步研究脑网络功能，探索脑与行为之间的关系。

6.1.2 统计检验

在使用 sLORETA 进行 EEG 源定位分析后，可以使用统计方法对结果进行显著性检验。常用的统计方法包括 T 检验、F 检验和卡方检验等。在进行统计检验时需要注意的是，应进行多重比较校正，以控制假阳性的出现概率。如图 6-11 所示，点击"Statistics"选项卡，进行统计分析。

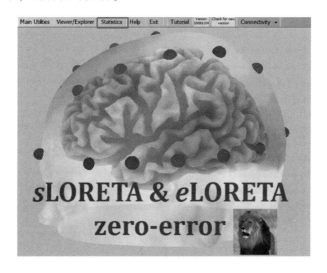

图 6-11　统计检验

弹出窗口，如图 6-12 所示，数据类型选择 *.slor。

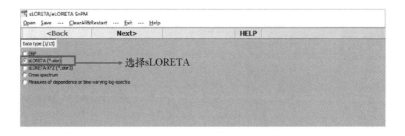

图 6-12　"Data type"选择"sLORETA"

数据标准化，此处选择"NONE"，如图 6-13 所示。

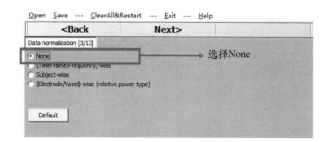

图 6-13　"Data normalization" 选择 "None"

检验类型选择独立样本 T 检验，如图 6-14 所示。

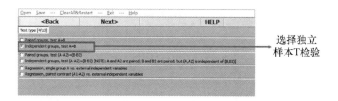

图 6-14　"Test type" 选择 "Independent groups，test A＝B"

检验细节中，可选择做或者不做基线校正，如图 6-15 所示。

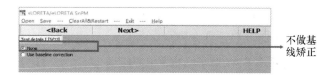

图 6-15　"Test details" 选择 "None"

选择要对比的两组 sLORETA 文件，如图 6-16 所示。

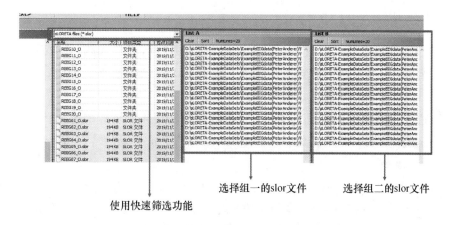

图 6-16　选择要对比的两组 sLORETA 文件

计算所有频段差异，如图 6-17 所示。

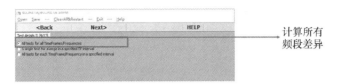

计算所有
频段差异

图 6-17 选择 "All tests for all TimeFrames/Frequencies" 计算所有频段差异

检验参数设定，如图 6-18 所示。

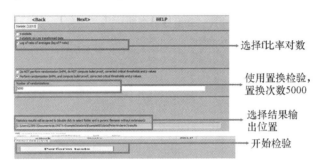

选择比率对数

使用置换检验，
置换次数5000

选择结果输
出位置

开始检验

图 6-18 检验参数设定

sLORETA 假设检验是一种通过脑电图（EEG）信号数据分析大脑活动的方法，其主要过程如下：

①收集 EEG 信号数据并进行预处理，包括去除噪声、滤波等操作。

②使用 sLORETA 软件将 EEG 信号数据转换为大脑活动的空间分布图。

③根据实验设计和研究问题，确定感兴趣区域和时间段。

④生成原始和对比假设。原始假设通常是指受试者在进行某项任务或经历某种刺激时的大脑活动模式，而对比假设则是指受试者在进行和任务与刺激没有关联的活动时的大脑活动模式。例如，在探究注意力相关的大脑活动时，原始假设可以是在执行认知任务时的大脑活动模式，对比假设则可以是在休息状态下的大脑活动模式。

⑤对整个大脑进行 sLORETA 假设检验，确定哪些区域的大脑活动与原始假设一致，哪些与对比假设一致。在这一步骤中，使用 sLORETA 软件对大脑中每个区域的活动进行统计分析，并生成相应的假设检验结果。

⑥分析假设检验结果并得出结论。根据数据分析结果，可以确定哪些大脑区域的活动与特定的任务或刺激有关联，从而进一步了解和研究大脑的特定功能和行为。

6.1.3 结果查看

sLORETA 软件的 Viewer/Explorer 功能可以帮助研究人员可视化并探索在 sLORETA 假设检验过程中所得到的结果。具体步骤如下。

①打开 sLORETA 软件并导入假设检验数据。在主界面界面选择 "File" -> "Load

data"，选择需要分析的假设检验数据文件，并导入软件中。

②在主界面中选择"Tools"->"Viewer/Explorer"，打开 Viewer/Explorer 功能。

③在 Viewer/Explorer 功能中，可以选择不同的可视化模式。常用的模式包括："2D Map"将脑电图信号数据转换为空间分布图，并以彩色区域显示每个区域的活动水平。可以选择不同的刺激任务和时间点来显示相应的结果。"sLORETA 3D"将 3D 脑图与假设检验数据结合显示，可以使用鼠标和键盘控制脑图的旋转和缩放，并以不同的颜色和透明度显示每个大脑区域的活动水平。

④可以通过调整不同的参数来探索和分析假设检验结果。比如，可以选择不同的频段、时间窗口或感兴趣区域，并根据需要调整颜色编码和图像分辨率等参数。此外，可以将 Viewer/Explorer 功能的结果导出为图片或视频等格式，方便进一步数据分析和展示。

值得注意的是，sLORETA 软件的 Viewer/Explorer 功能需要一定的专业知识和经验，建议在熟练掌握软件操作和数据分析方法后应用。

假设检验输出结果文件夹，如图 6-19 所示。从中找到前面计算的结果文件"results-MaxStatistics. txt"和"results-Threshold&ExtremePs. txt"，并且打开看看里面的文件内容。

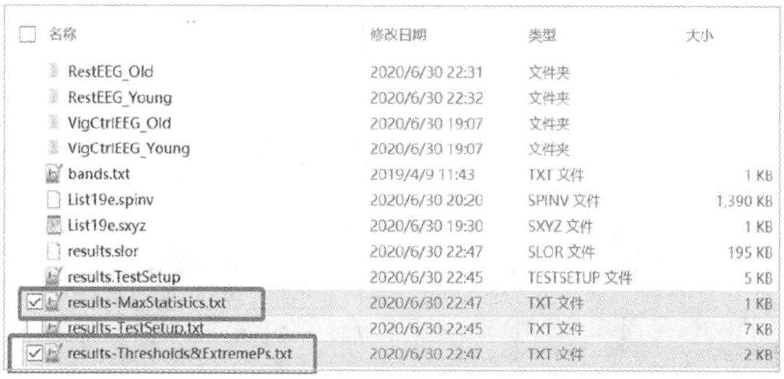

图 6-19　输出结果文件夹

"results-MaxStatistics. txt"存放每个频段 T 值绝对值的最大值，如图 6-20 所示。

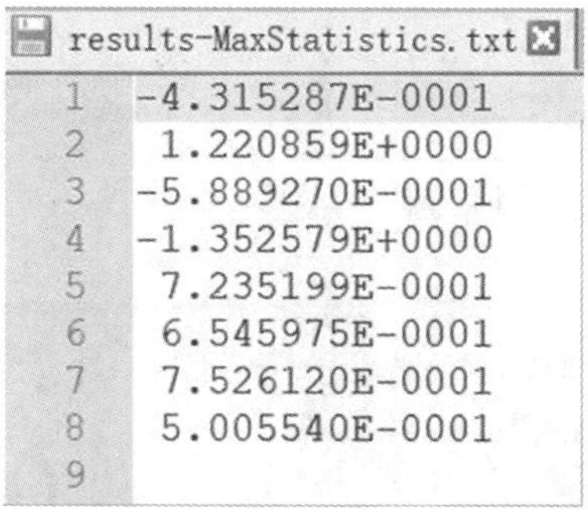

图 6-20　"results-Maxstatistics. txt"存放每个频段 T 值绝对值的最大值

打开 results-Threshold&ExtremePs. txt 文件，如图 6-21 所示。

results-Threshold&ExtremePs.txt

	t(0.01)	t(0.05)	t(0.10)	ExtremeP
One-Tailed (A>B):	1.562	1.358	1.256	0.12320
One-Tailed (A<B):	-1.568	-1.349	-1.249	0.04780
Two-Tailed (A<>B):	1.637	1.449	1.351	0.09840

Exceedence proportion tests:

Thrsh(1Tailed>0)	Prob(1Tailed>0)	Thrsh(1Tailed<0)	Prob(1Tailed<0)	Thrsh(2Tailed)	Prob(2Tailed)
0.122086	0.077600	-0.135258	0.725600	0.135258	0.062000
0.244172	0.051400	-0.270516	0.661200	0.270516	0.071200
0.366258	0.041800	-0.405774	0.547000	0.405774	0.056000
0.488343	0.041000	-0.541032	0.443800	0.541032	0.058600
0.610429	0.043400	-0.676290	0.345400	0.676290	0.079400
0.732515	0.053200	-0.811548	0.234200	0.811548	0.065200
0.854601	0.041400	-0.946806	0.155800	0.946806	0.058600
0.976687	0.045600	-1.082064	0.099400	1.082064	0.105800
1.098773	0.104200	-1.217322	0.072000	1.217322	0.142800
1.220859	0.123000	-1.352579	0.047800	1.352579	0.098200

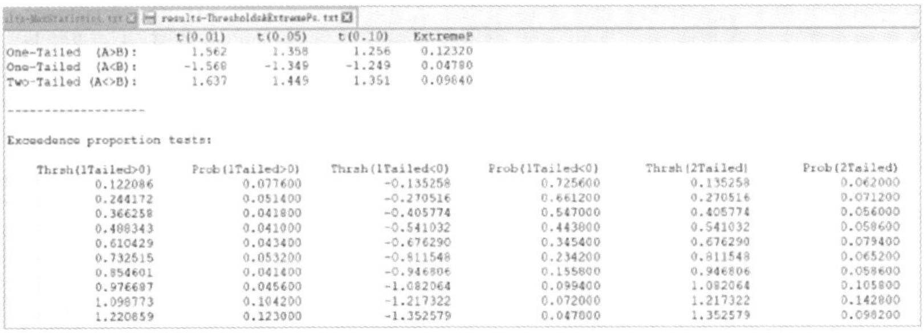

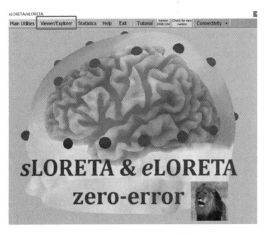

图 6-21　results-Threshold&ExtremePs. txt

如图 6-22 所示，点击 sLORETA 软件的 “Viewer/Explorer” 菜单，出现图 6-23 所示的界面。

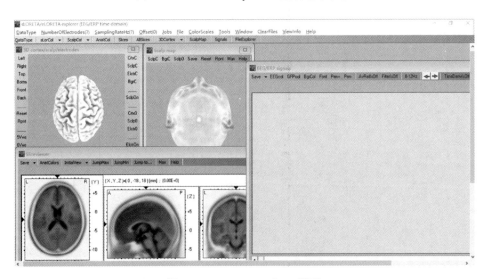

图 6-22　“Viewer/Explorer” 查看结果视图

图 6-23　Viewer/Explorer 界面

统计数据导入系统后，一次进行如下操作。

（1）DataType 选择"sLORETA frequency domain"，如图 6-24 所示。

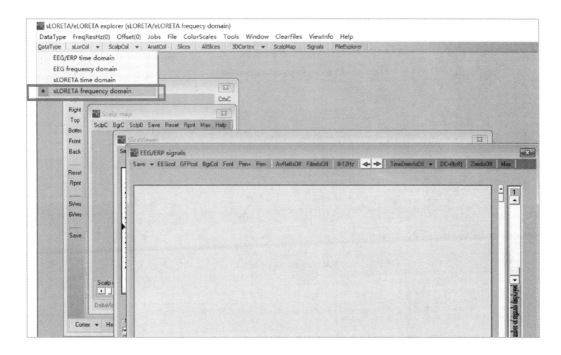

图 6-24　DataType 选择"sLORETA frequency domain"

（2）打开 FileExplorer，双击统计检验结果的 slor 文件，如图 6-25 所示，查看统计检验结果。

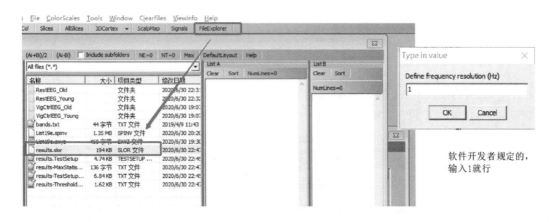

图 6-25　FileExplorer 双击统计检验结果的 slor 文件

点击"Ok"，出现结果，如图 6-26 所示。

注：只呈现差异显著的脑区，程序截图如图 6-27 所示。

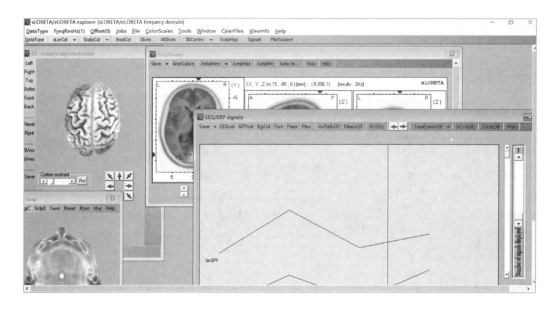

图 6-26 统计结果

```
%% 使用Format converter（sLORETA自带）将存储的t值得文件转换为txt格式

%% 将转换后得txt文件载入MATLAB
load('results-slor.txt');
result_test_slor = zeros(8,6239);
result_test_slor(results_slor>-1.349)=0;
result_test_slor(results_slor<-1.349)=1;
save result_test_slor.txt result_test_slor -ascii

%% 将上一步生成的power_test_slor.txt通过Format converter转换为slor文件

%% 使用viewer/Explorer查看上述slor文件
```

图 6-27 只呈现差异显著的脑区的程序

6.1.4 基于 sLORETA 的源分析总结

基于 sLORETA 的源分析总结可以分为两部分：静息态 EEG 功率源定位和任务态 ERP 成分源定位。在静息态 EEG 功率源定位中，首先需要将电极名称转换为电极坐标，然后通过转换矩阵将每个被试每个条件下的 EEG 数据转换为各个频段下的交叉谱。这些交叉谱在计算之后会得到各个频段下 6239 个体素的激活。接下来，在每个频段下对 6239 个体素进行置换检验，以检验条件或组别间的差异，得到条件间或组别间差异显著的体素。在任务态 ERP 成分源定位中，同样需要将电极名称转换为电极坐标，并将每个被试每个条件下的 ERP 数据转换为各个频段下 6239 个体素的激活。然后进行 when 统计来确定显著的时间段，接着进行 where 统计，在 when 统计的基础上对 6239 个体素进行置换检验以检验条件或组别间的差异。在数据的组织和准备方面，需要准备电极名称列表，并填写相应的国际标准名称，同时去掉不能有效采集脑电信号的电极。最后，对预处理后的静息态 EEG 数据进行分段，并将每个被试每个条件的所有分段 EEG 数据文件放置于单独的文件夹中。

（1）静息态 EEG 功率源定位过程步骤

①根据电极名称将电极坐标转换成转换矩阵，维度为"电极数目×6239"。

②对于每个被试和条件下的 EEG 数据，按照时间点数目 N 和电极数目 E，计算出各个频段下的交叉谱，维度为 F×E×E。交叉谱反映了不同电极之间的关系。

③将每个频段下的交叉谱（维度为 F×E×E）和转换矩阵相乘，得到各个频段下 6239 个体素的激活。

④针对每个频段，对 6239 个体素进行置换检验，以检验条件或组别间的差异，并进行多重比较控制。这样可以找到各个频段下，哪些体素在不同条件或组别中存在显著差异。

（2）任务态 ERP 成分源定位步骤

①根据电极名称将电极坐标转换成转换矩阵，维度为"电极数目×6239"。

②将每个被试在每个条件下的 ERP 数据（维度为 N×E）和转换矩阵相乘，得到各个频段下 6239 个体素的激活。

③在任务态统计中，进行 when 统计和 where 统计。when 统计是确定显著的时间段，也就是 ERP 成分。where 统计是在 when 统计的基础上，对 6239 个体素进行置换检验，以检验条件或组别间的差异，并进行多重比较控制，从而得到条件间或组别间显著差异的体素。

（3）数据的组织和准备步骤

①电极的数目和顺序应该与 ERP/EEG 数据中保持一致。

②电极的名称应符合国际 10-20 系统，去掉不符合的电极。

③去掉不能采集有效脑电信号的电极，如心电、肌电、眼电电极。

④将预处理后的静息态 EEG 数据进行分段，每段 1~5s，每个分段存储为一个 txt 文档。文档的行数为时间点，列数为电极数目。

⑤每个被试每个条件下的所有分段 EEG 数据文件应单独存储在一个文件夹。

⑥准备一个包含所有电极名称的 txt 文档。每个电极名称占据一行。

6.2　Brainstorm 溯源

6.2.1　Brainstorm 软件简介

Brainstorm 是一款开源的神经科学数据处理软件。它最初由法国国家科学研究中心（CNRS）于 2007 年创建。Brainstorm 最初是为了解决不同的神经科学任务和脑电图（EEG）核磁共振成像（MRI）数据之间的数据协调和整合问题而设计的。Brainstorm 拥有强大的功能和易于使用的界面，为研究人员提供了一个基于图形的工具箱，进行脑电波形分析、脑电生物电源成分源分析、脑磁成像、脑结构分析以及脑不同层面的可视化。

Brainstorm 可用于多种应用场景，例如，细胞层次的功能成像研究、神经病理学研究、认知神经科学研究、人类脑神经可塑性研究等。其独特之处之一是其完整的开放源代码开发平台，这使得用户能够更好地适应其研究需求，并使用自己的算法和方法扩展 Brainstorm 功能。此外，Brainstorm 用户社区也相对活跃，提供了广泛的支持和资源，包括视频教程、在线文档、工具箱、代码示例，以及关于数据预处理、可视化技术和数据分析方法的资源。

Brainstorm 是一个功能强大的神经科学数据分析软件，其主要功能如下。

①EEG/MEG 数据导入、预处理和可视化：Brainstorm 支持多种格式的 EEG/MEG 数据导入（包括 BDF、BrainVision、EEGLAB、FIF、MNE、EDF 等），并提供预处理功能（包括去噪、滤波、伪迹去除、源空间重建等），以及多种形式的可视化（包括信号时域/频域可视化、头模型可视化、电极/传感器可视化等）。

②EEG/MEG 数据分析：Brainstorm 提供源分析、频谱分析、相干分析、时频分析等，并支持统计分析，帮助用户分析数据并得出结论。

③进行 M/EEG 数据和结构 MRI 数据的融合：Brainstorm 提供 M/EEG 数据和结构 MRI 数据融合的方法，可以将源分析结果精确地投射到个体大脑皮层上。

④插件扩展机制：Brainstorm 支持插件式扩展，用户可以编写自己的插件，完成特定的数据分析任务，从而扩展软件的功能。

⑤协同工作和数据共享：Brainstorm 提供协同工作和数据共享的功能，可以集成多个用户的数据并允许用户共同编辑和分析数据。

⑥易用性和交互性：Brainstorm 拥有友好、直观的用户界面，使得数据分析变得容易、高效和灵活。

Brainstorm 是一种功能丰富、实用、用户友好的神经科学数据分析软件，可用于研究人类大脑的结构和功能。

6.2.2　溯源功能

Brainstorm 中的源分析功能是其主要功能之一，它使用户能够分析 M/EEG 数据并确定在大脑中活动的源位置。以下是 Brainstorm 源分析功能的工作原理。

①建立头模型：用户需要建立一个头模型，该模型描述了大脑和头皮的几何形状，以及头部各层组织（如皮肤、骨骼、脑脊液等）的电学参数。用户可以根据自己的数据，使用 Brainstorm 中的头模型工具创建 3D 头模型，或者导入已有的头模型。

②根据头模型计算正演解：根据头模型，Brainstorm 可以计算出大脑中可能活动源位置的正演解（forward solution），也就是从源到头皮上的电位分布。该过程使用有限元/有限差分等技术，需要指定电极/传感器的位置和朝向。

③选择源空间模型：用户需要选择适当的源空间模型，例如，分布在皮层网格中的源模型，或分布在皮层上的轮廓模型。具体的选择根据用户的需求和实验设计而定。

④逆问题求解：使用源空间模型和 M/EEG 数据，Brainstorm 可以使用不同的逆问题求解方法（如 MNE、dSPM、sLORETA、LCMV 等）从头皮上的电位分布反推出源活动分布。逆问题求解可以在频域或时域中进行。

⑤可视化和统计分析：Brainstorm 提供多种可视化工具，用户可以方便地查看源活动的分布、功率谱、相干性等信息。同时，Brainstorm 还提供统计分析功能，帮助用户确定重要的源区域和时间窗口，并在不同的受试者之间进行差异性分析。

总之，Brainstorm 的源分析功能可以帮助用户从 M/EEG 数据中提取神经元信号，从而研究不同实验设计条件下大脑中的活动机制。

6.2.3　微状态概念

全局能量谱（global field power，GFP）的定义：某个时间点地形图所有电极电压值的标准差，用于描述某个地形图电场的强度

$$GFP = \sqrt{\sum_{i}^{N} (\mu_i - \hat{\mu})^2 / N}$$

由于计算 GFP 是依据标准差，而计算标准差时减去了所有电极电压值的均值，故 GFP 是 reference-free 的指标。GFP 的时间序列有很多"峰"和"谷"，如图 6-28 所示。

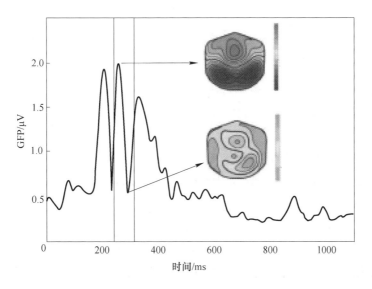

图 6-28　GFP

"峰"处的地形图往往信噪比较高。"峰"与其周围时间点的地形图比较相似，"谷"与其周围时间点的地形图相似度较低，即"谷"意味着一种地形图向另一种地形图过渡。

比较两个地形图相似度之前，将两个地形图分别除以其 GFP，得到标准化的地形图——全球地图差异（global map dissimilarity，GMD）

$$GMD = \sqrt{\frac{1}{N}\sum_{i=1}^{N}\left\{\frac{u_i - \bar{u}}{\sqrt{\sum_{i=1}^{N}\frac{(u_i - \bar{u})^2}{N}}} - \frac{v_i - \bar{v}}{\sqrt{\sum_{i=1}^{N}\frac{(v_i - \bar{v})^2}{N}}}\right\}^2}$$

GMD 取值范围为 0（两个地形图相同）到 2（两个地形图截然相反，极性反转），与两个地形图的空间相关系数成反比。

对静息态脑电地形图时间序列进行观察时，研究者发现了一个有意思的现象，即地形图的拓扑结构并不是随着时间而随机或连续变化的。地形图的拓扑结构总是在一定时间内保持相对稳定的状态，之后迅速转换为另一个，在一定时间内保持相对稳定状态的拓扑结构（对 ERP 而言，是在某个 ERP 成分潜伏期内保持相对稳定）。

这些地形图拓扑结构相对稳定的时间段反映了人脑信息加工的最基本进程，即它们是人类意识的最基本组成模块，为"思维的原子"（atoms of thoughts），将其称为脑电的微状态（EEG microstates）。

微状态是指在大脑中出现的短暂但稳定的神经活动状态，通常持续几十到几百毫秒（ms）。微状态受到不同脑区组织和调节的影响，每一种微状态都可以被描述为一种脑电波形模式。微状态作为大脑信息处理的基本单位，对于认知和行为起着重要作用。

6.2.4　脑电微状态的识别

微状态识别是一种通过分析脑电数据来识别微状态的方法。通过对多个电极的脑电数据进行时间和空间信号处理，可以将脑电信号划分为一系列相对稳定的微状态，并识别不同的微状态。微状态识别技术可以为多种脑功能研究提供支持，如注意力、情绪调节、思维等方面的研究。同时，在神经分析和神经反馈治疗等领域有着广泛的应用前景。

目前 EEG 微状态识别主流技术是 K-means，Atomize & Agglomerate Hierarchical Clustering（AAHC）以及 Topographic Atomize & Agglomerate Hierarchical Clustering（T-AAHC）。

Pascual-Marqui 等提出了一种基于 K-means 聚类算法的微状态模式识别算法，该算法使用 GMD 作为 microstate 分类指标。算法包括以下步骤：假设有 m 个微状态类别，将所有地形图序列中的 m 个图像作为"初始原始图"，将每个图像标记为与其空间相关系数最大的"初始原始图"，将属于同一"初始原始图"的地形图叠加平均得到 m 个"合成原始图"，重复该过程直至 GEV 不再增加或达到预定的迭代次数。为确定最优微状态类别数目，研究者可以使用交叉验证准则来实现总体方差解释比例和自由度之间的平衡。在实际研究中，微状态类别数目的最小值为 1，最大值为 10。Krazanowski-Lai 准则也可用于选择最适合的微状态类别数目。通过计算识别出的微状态地形图与每个时间点的地形图之间的空间相关系数（或 GMD），可以确定每个时间点的地形图所属的微状态。有时，某个微状态的持续时间太短，可能是由于该时间段的地形图信噪比较低，需要进行平滑操作。由于初始原始图是随机选择的，使用 K-means 方法每次运行可能会得到微不同的微状态分类结果，因此建议进行多次运行并选择最佳结果。

AAHC 和 T-AAHC 算法是层次聚类算法的一种。这两种算法首先假定每个时间点的地形图是一个类别（cluster），然后找到"总体方差解释比例"最小的那个"类别"，将它与和它相关系数最高的"类别"归为同一类别。在剩余"类别"中，再找到"总体方差解释比例"最小的那个"类别"，如果这个"类别"中有多个地形图，则计算每个地形图与剩余地形图的相关系数，并将每个地形图归属于与其相关系数最高的"类别"。每次循环迭代，"类别"数目就会降低一个，直到最终只有一个"类别"。AAHC 和 T-AAHC 的区别在于，AAHC 算法考虑到地形图的强度，而 T-AAHC 算法没有考虑这一点。

在一般情况下，这三种方法的差异不是很大，特别是在数据信噪比较好的情况下。K-means 算法需要运行多次来得出最佳结果，因此运行时间较长；而 AAHC 和 T-AAHC 算法则比较快捷。

6.2.5　微状态应用

最新研究表明，成年人的脑电活动依据持续时间，在 80~120ms 之间的 4 种微状态分类：A、B、C 和 D。这些微状态与脑的静止网络有关，被视为"思想的原子"。每种微状态类别的正负电压重心位于不同的脑区，例如，类别 A 与语音加工相关的颞上回和颞中回有关，类别 B 与纹外视觉皮层相关，类别 C 与执行控制功能的脑区相关，类别 D 与右背侧和腹侧区域的额叶和顶叶相关。微状态类别在大脑神经加工网络中的位置可以通过包括比例和地形图在内的拓扑形状展现出来。与健康人相比，患有精神/神经疾病的人静息态的脑电微状态持续时间变短，而某些微状态类别的出现频率则增加。可以通过事件相关电位（ERP）、功能磁共振成像（fMRI）等多种指标来刻画这些差异。另外，研究同一人在不同实验条件下的脑活动差异时，可以使用 EEG、fMRI 等多种方法。需要注意的是，静息态 EEG 的 microstate 分析与 ERP 的 microstate 分析在地形图的极性、选取时刻点、Microstate 类的数目及其意义、提供的指标等方面存在差异。

6.2.6　Brainstorm 实操

Brainstorm 是一个开源的基于 Matlab 的工具包，可以用于 EEG、MEG 等信号的分析。它可以进行多种技术的溯源分析，并且相比于 FieldTrip，Brainstorm 拥有 GUI 界面，可以方便没有编程基础的研究者使用。

Brainstorm 软件的主要功能之一是溯源分析，以下是 Brainstorm 溯源分析的基本流程。

①导入数据：Brainstorm 支持多种 EEG 和 MEG 数据格式，包括 BrainVision，FieldTrip，MNE，NEUROMAG 等。在导入数据时需要注意数据的预处理，例如，去除眼动和肌肉信号等。

②根据脑电源定位：首先需要进行源空间建模，即使用头模型和电极位置计算每个点源的位置和方向。之后，根据 EEG 或 MEG 数据计算每个点源在每个时间点的估计值，并在三维空间中重建源估计。

③计算时频域特征：在源空间中，对每个点源进行时频域分析，计算每个点源在每个时间点的功率谱密度。

④进行头表解析：由于 EEG 或 MEG 信号是从头表上测量的，因此需要根据头表和电极位置计算每个点源在头表上的估计值，称为头表解析。

⑤进行逆解析：通过对每个点源的时频域特征和头表解析进行组合，逆向计算出 EEG 或 MEG 信号在脑内的源位置和时频域特征。

⑥进行统计分析：通过对脑内源信号的时频特征进行统计分析，可以发现激活区域与事件之间的关联。

总体上，Brainstorm 的溯源分析流程包含两个方面：空间分析和时频域分析。通过这些分析可以揭示脑内活动与事件之间的关系。但是，需要明确的是，Brainstorm 的溯源分析只是一种相对独立的方法，必须结合实验设计和必要的数据预处理才能得出可靠的结果。

（1）Brainstorm 软件安装

以下是在 Windows 操作系统上安装 Brainstorm 的步骤。

①从 Brainstorm 的官网（https：//neuroimage. usc. edu/brainstorm/Introduction）下载最新版的安装包。可以选择 32 位或 64 位的版本，根据自己电脑的操作系统选择对应的版本。

②下载完成后，双击安装包文件，按照提示安装 Brainstorm。这个过程中要选择 Matlab 的安装路径（如果 Matlab 未安装则须安装 Matlab），Matlab 的版本必须是 2011b 或更高版本。

③安装完成后，打开 Matlab，在命令行窗口中输入"brainstorm"启动 Brainstorm。

④第一次启动 Brainstorm 时，需要设置一些参数，例如，设置数据文件存放位置、头模型文件位置等。按照提示一步步设置即可，建议选择默认参数。

⑤配置完成后，就可以开始使用 Brainstorm 进行 EEG 或 MEG 数据分析了。

在 MATLAB 命令窗口输入"brainstorm"启动软件，如图 6-29 所示。

在弹出窗口点击"确定"，如图 6-30 所示。

之后选择文件夹"brainstorm3"和"brainstorm_db"，如图 6-31 所示。

（2）Brainstorm 溯源过程

①建立新的"protocol"，菜单"File"下选择"New protocol"，如图 6-32 所示。

在 Brainstorm 中，协议是一种用于组织和管理数据、处理步骤和结果的重要工具。每个协议都包括多个数据目录、处理流程和状态信息，并提供了各种工具来可视化和管理这些信息。通过创建一个新的协议，可以为特定的实验或数据集制定自定义的处理规则和流程，并将其保存为一个单独的文件，以便稍后参考和使用。

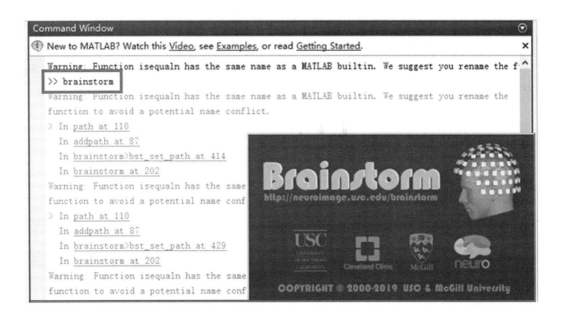

图 6-29 启动 Brainstorm

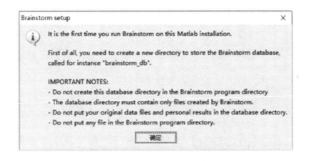

图 6-30 点击"确定"

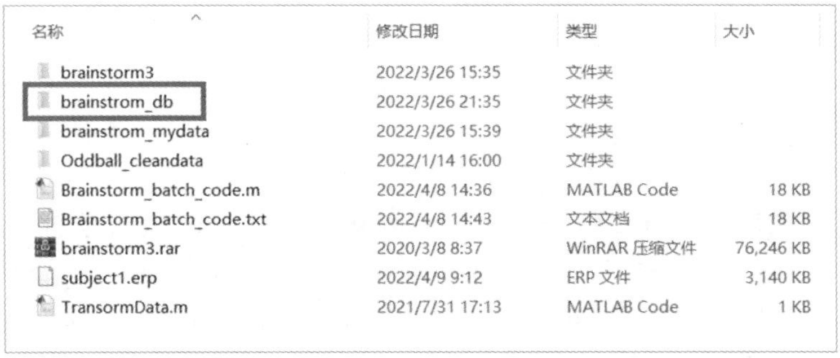

名称 ∧	修改日期	类型	大小
brainstorm3	2022/3/26 15:35	文件夹	
brainstrom_db	2022/3/26 21:35	文件夹	
brainstrom_mydata	2022/3/26 15:39	文件夹	
Oddball_cleandata	2022/1/14 16:00	文件夹	
Brainstorm_batch_code.m	2022/4/8 14:36	MATLAB Code	18 KB
Brainstorm_batch_code.txt	2022/4/8 14:43	文本文档	18 KB
brainstorm3.rar	2020/3/8 8:37	WinRAR 压缩文件	76,246 KB
subject1.erp	2022/4/9 9:12	ERP 文件	3,140 KB
TransormData.m	2021/7/31 17:13	MATLAB Code	1 KB

图 6-31 运行程序前建两个文件夹

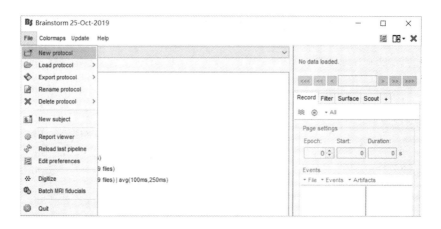

图 6-32　建立 protocol

弹出窗口，如图 6-33 所示。

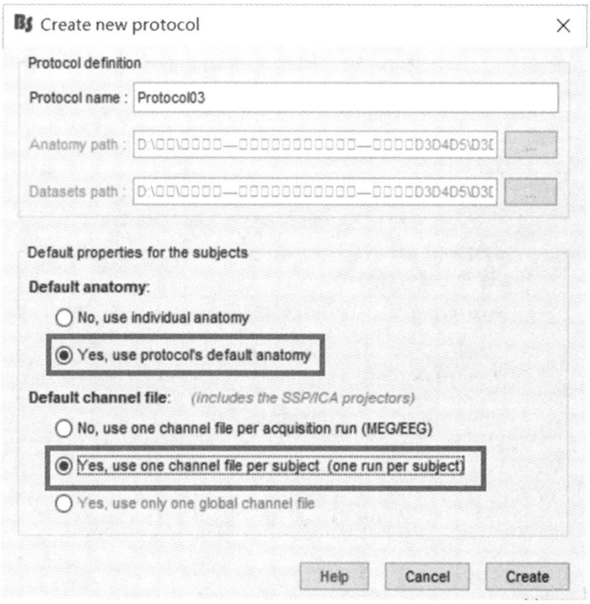

图 6-33　参数选择

设置完属性，点击"Create"。

②在弹出窗口中更换头结构，如图 6-34 所示。

头结构图像的选择窗口，可依图中的次序进行选择"Use template""MNI""ICBM52"，最后点击"RUN"，弹出窗口出现 ICBM52 模板，如图 6-35 所示。

③添加被试对象（见图 6-36），鼠标右键弹出菜单，选择"New subject"。

弹出窗口，如图 6-37 所示。

为被试命名后，点击"Save"。弹出窗口，如图 6-38 所示。

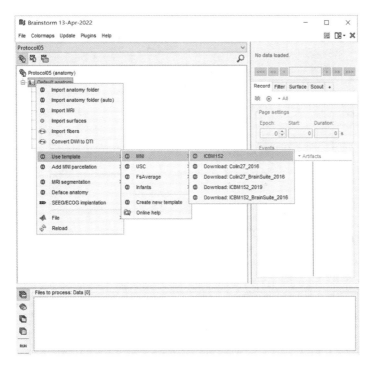

图 6-34　更换头结构

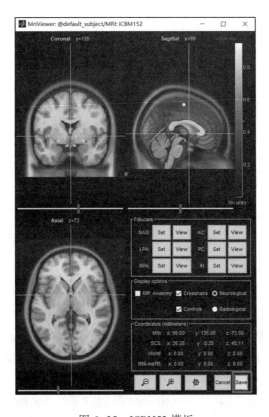

图 6-35　ICBM52 模板

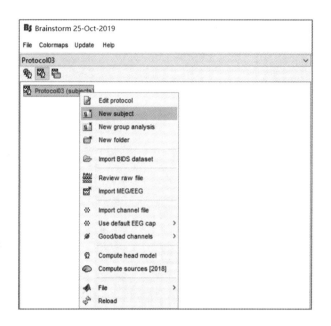

图 6-36　添加被试

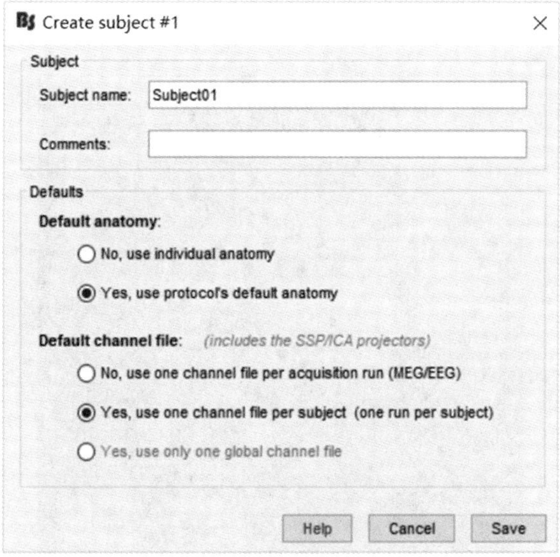

图 6-37　为被试命名

④点击"Functional data"选项卡，为被试添加功能数据。

选择查看原始文件"Review raw file"后，弹出数据导入窗口如图 6-39 所示。

弹出窗口如图 6-40 所示。到这里，被试的脑电数据就被成功地导入了。

⑤脑电数据的电极和 MRI 对准

依次点选"EEGLAB channels""Add EEG position""ICBM152""BrainProducts"
"BrainProducts EasyCaps 64"，过程如图 6-41 所示。

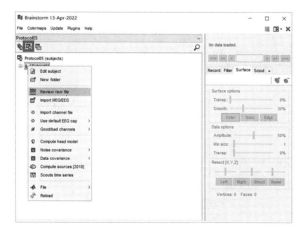

图 6-38　为被试添加功能数据

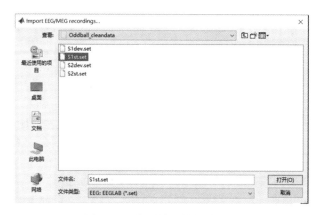

图 6-39　找到被试数据并选择

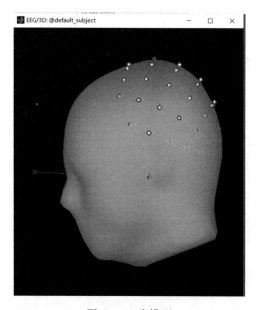

图 6-40　头模型

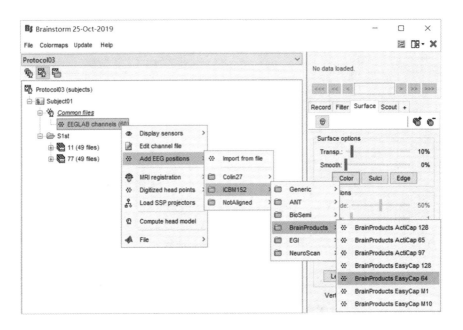

图 6-41　电极和 MRI 对准

⑥把功能数据 S2dev 中事件"22"拉入处理进程，如图 6-42 所示。

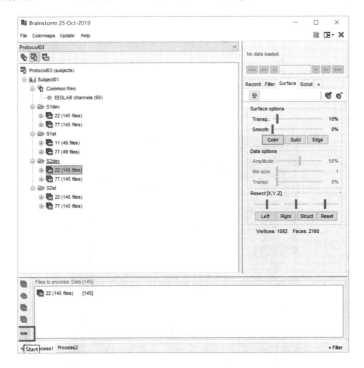

图 6-42　把功能数据 S2dev 中事件"22"拉入处理进程

点击"RUN"，出现界面，如图 6-43 所示。

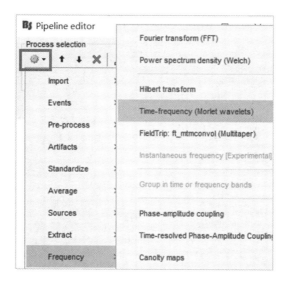

图 6-43　"RUN"窗口

点击下三角▼，选择小波时频分析，如图 6-44 所示。

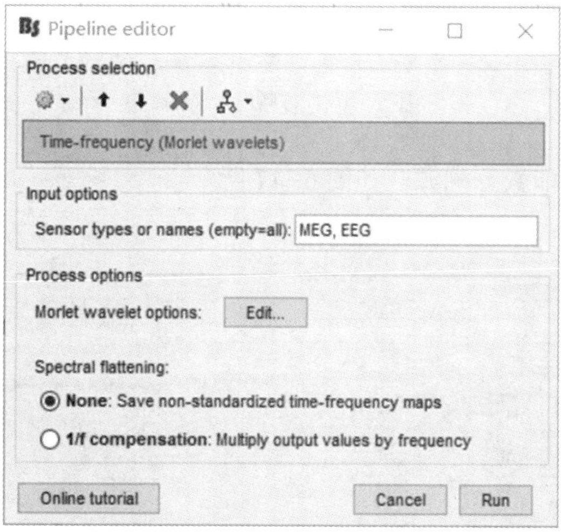

图 6-44　时频分析

点击"RUN"，出现进度条，程序开始运行，如图 6-45 所示。

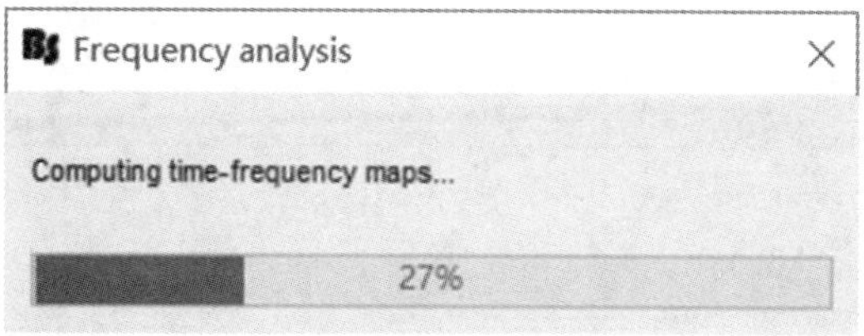

图 6-45　运行进度

运行结束后，主程序窗口中时频分析后的结果如图 6-46 所示。

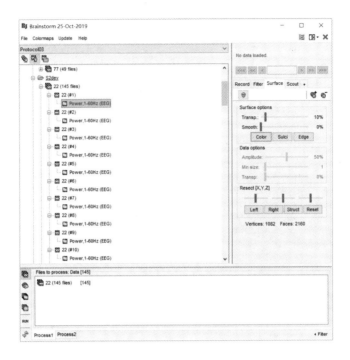

图 6-46　时频分析结果

⑦对 S1 被试的功能数据溯源，如图 6-47 所示。

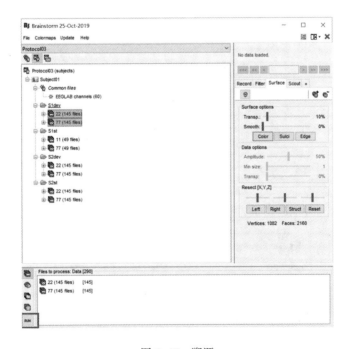

图 6-47　溯源

选择"S1dev"的数据，点击"RUN"，之后计算头模型，如图 6-48 所示。

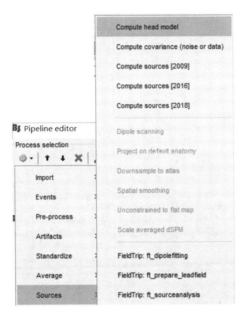

图 6-48　计算头模型

选择后弹出窗口，如图 6-49 所示。

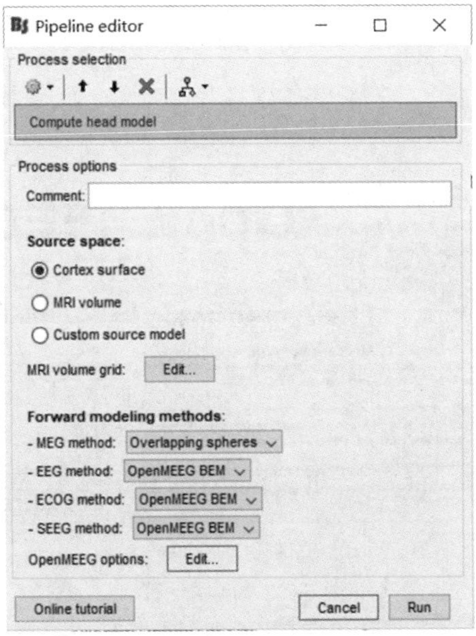

图 6-49　选择源空间

源空间（Source space）选择"Cortex surface"皮层表层，点击"Run"，弹出窗口如图 6-50 所示。

参数选择如图 6-50 所示，点击"Ok"，出现界面如图 6-51 所示。

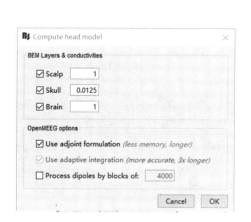

图 6-50　参数设定

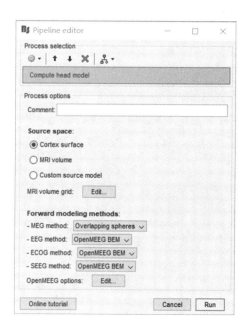

图 6-51　回到上一级界面

在点击"Run"之前，确保网络处于连接状态。点击"Run"开始运行，运行界面如图 6-52 所示。

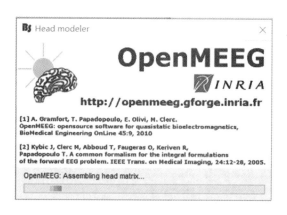

图 6-52　联网计算

⑧运行完成后，出现"OpenMEEG BEM"文件，在"Run"窗口，计算协方差矩阵，如图 6-53 所示。

计算参数设置如图 6-54 所示。参数设置包括基线范围设定、估计矩阵选择、去除直流偏移和输出方式选择。

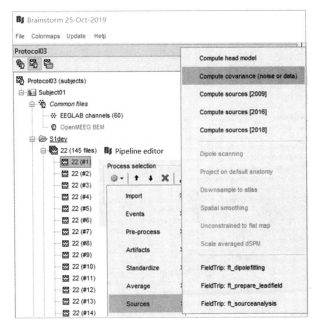

图 6-53 计算"Sources"协方差矩阵

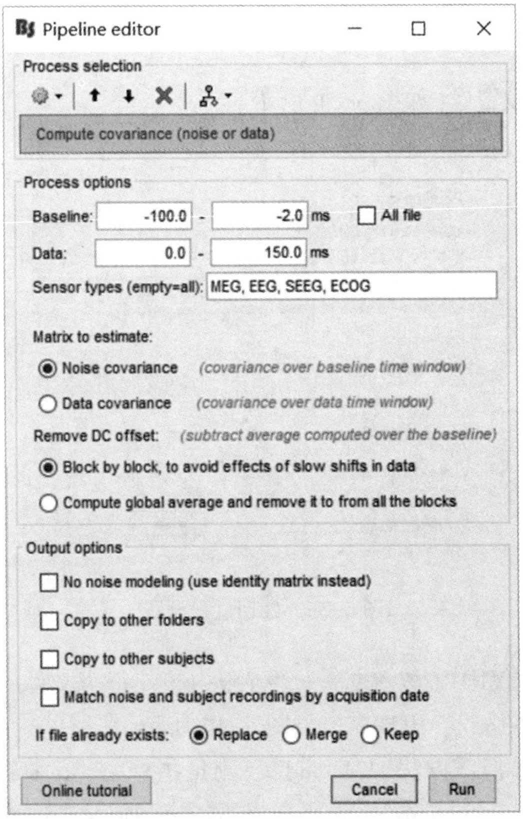

图 6-54 协方差计算参数设定

完成后，点击"Run"，出现窗口如图6-55所示。选择计算源"Compute sources［2018］"。

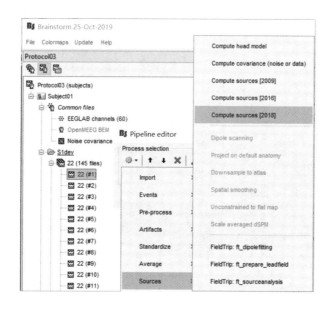

图6-55　计算源选择

计算源的"过程设置"，如图6-56所示。

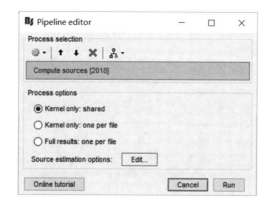

图6-56　处理过程设置

选择处理方式："仅限内核：共享""仅限内核：每个文件一个""完整结果：每个文件一个"，点击"Run"，出现窗口如图6-57所示。

在图6-57中，选择：方法"Method"，测量指标"Measure"，偶极辐射源模型"Source model：Dipole orientations"，这里选择受约束的正常辐射到皮层的源模型。设置完成后，点击"Ok"确定。

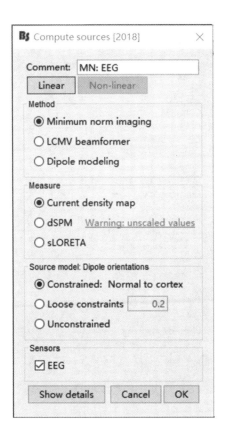

图 6-57　处理方式设置

计算文件的平均值，如图 6-58 所示。

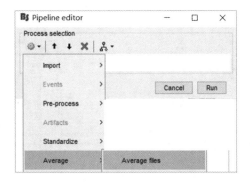

图 6-58　计算文件的平均值

如图 6-59 所示，出现处理设置界面，对处理数据的分组方式和函数功能进行选择。

对上一步设置完之后，点击"Run"，回到窗口，如图 6-60 所示。

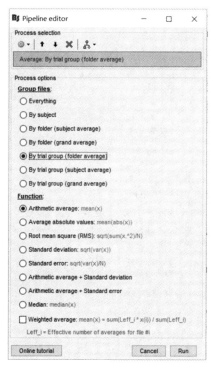

图 6-59　组文件类型和平均函数选择

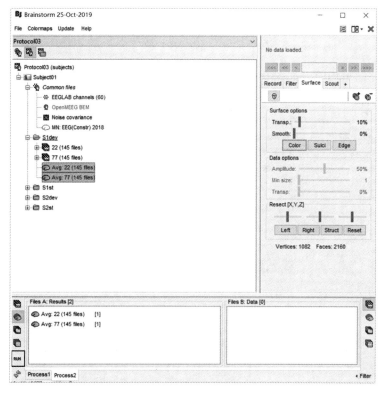

图 6-60　平均后结果

对上一步结果拉进进程，点击"Run"，进行接下来的运算，如图 6-61 所示。

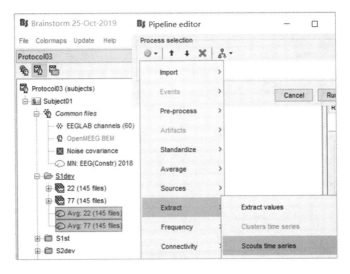

图 6-61　把平均后结果拉进"Run"进程

要进行溯源，需要在 Extract（提取）功能下使用 Scouts tine series（区域时间序列）功能。在弹出窗口中，选择下拉符号，然后选择"Brodmann"作为区域，如图 6-62 所示。

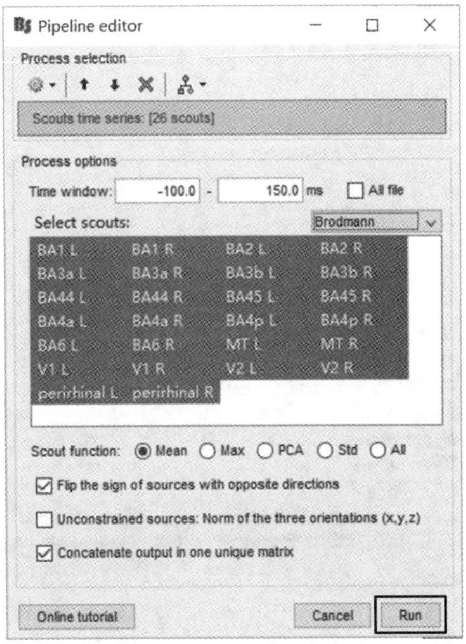

图 6-62　运算参数设置

点击"Run"。从主窗口中，可以看到运算结果"Scouts"，如图 6-63 所示。

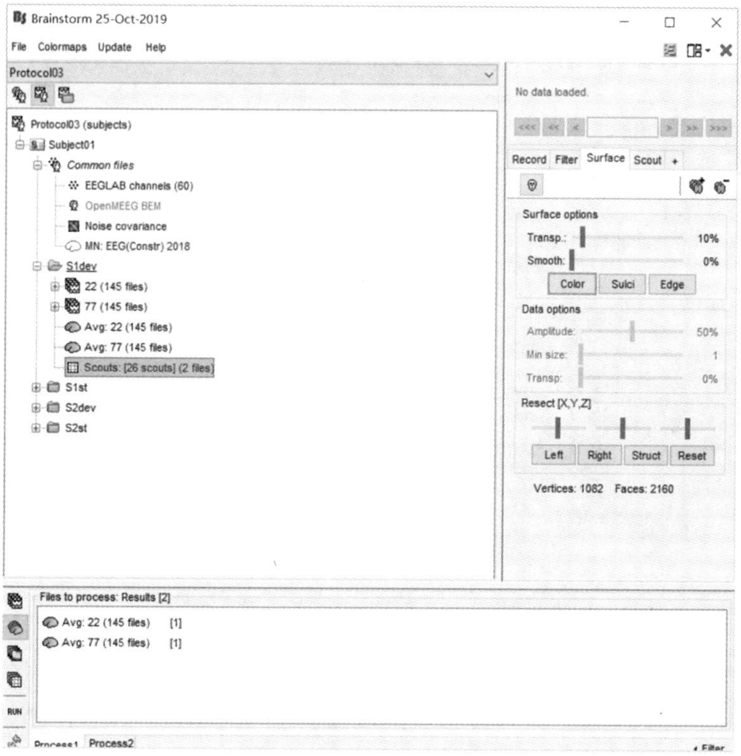

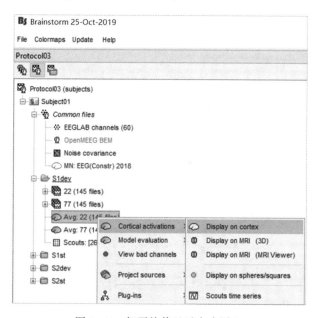

图 6-63　溯源结果

把平均值显示在皮层上，如图 6-64 所示。

图 6-64　把平均值显示在皮层上

结果如图 6-65 所示。

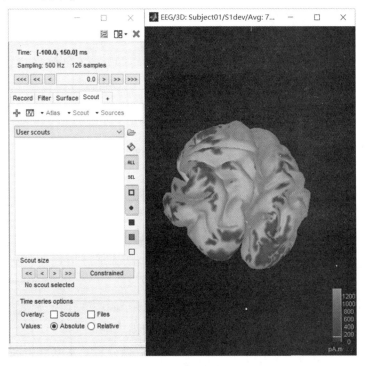

图 6-65　显示平均值

同样方法，也可以把溯源结果显示在皮层上，如图 6-66 所示。

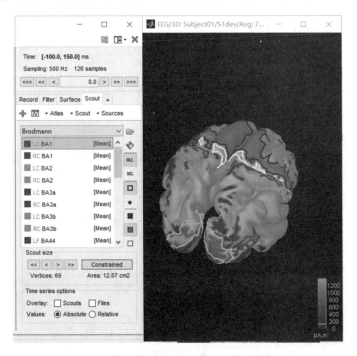

图 6-66　溯源结果显示（彩图见书后附插页）

Brainstorm 软件脑电信号溯源流程及步骤：

①在 Brainstorm 软件中创建新项目，导入 EEG 数据集并进行预处理，以确保数据符合要求。

②运行"Compute sources"功能以估算信号的空间分布，创建源空间。

③使用"Sources"选项下的频率分析工具对数据进行分析和处理。

④运行"Scouts time series"功能，并在弹出窗口中选择"Brodmann"作为区域，进行溯源。

⑤分析结果并通过可视化来观察源活动的时空特点。

⑥结合相关文献和实验结果，解释源活动的生理意义。

Brainstorm 是一款功能强大的脑电信号处理软件，能够完成许多方面的任务，包括脑电信号溯源。以下是 Brainstorm 软件在脑电信号溯源中的主要优点：

①可靠的信号处理和分析：Brainstorm 软件能够进行信号降噪、频率分析、空间滤波和源空间建模等处理工作，并提供了一系列有用的选项和工具来帮助用户对数据进行分析和处理。

②灵活的源空间建模：Brainstorm 软件提供了多个源空间建模选项，包括基于模板模型和基于自定义模型的建模方式，可以根据用户需求进行选择。

③准确的溯源结果：Brainstorm 软件通过多种数据分析技术来获得溯源结果，包括空间滤波、时间频率分析和活动源分析等，能够从多个角度验证溯源结果的准确性。

④空间可视化方便：Brainstorm 软件提供了多种可视化工具，包括源空间可视化、头表面电势分布可视化和 3D 脑图可视化等。这些功能可以帮助用户更好地理解数据和结果。

总之，Brainstorm 软件是一种强大、可靠而灵活的工具，可以帮助用户完成高质量的脑电信号溯源工作。

6.3 FieldTrip 溯源

FieldTrip（FT）是一个 MATLAB 软件工具箱，用于分析多种神经成像技术数据，包括 MEG、EEG、iEEG 和 NIRS。它提供预处理和先进的分析方法，如时频分析、使用偶极子的源重建、分布源和波束形成器以及非参数统计测试。

神经元的电活动会产生电流，并通过头部传导。这些电流以电压变化和磁场的形式到达头皮表面，在头皮上被测量。测得的电压变化称为 EEG，测得的磁场称为 MEG。初级电流与突触后活动有关，一次电流会产生电位分布（即 EEG 信号）和相关体积电流，初级电流和体积电流一起也会产生磁场（即 MEG 信号）。然而，相对来说，在 MEG 中考虑体积电流的净效应相对简单，而准确计算 EEG 电位分布则较为困难。脑电图对径向和切向分量敏感，而 MEG 对切向分量敏感但对径向分量不敏感。MEG 和 EEG 对照如表 6-1 所示。

Fieldtrip 软件中包含很多脑电信号数据处理和分析方面的函数，下面列举一些常用的函数（见表 6-1）。

表 6-1　MEG 和 EEG 对照

MEG	EEG
高灵敏度（最小仪器噪声） 主题舒适度和准备 无须参考传感器 很小组织阻抗的影响；头部组织的建模相对简单 空间分辨率的定义并不简单： 　对电流缺陷方向高度敏感 　对深源相对不敏感 需要监控头部运动 功能磁共振成像	冗长乏味的主题准备 需要选择电气基准 皮肤接触质量漂移，电极阻抗 受颅骨影响的空间分辨率；头部组织的建模是不适应的（几何、阻抗） 流动的 磁共振兼容 合理成本

6.3.1　FieldTrip 溯源流程

脑源分析（sourcemodeling）需要三个模型：头部容积传导模型（又称头部模型，见图 6-67）、传感器阵列几何模型和源模型。最小失真的皮质区域低分辨率描述应该被提倡作为源模型。头模型和源模型是理想的，并由特定主题的 MRI 图像生成。一旦有了头模型和源模型，就可以执行以下步骤：使用 ft_prepare_leadfield 计算正向解；通过 ft_definetrial 和 ft_preprocessing 对 MEG 数据进行预处理；使用 ft_timelockanalysis 计算实验平均值并估计噪声协方差；使用 ft_sourceanalysis 和 ft_sourcedescriptives 计算逆解；最后，使用 ft_plot_mesh 和 ft_sourcemovie 可视化结果。

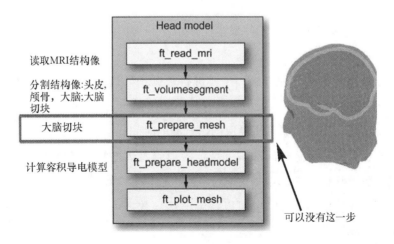

图 6-67　头模型

注：FieldTrip 软件中包含很多脑电信号数据处理和分析方面的函数，在此列举一些常用的函数。

①数据准备：ft_preprocessing 函数、ft_read_data 函数、ft_read_header 函数、ft_read_event 函数、ft_appenddata 函数等。

②预处理：ft_preprocessing 函数、ft_denoise_pca 函数、ft_rejectvisual 函数、ft_preproc_bandpassfilter 函数等。

③时频分析：ft_freqanalysis 函数、ft_wavelet 函数、ft_multiplotTFR 函数、ft_singleplotTFR 函数等。

④源分析：ft_sourceanalysis 函数、ft_preproc_orthogonalize 函数、ft_sourceplot 函数、ft_sourcestatistics 函数等。

⑤结果分析与可视化：ft_topoplotER 函数、ft_multiplotER 函数、ft_timelockstatistics 函数、ft_volumereconstruction 函数等等。

以上这些函数只是 FieldTrip 中的一部分。具体使用哪些函数，还要根据具体的研究问题和实验设计等因素来选择和应用。

（1）溯源分析步骤

为了探索神经元的激活分布情况，科学家们使用了一种名为最小范数估计的方法。这种方法适用于研究诱发反应和追踪广泛传播的激活时间。最小范数估计是一种分布式逆解方法，利用等效电流偶极子将源空间离散成皮层表面或脑容量内的位置。使用最小范数估计，科学家们可以同时估计所有被建模的源位置的振幅，并以最小的总能量恢复源分布，从而使其产生与测量数据一致的结果。使用最小范数估计需要进行两个独立的处理步骤，即处理解剖图像和 MEG 数据。要创建一个可用的源模型，还需要使用额外的软件，如 FreeSurfer（用于创建皮层工作表的模型）和 MNE 套件或 HCP Workbench（用于获得皮层工作表的最小变形版本）。使用 FieldTrip 进行脑电溯源分析可以实现以下功能。

①数据预处理：使用多种方法和工具进行数据预处理，如去除电源噪声、伪迹和运动伪影。

②信号源解析：应用成像算法提取脑信号源的时间和空间特征。

③时空解析：将信号源时间和空间特征映射到具体的神经活动上，检测出在一定时间内的同步脑电活动（如事件相关电位或脑区通信）。

④数据可视化：使用 FieldTrip 可以将脑电信号数据可视化，以便研究者可以更好地理解和分析数据。

MNE 溯源流程如图 6-68 所示，流程的函数实现如图 6-69 所示。

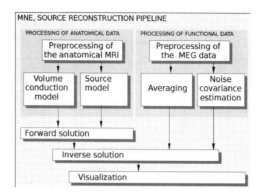

图 6-68 MNE 溯源流程

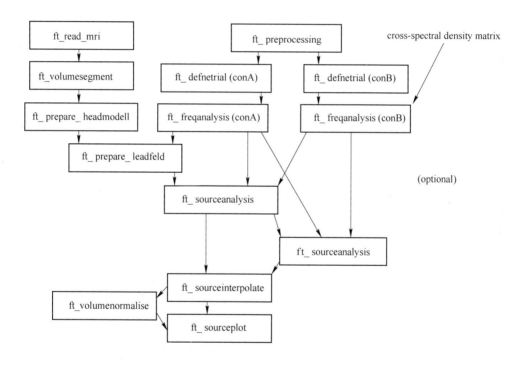

图 6-69 溯源流程中的函数

（2）功能程序

①读入 FC 数据

```
% find the interesting segments of data
cfg = [];                                    % empty configuration
cfg.dataset              = 'Subject01.ds';   % name of CTF dataset
cfg.trialdef.eventtype   = 'backpanel trigger';
cfg.trialdef.prestim     = 1;
cfg.trialdef.poststim    = 2;
cfg.trialdef.eventvalue  = 9;                % trigger value for fully congruent (FC)
cfg = ft_definetrial(cfg);
```

```
% remove the trials that have artifacts from the trl
cfg.trl([2, 3, 4, 30, 39, 40, 41, 45, 46, 47, 51, 53, 59, 77, 85],:) = [];

% preprocess the data
cfg.channel      = {'MEG', '-MLP31', '-MLO12'};      % read all MEG channels except MLP31 and MLO12
cfg.demean       = 'yes';
cfg.baselinewindow = [-0.2 0];
cfg.lpfilter     = 'yes';                            % apply lowpass filter
cfg.lpfreq       = 35;                               % lowpass at 35 Hz.

dataFC_LP = ft_preprocessing(cfg);
```

随后可以将数据保存到磁盘，save dataFC_LP。

②读入 FIC 数据

```
% find the interesting segments of data
cfg = [];                                            % empty configuration
cfg.dataset            = 'Subject01.ds';             % name of CTF dataset
cfg.trialdef.eventtype = 'backpanel trigger';
cfg.trialdef.prestim   = 1;
cfg.trialdef.poststim  = 2;
cfg.trialdef.eventvalue = 3;                         % trigger value for fully incongruent (FIC)
cfg = ft_definetrial(cfg);

% remove the trials that have artifacts from the trl
cfg.trl([15, 36, 39, 42, 43, 49, 50, 81, 82, 84],:) = [];

% preprocess the data
cfg.channel      = {'MEG', '-MLP31', '-MLO12'};      % read all MEG channels except MLP31 and MLO12
cfg.demean       = 'yes';
cfg.baselinewindow = [-0.2 0];
cfg.lpfilter     = 'yes';                            % apply lowpass filter
cfg.lpfreq       = 35;                               % lowpass at 35 Hz.

dataFIC_LP = ft_preprocessing(cfg);
```

随后可以将数据保存到磁盘，save dataFIC_LP 。

③平均值和噪声协方差估计

函数 ft_timelockanalysis 将对数据结构中的所有实验进行平均，并估计噪声协方差。在应用函数 ft_preprocessing 时，使用 cfg. demean = ′yes′选项非常重要，以获得正确的噪声协方差估计。对于特定情况下的实验，将按照刺激时间的开始与零时间点（句子最后一个单词的开始）来对齐进行平均。这是通过函数 ft_timelockanalysis 实现的，输入是通过 ft_preprocessing 生成的 dataFC_LP 结构。此外还需要计算噪声协方差矩阵，即需要指定 cfg. covariance =′yes′，并指定估计噪声协方差的时间窗口。在这种情况下，使用基线，因为我们对信号没有兴趣。

```
load dataFC_LP;
  load dataFIC_LP;
  cfg = [];
  cfg.covariance = 'yes';
  cfg.covariancewindow = [-inf 0]; %it will calculate the covariance matrix
                                   % on the timepoints that are
                                   % before the zero-time point in the trials
  tlckFC = ft_timelockanalysis(cfg, dataFC_LP);
  tlckFIC = ft_timelockanalysis(cfg, dataFIC_LP);
  save tlck tlckFC tlckFIC;
```

④前向问题求解

为了解决前向问题，需要使用 ft_prepare_leadfield 函数创建正演解，其中输入包括源空间、体积传导模型和传感器位置。传感器位置可以从平均数据的梯度场中获取，但需要指定使用哪些通道，这可以通过 grad 字段中包含的所有通道来实现。

```
   load tlck;
load sourcespace;
load vol;

cfg = [];
cfg.grad = tlckFC.grad;                         % sensor positions
cfg.channel = {'MEG', '-MLP31', '-MLO12'};      % the used channels
cfg.grid.pos = sourcespace.pnt;                 % source points
cfg.grid.inside = 1:size(sourcespace.pnt,1);    % all source points are inside of the brain
cfg.headmodel = vol;                            % volume conduction model
leadfield = ft_prepare_leadfield(cfg);

save leadfield leadfield;
```

⑤逆问题求解

计算逆解使用 ft_sourceanalysis 函数，其中要指定使用的方法（本例中使用的是最小模估计）。除此之外，必须还提供平均函数数据、正向解（使用 ft_prepare_leadfield 函数创建）、体积传导模型（使用 ft_prepare_headmodel 函数创建）以及噪声—协方差矩阵（tlckanalysis 函数输出的 cov 字段）作为输入。lambda 值是一个缩放因子，用于对噪声—协方差矩阵进行缩放。如果 lambda 值为零，则在计算逆解时不考虑噪声—协方差估计。为了更准确地估计噪声量，可以使用比例因子对噪声—协方差矩阵进行调整。在本例中，不需要单独指定噪声—协方差矩阵，因为它已经包含在 tlckanalysis 对象中的 cov 字段中，ft_sourceanalysis 函数会自动考虑它。在估计噪声—协方差矩阵时，实验次数越多，平均函数数据中的噪声就越低，但是噪声—协方差矩阵估计中的实验次数并没有减少。

```
load tlck;
load leadfield;
load vol;

cfg          = [];
cfg.method = 'mne';
cfg.grid   = leadfield;
cfg.headmodel      = vol;
cfg.mne.prewhiten = 'yes';
cfg.mne.lambda    = 3;
cfg.mne.scalesourcecov = 'yes';
sourceFC  = ft_sourceanalysis(cfg,tlckFC);
sourceFIC = ft_sourceanalysis(cfg, tlckFIC);

save source sourceFC sourceFIC;
```

⑥源重构结果绘制到源空间上

可以使用 ft_plot_mesh 函数在特定时间点将逆解绘制到源空间。

```
load source;
load sourcespace;

bnd.pnt = sourcespace.pnt;
bnd.tri = sourcespace.tri;
m=sourceFIC.avg.pow(:,450); % plotting the result at the 450th time-point that is
                            % 500 ms after the zero time-point
ft_plot_mesh(bnd, 'vertexcolor', m);|
```

使用 FieldTrip 软件进行脑电溯源分析可以实现数据预处理、信号源解析、时空解析和数据可视化等功能。该软件提供了许多函数，如数据准备、预处理、时频分析、源分析和结果分析与可视化等方面的函数，这些工具对于进行脑电溯源分析的研究者来说非常重要和有用。在使用 FieldTrip 时，需要根据具体的研究问题和实验设计等因素来选择和应用相应的函数。

更多详情请见：http：//www.fieldtriptoolbox.org/tutorial/。

6.3.2 FieldTrip 软件下载

首先下载相应的软件工具，网址如下：

http：//www.fieldtriptoolbox.org/download.php。下载前需要填写相关信息，如图 6-70 所示。

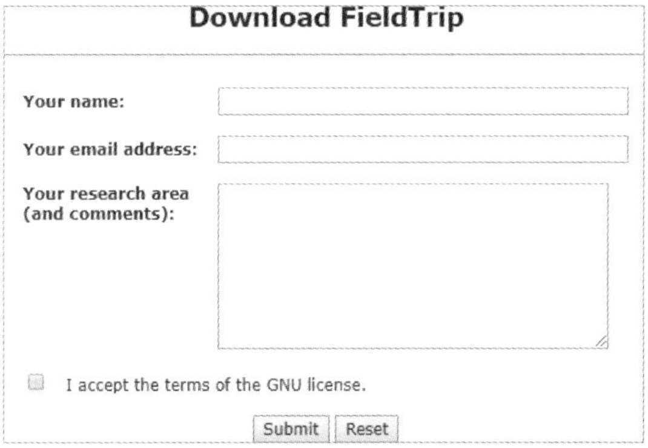

6.3.3 FieldTrip 软件安装

下载后可直接解压，然后将文件夹拷贝到 Matlab 中的 toolbox 中，如图 6-71 所示。

配置路径：打开 Matlab，找到主页中的设置路径，如图 6-72 所示。

点击添加文件夹（Add with Subfolders），如图 6-73 所示，弹出选择文件夹的窗口，如图 6-74 所示。

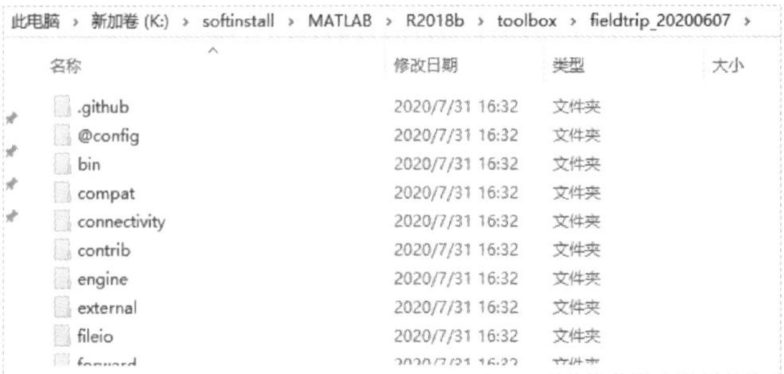

图 6-70　下载软件并注册

图 6-71　软件拷贝到 matlab 中的 toolbox

最后记得点击保存即可，这样就完成了 FT 软件的安装。

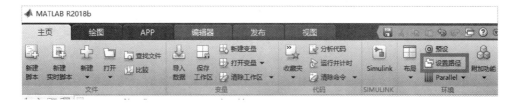

图 6-72　设置路径（Set Path）

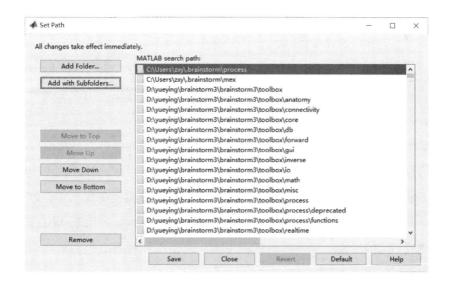

图 6-73　安装 FieldTrip

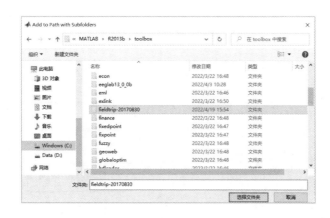

图 6-74　选择 FieldTrip 文件夹

6.3.4 FieldTrip 溯源程序

FieldTrip 软件的脑电溯源分析流程包括以下几个步骤。

①数据预处理：包括引入数据文件、导入标记文本、划分 epoch、坏道修复、去除噪声和滤波等预处理步骤。

②ERP/ERF 流程：该流程主要是进行事件相关电位或场的分析，可以计算出在不同时间窗口内脑电信号的平均值或场的相关度。这个过程中包括提取事件电位或场、创建条件，以及对数据进行平均和统计显著性检验等步骤。

③时频分析流程：主要是对时间和频率两个维度进行分析，寻找脑电信号在不同时间和频率上的特征。流程包括输入数据、选择时频分析方法、定义频率范围和时间窗口、生成时频图和可视化等步骤。

④波速形成器源分析流程：主要是通过运用波速形成器方法（beamformer），解析脑电信号的源定位。该流程需要进行头模型重建、源空间创建、生成正演算子、计算功率波谱和数据可视化等步骤。

⑤多被试源重建流程：该流程的目标是分析多个被试的脑电信号源空间，并获得组水平的信息。流程包括数据导入和处理、群体平均、统计参数估计和绘图等步骤。

安装 FieldTrip 软件之后，脑电溯源分析通常需要进行编程实现。实现过程中，需要按照脑电溯源分析流程逐一编程，在编程实现的过程中，要运用 FieldTrip 提供的函数和工具完成不同的功能，同时要调试程序确保其正确性和有效性，最终得到脑电信号的源空间解析结果。

（1）FT 分析 ERP/ERF 流程

分析 ERP/ERF 流程如图 6-75 所示。

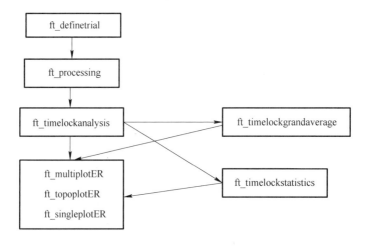

图 6-75　FT 分析 ERP/ERF 流程

```
clear;clc
%导入数据
load('data_transformed. mat');


%% Single Subject average
%提取第一个被试的数据
subj1_data = all_data{1};


cfg = [];
cfg. channel = 'all';
% averageacross trials
%一定去了 EEGLAB,加入 ft 两者不兼容
subj1_data_avg = ft_timelockanalysis(cfg, subj1_data);%个体水平的叠加平均,抵消的是试次间的
影响


% plot single-subject ERPs and topo
%定义结构体
cfg = [];
%定义排布系统
cfg. layout = 'EEG1005. lay';
%用界面交互
%interactive 出图后框选 ,框一个是单独的,框多个就是平均的波形
cfg. interactive = 'yes';
%绘制 outline
cfg. showoutline = 'yes';%就是有没有头的轮廓,no 就是没有轮廓
%一次性绘制多个通道的波形图,按电极坐标摆放
ft_multiplotER(cfg, subj1_data_avg);


% singleplotER: (default parameter, plot mean of all channels)单独画一个电极
%一次绘制一张波形图,不加通道参数,默认绘制全部通道的平均波形
ft_singleplotER(cfg,subj1_data_avg);
cfg = [];
cfg. layout = 'EEG1005. lay';
cfg. channel = {'Cz','C1'};%画单个通道的就只有一个通道名称,写多个就是这几个通道的平均
ft_singleplotER(cfg,subj1_data_avg);


% plot topo
%绘制地形图,默认绘制所有时间的平均地形图
```

```
ft_topoplotER( cfg, subj1_data_avg);
cfg = [ ];
cfg. layout = 'EEG1005. lay';
%绘制 200~300ms 的平均地形图,指定绘制的时间窗
cfg. xlim = [ 0. 2 0. 3 ];
%一定要关注 colorbar
cfg. zlim = [ -5 5 ];
ft_topoplotER( cfg, subj1_data_avg);


%% Time lock analysis for all subjects


% average
%提取被试数量信息
subj_num = length( all_data);


%创建维度与被试数据一致的空数组,储存后续信息
all_data_avg = cell( subj_num,1);
all_data_avg_l3 = cell( subj_num,1);
all_data_avg_l4 = cell( subj_num,1);


%定义 cfg 结构体及参数
cfg = [ ];
cfg. channel = 'all';
%对于每一个被试
for i = 1 : subj_num
    %个体水平叠加平均
    all_data_avg{ i} = ft_timelockanalysis( cfg, all_data{ i} );
    all_data_avg_l3{ i} = ft_timelockanalysis( cfg, all_data_l3{ i} );
    all_data_avg_l4{ i} = ft_timelockanalysis( cfg, all_data_l4{ i} );
end
% plot group-level ERPs and topo
cfg = [ ];
cfg. channel = 'all';
%进行组水平叠加平均
%结果存在 . avg 的域中
group_data_avg = ft_timelockgrandaverage( cfg, all_data_avg{ : } );%组水平的叠加平均


cfg = [ ];
cfg. layout = 'EEG1005. lay';
```

```
cfg. interactive = 'yes';
cfg. showoutline = 'yes';
ft_multiplotER(cfg, group_data_avg);

% singleplotER
cfg = [];
cfg. layout = 'EEG1005. lay';
cfg. channel = {'Cz','C1'};
ft_singleplotER(cfg,group_data_avg);

% plot topo
cfg = [];
cfg. layout = 'EEG1005. lay';
cfg. xlim = [0.2 0.3];
ft_topoplotER(cfg, group_data_avg);
% try ploting N2/P2
```

（2）FT 时频分析流程

时频分析流程见如图 6-76 所示。

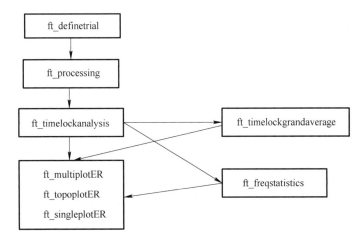

图 6-76　FT 时频分析流程

clear;clc

%导入预处理好的数据,下面是相对路径,Matlab 当前文件夹需要设置到文件所在位置,也可以用绝对路径

load('data_transformed. mat');

%% Single Subject time-freq transform

%提取一个被试的数据

```
subj1_data = all_data{1};
%制定一个与被试维度相同的结构体
cfg = [];
%对于所有通道
cfg. channel = 'all';
%用小波变换的方式做时频分析
cfg. method = 'tfr';
%输出的指标是 power
cfg. output = 'pow';
%定义感兴趣的频率范围以及频域分辨率
cfg. foi = 1:40;%不一定非要等间隔,可以 1:0.5:10,10:40 一般 0.5 就够了,嫌麻烦直接 1:0.5:40
% cfg. foi =[1:0.5:10,11:40]
%定义感兴趣的时间范围及时间分辨率,采样率是 1000,最小就是 0.001,可以是 0.002 等
cfg. toi = -1:0.001:1.5;
%cfg. toi = -1:0.01:1.5;
%cfg. width = 'width', or number of cycles 周期的倍数, of the wavelet (default = 7)
%定义窗宽和周期之间的倍数关系,默认为 7,一般 3~4 合适
cfg. width = 4;
% time-freq transform
subj1_data_tf = ft_freqanalysis(cfg,subj1_data);


% plot single-subject TF-image
%一次性绘制所有通道下的视频图
cfg = [];
cfg. layout = 'EEG1005. lay';
cfg. interactive = 'yes';
cfg. showoutline = 'yes';
ft_multiplotTFR(cfg, subj1_data_tf);


% plot selected channels
%一次绘制某个通道或者某几个通道的平均时频图
cfg = [];
cfg. layout = 'EEG1005. lay';
cfg. channel = {'Cz','C1'};
ft_singleplotTFR(cfg, subj1_data_tf);


% plot topo
%指定时间和频率信息
%绘制平均地形图
```

```
cfg = [ ];
cfg. layout = 'EEG1005. lay';
%感兴趣时间段
cfg. xlim = [0. 08 0. 42];
%感兴趣频率段
cfg. ylim = [8 13];
ft_topoplotTFR(cfg,subj1_data_tf);

%% Time Frequency analysis for all subjects

subj_num = length(all_data);

%建立维度与被试个数相同的胞元,储存后续信息
all_data_tf = cell(subj_num,1);
all_data_tf_l3 = cell(subj_num,1);
all_data_tf_l4 = cell(subj_num,1);

%定义时频分析的方法和输出的指标
cfg = [ ];
cfg. channel = 'all';
cfg. method = 'tfr';
cfg. output = 'pow';
%定义频率分辨率和频率范围
cfg. foi = 1:40;
%定义时间分辨率和时间范围
cfg. toi = -1:0. 001:1. 5;
%对于每个被试
for i=1:subj_num
    %进行个体水平的时频变化,并沿着试次做平均
    %得到的数据维度:ch * f * times
    all_data_tf{i} = ft_freqanalysis(cfg, all_data{i});
    all_data_tf_l3{i} = ft_freqanalysis(cfg, all_data_l3{i});
    all_data_tf_l4{i} = ft_freqanalysis(cfg, all_data_l4{i});
end

% plot group-level ERPs and topo
cfg = [ ];
cfg. channel = 'all';
%对时频数据进行组水平平均-->去除被试间的个体差异影响
group_data_tf = ft_freqgrandaverage(cfg, all_data_tf{:});
```

```
% plot group-level TF-image
cfg = [ ];
cfg. layout = 'EEG1005. lay';
cfg. interactive = 'yes';
cfg. showoutline = 'yes';
ft_multiplotTFR( cfg, group_data_tf);

% plot selected channels
cfg = [ ];
cfg. layout = 'EEG1005. lay';
cfg. channel = { 'Cz','C1' };
ft_singleplotTFR( cfg, group_data_tf);

% plot topo
cfg = [ ];
cfg. layout = 'EEG1005. lay';
cfg. xlim = [0. 08 0. 42];
cfg. ylim = [8 13];
%定义地形图的 colorbar 需要时 uncomment 下面这一句
% cfg. zlim =[ ];
ft_topoplotTFR( cfg,group_data_tf);
```

（3）FT 波速形成器源分析流程

波速形成器源分析流程如图 6-77 所示。

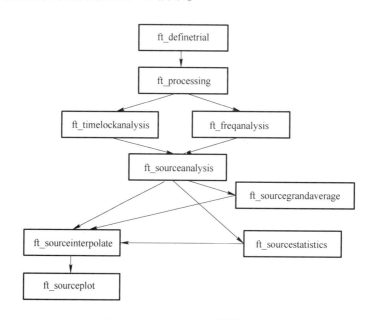

图 6-77　Beamformer 源分析流程

```
  clc;clear all;
  % restoredefaultpath;
  % ft_path = 'E:\\matlabExToolBox\\fieldtrip-20170830';
  % %genpath 是将 ft_path 下的所有子文件夹都生成出来,配合 addpath 就等于 matlab 中的
setupfolders and subfolders
  % addpath(genpath(ft_path));
  ft_defaults


  %单个被试溯源目的:查看源水平某个节律上刺激后相对刺激前活动的变化
  %%刺激后某个节律相对刺激前源水平的能量变化 mne 只能搞时域,beamformer 时域及频域都可
  load('cba_go.mat')%加载某个被试的数据,转换为 FT 格式
  data = EEGLAB2fieldtrip( EEG, 'preprocessing');%这个 EEGLAB2fieldtrip 跟那个代码不一样,这个
是函数
  % ['preprocessing'|'freqanalysis'|'timelockanalysis'|'companalysis']这个函数可以直接把 EEGLAB 的
数据等转过来


  cfg = [];      %挑选刺激前的数据
  cfg.toilim = [-0.5 0];    % It is important that the length of each data piece matches an integer number
of oscillatory cycles
  dataPre = ft_redefinetrial(cfg, data);%


  cfg.toilim = [0.4 0.9];      %挑选刺激后的数据
  dataPost = ft_redefinetrial(cfg, data);
  %beamformer 做溯源必须用平均导联做参考


  % If you want to do a beamformer source reconstruction on EEG data, you have to pay special attention to
the EEG referencing. 平均参考
  % The forward model will be made with an common average reference (except in some rare cases like with
bipolar iEEG electrode montages), i. e. the
  % mean value over all electrodes is zero. Consequently, this also has to be true in your data.


  % Prior to doing the spectral decomposition with ft_freqanalysis you have to ensure with ft_preprocessing
that all channels are re-referenced to
  % the common average reference.
  % Furthermore, after selecting the channels you want to use in the source reconstruction (excluding the
bad channels) and after re-referencing
  % them, you should not make sub-selections of channels any more and throw out channels, because that
would cause the data not be average
```

% The prime reason for using the average reference in EEG source estimation is that in the forward model of how the sources project to the

% channels, there is a (small) model error at each channel, including at the reference channel. If you use a single common reference, the

% forward model error of that reference channel contributes to the model estimate of the potential difference at all other channels. The model

% error in the reference therefore is present in the forward solution for all other channels, and the model error at the reference is weighted

% heavily in the inverse source estimate. Taking a common average reference in the EEG data, also corresponds to taking a common average

% reference for your forward model solution. The consequence of subtracting the average potential (from each channel) is that the model error

% is averaged over all channels. Since there is no reason to assume that the model error is specifically positive or negative, the model error

% will average out and the forward solution at each channel will have a much smaller forward model error.

%声明要做频域变换

cfg. method   = 'mtmfft'; % analyses an entire spectrum for the entire data length, implements multitaper frequency transformation

% cfg. method 的其他选项'mtmconvol''wavelet'和'tfr'是时频分析技术;'mvar'则是对多变量自回归模型系数进行傅里叶变换

%taper 加窗类似时频分析中的小波变换,逐步加窗,认为比直接傅里叶变换要准确

cfg. taper = 'dpss';% dpass is the default option. it can also be hanning or many others

cfg. output   = 'powandcsd'; % pow and cross-spectral density 交叉谱密度(对应时域的协方差,估计各个通道在频域上的关系,解决通道间的影响)

cfg. tapsmofrq = 4;

% number, the amount of spectral smoothing through multi-tapering.

% Note that 4 Hz smoothing means plus-minus 4 Hz, i. e. a 8 Hz smoothing box.

cfg. foilim   = [18 18]; % cfg. foilim is equal to cfg. foi (vector 1 x numfoi, frequencies of interest) 感兴趣频率

%cfg. foilim   = [begin end], frequency band of interest

freqPre = ft_freqanalysis(cfg, dataPre); %ft_freqanalysis 做时频分析还是频域分析,取决于 method 的输入

cfg = [];

cfg. method   = 'mtmfft';%频域分析

cfg. taper = 'dpss';% dpass is the default option. it can also be hanning or many others 多窗口法去做频域分析

cfg. output　　　 = 'powandcsd';%输出 power 和交叉谱密度(频域上的相关,后面估计协方差要用到)

cfg. tapsmofrq = 4;%平滑的范围:代表 4hz 一个频率点前后 4hz,越大,平滑越强烈。可以比 4 再小,不是必须的操作,可以 comment 掉

cfg. foilim　　　 = [18 18];%感兴趣节律(频率)的范围:只想分析一个点,则是 18 18,如果某个频段,可以选,比如 [8 13]

% cfg. foi = [6 8 10 12 14 18]%这样是指感兴趣 6 个频率点,不是求平均

%cfg. foi　　 = vector 1 x numfoi, frequencies of interest

freqPost = ft_freqanalysis(cfg, dataPost);%频域分析

%freqpost fre 感兴趣频率点 powspectrm 32 个通道在一个频率点上的能量 crsspectrm 32 个通道两两相关的信息

%%

templateheadmodel = 'E:\\matlabExToolBox\\fieldtrip - 20170830\\template\\headmodel\\standard_bem. mat';

load(templateheadmodel); % vol

cfg　　　　　　　　 = [];

cfg. elec =　 freqPost. elec;　　　 % sensor positions

cfg. headmodel = vol;　　　　　 % volume conduction model

cfg. reducerank　　　 = 3;%Optionally, you can modify the leadfields by reducing the rank (i. e. remove the weakest orientation),

%or by normalizing each column.　 cfg. reducerank　　 = 'no', or number (default = 3 for EEG, 2 for MEG)

cfg. channel　　　　 = 'all';

cfg. grid. resolution = 1;　　 % use a 3-D grid with a 1 cm resolution 就是横切竖切时多大的间距当作一个源点

cfg. grid. unit　　　　 = 'cm';

leadfield = ft_prepare_leadfield(cfg);

%% Source Analysis:Contrast activity to another interval

% One approach is to compare the post- and pre-stimulus interval, which we describe now here. Another approach is to contrast the same window

% of interest (relative in time to some stimulus or response) between two or more conditions, which we do not show here, but the calls to

% FieldTrip functions are conceptually the same.

%合并刺激前后的数据做溯源

dataAll = ft_appenddata([], dataPre, dataPost);%合并数据

cfg = [];

cfg. method　　　 = 'mtmfft';

cfg. output　　　 = 'powandcsd';

```
cfg. tapsmofrq  = 4;
cfg. foilim     = [18 18];
freqAll = ft_freqanalysis(cfg, dataAll);


cfg              = [];
cfg. method      = 'dics'; % beamformer 针对频率数据的一种, 在这可以溯源的方法 pcc 也是一
种算法, 同样针对频域 lcmv 是 beamformer 中针对时域溯源的算法
        %频域 dics/PCC 时域 LCMV dics 占用内存多, PCC 占用内存少
cfg. frequency   = 18;%指定感兴趣频率点, 溯源只能一个个频率点去溯源, 一次一个
cfg. grid        = leadfield;%制定正向解
cfg. headmodel   = vol;%制定头模
cfg. dics. projectnoise = 'yes';%估计噪声信号
cfg. dics. lambda       = '100%';%lambda 用于调节溯源结果的集中度, 自己把握
        %以下两行为保存滤波器信息的意思, 为后面对刺激前后数据单独溯源做准备。这时候对合并数
据做溯源, 滤波器需要保留
cfg. dics. keepfilter   = 'yes';%保留滤波器(beamformer 的权重信息)
cfg. dics. realfilter   = 'yes';
sourceAll = ft_sourceanalysis(cfg, freqAll);
        %前后数据合并后溯源的结果 pow 4050 * 1 4050 个源点在频率点上的值
        %filter 是权重的信息, 根据 beamfomer 原理, 4050 个源点, 每个源点有三个方向的放电, 是由头皮 32
个通道不同加权后形成。所有每个源点都有一个滤波器 filter


% The main advantage of using common filters is that more data is used for constructing the spatial
filters. The data of the conditions
% is appended, and the cross-spectral density matrix is based on this combined dataset. Generally, the
more data is used in this step,
% the better the estimate, thus the more reliable the filters. Another advantage is that you use the same
filters for estimating the sources
% in both conditions. Differences in source activity can then be ascribed to power differences in
conditions, not to differences between the
% filters.


% Common filters can be used when you want to compare conditions for which you assume the underlying
sources are the same, but active to a
% different extent. It is not a problem to have different amounts of trials in the conditions. It is a
requirement that the time windows in
% all conditions are of equal length.
% In FieldTrip, common filters can be used both with the DICS and the PCC beamformer approach. If you
```

are interested in calculating source

% reconstructed power, both methods can be used and will lead to similar results. PCC is faster but more memory-demanding, whereas DICS is

% slower but more memory-friendly. The choice of methods depends on personal preferences, your data and computer specs.

%利用合并数据的滤波器,对刺激前后的数据分别做溯源

cfg. grid. filter = sourceAll. avg. filter;%溯源时使用合并数据溯源得到的滤波器(权重)

sourcePre_con　　= ft_sourceanalysis(cfg, freqPre);

sourcePost_con = ft_sourceanalysis(cfg, freqPost);

%计算刺激后-刺激前活动变化的百分比

sourceDiff = sourcePost_con;%就是用了这个 sourcePost_con 的模板

sourceDiff. avg. pow　=　(sourcePost_con. avg. pow　-　sourcePre_con. avg. pow)　./　sourcePre_con. avg. pow;%(刺激后-刺激前)/刺激前

mri = ft_read_mri('E:\\MD_R\\2021_7_8_7_13EEGjunior\\9EEGT_Day1\\toolbox\\fieldtrip-20170830\\template\\anatomy\\single_subj_T1. nii');

% mri = ft_volumereslice([], mri);%加上此行的话,MRI 结构像在图中占的空间更小一点,仅此而已(对绘图结果的解释无实质性影响)

mri = ft_convert_units(mri, 'mm');%加上此行的话,后面的绘制的图形中坐标单位显示为厘米,其余不变(对绘图结果的解释无实质性影响)

%源点活动转换为体素活动

cfg　　　　　　　=[];

cfg. downsample = 1;%插值的间隙

cfg. parameter　　= 'avg. pow';%需要转化的数值

sourceDiffInt　　= ft_sourceinterpolate(cfg, sourceDiff, mri);%插值

%pow 900000+值

% sourceDiffInt. mask = sourceDiffInt. pow > max(sourceDiffInt. pow(:) * 0. 8);

%上面为将大于最大值0.8倍的体素给展示出来,同样,这个值自己把握,由到底激活还是减弱了决定

sourceDiffInt. mask = sourceDiffInt. pow < min(sourceDiffInt. pow(:) * 0. 8);%将小于最小值0.8倍的像素给展示出来,这个值自己把握

cfg = [];

cfg. method　　　　　= 'ortho';%显示轴位、矢状位、冠状位三个轴位的激活

% cfg. method　　　　　=　'slice';

```
% cfg. method          =    'glassbrain';
% cfg. funparameter    = 'avg. pow';
cfg. funparameter      = 'pow';
% cfg. maskparameter    = cfg. funparameter;
cfg. maskparameter    = 'mask';
% cfg. funcolorlim     = [-1 0];
% cfg. opacitylim       = [0.0 1.2];
% cfg. opacitymap       = 'rampup';


ft_sourceplot(cfg, sourceDiffInt);
```

%图中 location 最关键,0 点是前联合 (三个坐标分别是冠状位、矢状位、轴位,按这个顺序读)

(4) 多被试源重建流程

多被试源重建流程如图 6-78 所示。

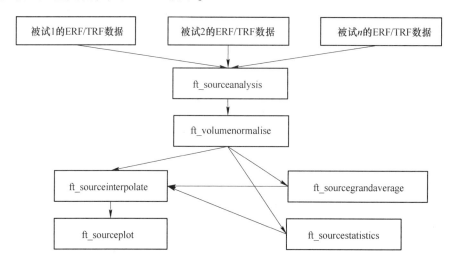

图 6-78　多被试源重建流程

```
    clear;clc
%导入数据
load('data_transformed. mat');


%% Single Subject average
%提取第一个被试的数据
subj1_data = all_data{1};


cfg = [];
cfg. channel = 'all';
% average across trials
```

%一定去了 EEGLAB,加入 ft 两者不兼容

subj1_data_avg = ft_timelockanalysis(cfg, subj1_data) ;%个体水平的叠加平均,抵消的是试次间的影响

% plot single-subject ERPs and topo

%定义结构体

cfg = [ ];

%定义排布系统

cfg. layout = 'EEG1005. lay';

%用界面交互

%interactive 出图后框选 ,框一个是单独的,框多个就是平均的波形

cfg. interactive = 'yes';

%绘制 outline

cfg. showoutline = 'yes';%就是有没有头的轮廓,no 就是没有轮廓

%一次性绘制多个通道的波形图,按电极坐标摆放

ft_multiplotER(cfg, subj1_data_avg) ;

% singleplotER：(default parameter, plot mean of all channels)单独画一个电极

%一次绘制一张波形图,不加通道参数,默认绘制全部通道的平均波形

ft_singleplotER(cfg,subj1_data_avg) ;

cfg = [ ];

cfg. layout = 'EEG1005. lay';

cfg. channel = {'Cz','C1'};%画单独通道的就只有一个通道名称,写多个就是这几个通道的平均

ft_singleplotER(cfg,subj1_data_avg) ;

% plot topo

%绘制地形图,默认绘制所有时间的平均地形图

ft_topoplotER(cfg, subj1_data_avg) ;

cfg = [ ];

cfg. layout = 'EEG1005. lay';

%绘制 200~300ms 的平均地形图,指定绘制的时间窗

cfg. xlim = [0. 2 0. 3];

%一定要关注 colorbar

cfg. zlim = [-5 5];

ft_topoplotER(cfg, subj1_data_avg) ;

%% Time lock analysis for all subjects

% average

```matlab
%提取被试数量信息
subj_num = length(all_data);

%创建维度与被试数据一致的空数组,储存后续信息
all_data_avg = cell(subj_num,1);
all_data_avg_l3 = cell(subj_num,1);
all_data_avg_l4 = cell(subj_num,1);

%定义 cfg 结构体及参数
cfg = [];
cfg.channel = 'all';
%对于每一个被试
for i=1:subj_num
    %个体水平叠加平均
    all_data_avg{i} = ft_timelockanalysis(cfg, all_data{i});
    all_data_avg_l3{i} = ft_timelockanalysis(cfg, all_data_l3{i});
    all_data_avg_l4{i} = ft_timelockanalysis(cfg, all_data_l4{i});
end
% plot group-level ERPs and topo
cfg = [];
cfg.channel = 'all';
%进行组水平叠加平均
%结果存在 .avg 的域中
group_data_avg = ft_timelockgrandaverage(cfg, all_data_avg{:});%组水平的叠加平均

cfg = [];
cfg.layout = 'EEG1005.lay';
cfg.interactive = 'yes';
cfg.showoutline = 'yes';
ft_multiplotER(cfg, group_data_avg);

% singleplotER
cfg = [];
cfg.layout = 'EEG1005.lay';
cfg.channel = {'Cz','C1'};
ft_singleplotER(cfg,group_data_avg);

% plot topo
cfg = [];
```

```
cfg. layout = 'EEG1005. lay';
cfg. xlim = [0. 2 0. 3];
ft_topoplotER( cfg, group_data_avg);
% try ploting N2/P2
```

总的来说，FieldTrip 是一个开源的 MATLAB 工具箱，用于脑电磁成像和神经科学研究岗位，有助于对脑电数据进行预处理和后续分析。在脑电数据的溯源分析过程中，FieldTrip 软件使用一种完整的流程来处理数据，主要包括数据预处理、ERP/ERF 流程、时频分析流程、波速形成器源分析流程和多被试源重建流程等步骤，每个步骤均有一系列函数和工具来进行实现，最终得到源空间解析数据结果。

此外，FieldTrip 软件为研究人员提供了一些方便的可视化工具，如电极位置图、时空幅值变化图、矢量图、统计显著性图等，使结果的表达更加直观。总的来说，FieldTrip 软件具有很高的灵活性和可扩展性，可以适应广泛的研究需求，并且支持多种脑电数据格式和标准，是脑电磁成像研究的一款非常优秀的工具。

6.4　总结

在神经科学领域中，脑电信号溯源是一项重要的研究方法，它可以帮助研究人员识别脑电数据源并进行分析。在这方面，sLORETA、Brainstorm 和 FieldTrip 三种脑电信号溯源工具，都有各自的优点和特点。

首先，sLORETA 脑电数据溯源是一种基于磁共振图像的可逆时间电磁定位技术，能够根据大脑成像数据来确定脑电信号的空间成分。它的优点是可以支持多种类型的实验设计，如时间和频率域分析，同时还具有良好的准确性和稳定性。对于想要了解时间和空间组成的研究人员，sLORETA 脑电数据溯源是一个非常合适的选择。

其次，Brainstorm 脑电数据溯源是一种简单易用且功能强大的脑电信号溯源软件。与其他溯源软件相比，Brainstorm 脑电数据溯源可以进行自动化处理，包括信号预处理、信号空间滤波和排序。此外，它还具有友好的用户界面，可以帮助研究人员快速找到感兴趣的脑区并进行分析。

最后，FieldTrip 编程对脑电信号溯源是完全的开源软件，具有灵活性和可扩展性，可以在 MATLAB 编程环境中进行编程操作。它支持几乎所有类型的数据格式，且有大量的开发者支持，社区参与度高。但是，与其他两种工具相比，FieldTrip 编程操作对处理和分析脑电信号的要求更高，需要一定的编程技能和计算机技术。

总的来说，这三种工具都是很好的脑电信号溯源软件，研究人员需要根据自己的需求和技能水平选择合适的软件工具。

第 7 章　脑电数据批处理

脑电信号反映了脑功能活动，对于研究脑功能和疾病具有重要意义。但是，处理和分析脑电数据通常需要耗费大量时间和人力。随着计算机技术和数据处理算法的不断发展，越来越多的脑电数据处理软件被开发出来，使得对脑电数据的处理和分析变得更加高效和准确。本章将着重介绍两种常用的脑电数据处理工具——EEGLAB 和 Brainstorm 的批处理程序，旨在帮助读者快速且准确地处理和分析脑电数据，并了解其在脑科学研究中的应用。

7.1　EEGLAB 对脑电数据预处理的批处理

EEGLAB 是一个常用的用于脑电数据分析和可视化的 MATLAB 工具箱。在 EEGLAB 中，脑电数据的组织包括 EEG. data 和 EEG. event 两个要素。EEG. data 在分段前是一个二维数组，包含电极和时间点两个维度；在分段后是一个三维数组，增加了一个 trail（实验重复）的维度。EEG. event 则包含 Marker 类型和发生的时间点（latency）。除此之外，EEG. times 记录了每个时间点的时间位置，而 EEG. history 则存储了在 EEGLAB 界面中操作所对应的 MATLAB 语句，如数据导入、电极定位、滤波、分段和 ICA 等操作。

对于批处理，虽然无法完全实现自动化，但可以利用 EEGLAB 的函数来实现自动化处理的部分，从而提高数据处理的效率。批处理的原理是通过在 EEGLAB 界面上进行的每一个操作，对应于一个或多个函数的执行来实现的。只需要编写一个 for 循环来批量读入并处理多个被试的数据，根据命名不同的变量名来实现对不同被试数据的处理，同时，中间需要手动完成的环节可以在每个被试的数据处理完后进行。

在脑电处理中，常用函数有：strcat 用于拼接字符串，strcmp 用于比较字符串，num2str 用于将数字转换为字符串，length 常用于获取一维数组的长度，size 常用于获取多维数组的大小，find 用于寻找数组的索引，squeeze 用于消除无用的维度，mean 用于计算平均值。这些函数能够提高数据处理的效率。

在 MATLAB 中，绘图是非常重要的数据分析和可视化方法。基本的画图命令是 plot 函数，使用该函数可以绘制线图、散点图等。如果需要在新的画布上绘图，可以使用 figure 命令来生成一个新的图形界面。此外，如果需要将画布分割为多个子图，并在特定位置进行绘图，可以使用 subplot 函数。除了 plot 函数之外，MATLAB 还拥有其他的绘图函数，例如 imagesc 等，可以用于绘制热图等。这些命令和函数可以满足各种数据可视化需求，能够帮助用户更好地理解和分析数据。

7.1.1　示例程序

以下是一个 EEGLAB 对脑电信号进行预处理的示例代码。

```
%导入 EEGLAB 工具箱
addpath('/eeglab_folder/eeglab2021')
eeglab

%导入 EEG 数据
EEG = pop_loadset('mydata.set');

%将数据摆放为平摊数据
EEG = pop_resample(EEG, 250); % 将采样率降为 250Hz
EEG = pop_reref( EEG, []); %离线参考
EEG = pop_chanedit(EEG, 'lookup','/eeglab_folder/plugins/dipfit2.3/standard_BESA/standard-10-5
-cap385.elp');

%去除慢漂移
EEG = pop_eegfiltnew(EEG, 0.5, 0); %去除低频
EEG = pop_eegfiltnew(EEG, [], 45); %去除高频

%去除眼动和眨眼伪迹（ICA）
EEG = pop_runica(EEG, 'extended',1,'interupt','on'); %进行 ICA 分解
EEG = pop_icauto(EEG, 'box','off'); %自动识别眼动和眨眼破坏源
EEG = pop_subcomp( EEG, EEG.reject.gcompreject, 0); %利用识别出的破坏源移除眼动和眨眼

%保存预处理数据
pop_saveset(EEG, 'filename','preprocessed.set');

%显示预处理数据
pop_eegplot(EEG, 1, 1, 1);
```

此示例代码中，首先导入 EEGLAB 工具箱和 EEG 数据。然后对数据进行了多个预处理步骤，包括平摊数据、离线参考、去除慢漂移、去除眼动和眨眼伪迹等。最后将预处理后的数据保存为 'preprocessed.set' 文件，并使用 'pop_eegplot' 显示数据。需要注意的是，具体的预处理步骤可以根据数据的特征和需要进行调整和改进。

7.1.2　举例程序

```
%刺激呈现时打标记10(刺激类型1)和11(刺激类型2);被试反应正确时打标记200,错误时打标记100
%%假设有三名被试(1,2和3)的 BP 格式数据;
```

```
%%

clc;clear all;close all
for i = 1:3 %有多少数据对应多少数字
    EEG = pop_loadbv('D:\\batch_exercise\\raw\\', strcat(num2str(i), '.vhdr'), [], []); %加载数据,需要修改文件路径
    EEG = pop_chanedit(EEG, 'lookup','D:\\\\toolbox\\\\EEGLAB13_0_0b\\\\EEGLAB13_0_0b\\\\plugins\\\\dipfit2.2\\\\standard_BESA\\\\standard-10-5-cap385.elp');
    EEG = pop_select( EEG,'nochannel',{'HEO' 'VEO'}); %删除无用电极
    EEG = pop_resample( EEG, 500); %降低采样率
    EEG = pop_reref( EEG, [33 43]); %重新参考电极
    EEG = pop_eegfiltnew(EEG, 0.5, 30, 3300, 0, [], 0); %带通滤波
    EEG = pop_eegfiltnew(EEG, 48, 52, 826, 1, [], 0);  %凹陷滤波
    EEG = pop_epoch( EEG, {  '10'  '11' }, [-0.2  0.8], 'epochinfo', 'yes'); %
    EEG = pop_rmbase( EEG, [-200     0]);  % 8~14行在EEGlag中操作后把代码复制过来
    EEG = pop_selectevent( EEG, 'type', 200,'deleteevents','off','deleteepochs','on','invertepochs','off'); %选择正确反应的时间类型(替换正确的反应事件类型)
    EEG = pop_saveset( EEG, 'filename',strcat(num2str(i), '.set'), 'filepath','C:\\Users\\42516\\Desktop\\2021.7.27北京\\day1\\组水平\\batch_exercise\\raw\\pre\\'); %保存数据
end
%第一阶段的预处理
%%完成上述操作的数据后,肉眼观察数据,将漂移较大的分段删掉、EMG伪迹较大的分段删掉,并标记下坏电极;接着对坏电极进行插补
%有眼电伪迹的分段不应该删掉,但是如果某些分段眼电过大可考虑删掉这些分段
%假设上述三个被试完成上述操作后,保存为1_2  2_2  3_2

%%运行ICA
clc;clear all;close all
for i = 1:3
    EEG = pop_loadset('filename',strcat(num2str(i), '.set'), 'filepath','C:\\Users\\42516\\Desktop\\2021.7.27北京\\day1\\组水平\\batch_exercise\\raw\\pre\\');
    EEG = pop_runica(EEG, 'extended',1,'interupt','on'); %如果在一处有插值坏导,输入以下内容:'pca',50  (50是总电极数减插值电极数量)
    EEG = pop_saveset( EEG, 'filename',strcat(num2str(i), '_ica.set'), 'filepath','C:\\Users\\42516\\Desktop\\2021.7.27北京\\day1\\组水平\\batch_exercise\\raw\\ica\\');
end
%%对ICA之后的数据(1_3  2_3  3_3),浏览数据并删除伪迹相关独立成分,保存为1_4  2_4  3_4
```

```
%%删除电压值超出正负 100μv 的试次,并按条件分数据
clc;clear all;close all
for i = 1:3
    EEG = pop_loadset('filename',strcat(num2str(i),'_4.set'),'filepath','G:\\desktop\\Desktop\\16EEG\\day1\\matlab_study\\batch_exercise\\');
    EEG = pop_eegthresh(EEG,1,1:60 ,-80,80,-0.2,0.8,1,1);%删除极端值:主要电极数量信息,极端阈值的设置,分段的长度

    EEG2 = pop_epoch( EEG, {  '10'  }, [-0.2  0.8], 'newname', ' condition10', 'epochinfo', 'yes');%挑选感兴趣刺激条件,注意修改刺激的数字,以及分段的范围
    EEG2 = pop_rmbase( EEG2, [-200     0]);%单位为毫秒
    EEG2 = pop_saveset( EEG2, 'filename',strcat(num2str(i), '_condition10.set'),'filepath','G:\\desktop\\Desktop\\16EEG\\day1\\matlab_study\\batch_exercise\\');

    EEG3 = pop_epoch( EEG, {  '11'  }, [-1  2], 'newname', ' condition11', 'epochinfo', 'yes');
    EEG3 = pop_rmbase( EEG3, [-1000     0]);
    EEG3 = pop_saveset( EEG3, 'filename',strcat(num2str(i), '_condition11.set'),'filepath','G:\\desktop\\Desktop\\16EEG\\day1\\matlab_study\\batch_exercise\\');
end
```

7.2　Brainstorm 对脑电数据溯源的批处理

7.2.1　示例程序

　　Brainstorm 是一款比较强大的神经影像处理软件，支持对脑电、磁共振和磁图像数据的批处理。下面是一份使用 Brainstorm 对脑电数据进行溯源分析的批处理代码示例。

```
%加载 Brainstorm
brainstorm;

%配置 Brainstorm 选项
global BRAINSTEM_DIR;
brainstorm_dir = 'D:\\brainstorm'; % Brainstorm 的安装路径
data_dir = 'D:\\eegdata'; %需要处理的脑电数据所在目录
protocol = 'myprotocol'; % 等下需要创建的协议名称
subject = 'mysubject'; %等下需要创建的被试名称
condition = 'mycondition'; %等下需要创建的检测条件名称

%选择协议
```

```
GuiSelectProcess('Process', 'Import data');

%导入脑电数据
GuiBrainstorm('Set', 'Subject', subject);
GuiBrainstorm('Set', 'Condition', condition);
GuiBrainstorm('Set', 'Group', '');
GuiBrainstorm('Set', 'InputData', fullfile(data_dir, 'myeegdata.set'));  % EEG 文件格式
GuiBrainstorm('Set', 'InputFormat', 'eeglab');
GuiBrainstorm('Set', 'InputCheck', 'no');
GuiBrainstorm('Process', 'Import data');

%选择坏道检测
GuiSelectProcess('Process', 'Channel consistency test');

%坏道检测
GuiBrainstorm('Set', 'Subject', subject);
GuiBrainstorm('Set', 'Condition', condition);
GuiBrainstorm('Set', 'Group', '');
GuiBrainstorm('Set', 'Files', {});
GuiBrainstorm('Set', 'TimeRange', []);
GuiBrainstorm('Set', 'ChannelTypes', {'EEG'});
GuiBrainstorm('Set', 'DoNotDisplay', 'yes');
GuiBrainstorm('Process', 'Channel consistency test');

%选择 ICA 分析
GuiSelectProcess('Process', 'Run ICA');

%运行 ICA 分析
GuiBrainstorm('Set', 'Subject', subject);
GuiBrainstorm('Set', 'Condition', condition);
GuiBrainstorm('Set', 'Group', '');
GuiBrainstorm('Set', 'Files', {});
GuiBrainstorm('Set', 'Channels', {});
GuiBrainstorm('Set', 'TimeRange', []);
GuiBrainstorm('Set', 'Options.method', 'runica');
GuiBrainstorm('Set', 'Options.pca', '50');
GuiBrainstorm('Set', 'DoNotDisplay', 'yes');
GuiBrainstorm('Process', 'Run ICA');
```

```
%创建协议
bst_create_protocol(brainstorm_dir, protocol);

%激活协议
bst_set(0, 'Project', protocol);
bst_set(0, 'Subject', subject);
bst_set(0, 'Condition', condition);

%关闭 Brainstorm GUI
GuiBrainstorm('Exit');
```

在这个示例中，我们首先加载了 Brainstorm，然后定义了 Brainstorm 的路径、数据路径以及需要创建的协议、被试和检测条件。接着，我们使用 GuiSelectProcess 函数选择了导入数据、坏道检测和 ICA 分析三个处理流程，并使用 GuiBrainstorm 函数对这三个处理流程进行参数配置和运行。最后，我们使用 bst_ create_ protocol 函数创建了一个新的 Brainstorm 协议，并激活该协议用于后续的数据处理。最后，我们使用 GuiBrainstorm（'Exit'）命令关闭 Brainstorm GUI。

7.2.2　举例程序

举例程序如下。

```
%---------------Brainstorm batch code---------运行前要启动 brainstorm GUI 界面-----------
%-------------creat a new protocl----开始---
disp('Create a new protocol');
ProtocolName = 'MyFirstOddball';
% Start brainstorm with the GUI
  if ~brainstorm('status')
      brainstorm
end
% Delete existing protocol
gui_brainstorm('DeleteProtocol', ProtocolName);
% Create new protocol
  gui_brainstorm('CreateProtocol', ProtocolName, 1, 1);%第一个 1 表示采用默认的 MRI 模板,如
果设置为 0 表示使用 individual MRI 模板;第二个 1 表示 use one channel file per subject
%-------------creat a new protocl----结束---
%利用代码import 多个被试的 EEG 数据-----开始---------
Conditions = {'std','dev'};
SubjectNames = {'sub01', 'sub02'};
Condition1_std_files = {...
      'D:\\Oddball_cleandata\\S1st.set', ...    % 分别输入 sub01,sub02 的 std 条件下文件的绝对
```

223

地址

```
                'D:\\Oddball_cleandata\\S2st.set'};
    Condition1_dev_files = {...
                'D:\\Oddball_cleandata\\S1dev.set',...    %分别输入sub01,sub02的dev条件下的绝对地址
                'D:\\Oddball_cleandata\\S2dev.set'};
    % Loop on subjects and conditions
    %输入condition1的数据
    for iSubject = 1:length(SubjectNames)
        % Loop on runs for each subject
        % Process: Create link to raw file
        sFileRawCondition1{iSubject} = bst_process('CallProcess', 'process_import_data_raw', [],
[],...
                'subjectname',      SubjectNames{iSubject},...
                'datafile',         {Condition1_std_files{iSubject}, 'EEG-EEGLAB'},...
                'channelreplace', 0,...
                'channelalign',    0,...
                'evtmode',          'value');
        %end
    end
    %输入condition2的数据
    for iSubject = 1:length(SubjectNames)
        % Loop on runs for each subject
        sFileRawCondition2{iSubject} = bst_process('CallProcess', 'process_import_data_raw', [],
[],...
                'subjectname',      SubjectNames{iSubject},...
                'datafile',         {Condition1_dev_files{iSubject}, 'EEG-EEGLAB'},...
                'channelreplace', 0,...
                'channelalign',    0,...
                'evtmode',          'value');
        %end
    end
    %利用代码import多个被试的EEG/MEG数据-----结束--------
    %电极位置和MRI对准-------使用ICBM152:Neuroscan Quik-cap 64--------开始--------
----
    for i=1:length(SubjectNames)
    % Process: Add EEG positions
    bst_process('CallProcess', 'process_channel_addloc', sFileRawCondition1{i}, [],...
            'usedefault',   81,...    % ICBM152:Neuroscan Quik-cap 64
            'fixunits',     1,...
```

```
    'vox2ras',        1);
% Process: Project electrodes on scalp
bst_process('CallProcess', 'process_channel_project',  sFileRawCondition1{i},[]);
end
%电极位置和 MRI 对准-------使用 ICBM152: Neuroscan Quik-cap 64--------结束---------
-------

%------------提取 epoch 到 database----------------开始------------
for i=1:length(SubjectNames)
% Process: Import MEG/EEG: Existing epochs
Sepochcondition1{i} = bst_process('CallProcess', 'process_import_data_epoch',sFileRawCondition1
{i},[],...%新生成的文件 Sepochcondition{i}表示提取出来的被试 i 的 epoch 信号
        'subjectname', SubjectNames{i},...
        'condition',    '',...
        'iepochs',      [],...
        'eventtypes',  '22',...    %这里需要输入正确的 evnet type
        'createcond',  0,...
        'usectfcomp',  0,...
        'usessp',       0,...
        'freq',         [],...
        'baseline',     []);
    end
for i=1:length(SubjectNames)
% Process: Import MEG/EEG: Existing epochs
Sepochcondition2{i} = bst_process('CallProcess', 'process_import_data_epoch',sFileRawCondition2
{i},[],...%新生成的文件 Sepochcondition{i}表示提取出来的被试 i 的 epoch 信号
        'subjectname', SubjectNames{i},...
        'condition',    '',...
        'iepochs',      [],...
        'eventtypes',  '11',...%这里需要输入正确的 evnet type
        'createcond',  0,...
        'usectfcomp',  0,...
        'usessp',       0,...
        'freq',         [],...
        'baseline',     []);
    end
%------------提取 epoch 到 database------------------结束------------
%------------对 epoch 求平均-----------开始------------
for i=1:length(SubjectNames)
% Process: Average: By trial group (subject average)
```

```
SepochCondition1Average{i} = bst_process('CallProcess', 'process_average', Sepochcondition1{i},
[],...
        'avgtype',      6, ...   % By trial group (subject average)
        'avg_func',     1, ...   % Arithmetic average: mean(x)
        'weighted',     0, ...
        'keepevents', 0);
    end
    for i = 1:length(SubjectNames)
    % Process: Average: By trial group (subject average)
    SepochCondition2Average{i} = bst_process('CallProcess', 'process_average', Sepochcondition2{i},
[],...
        'avgtype',      6, ...   % By trial group (subject average)
        'avg_func',     1, ...   % Arithmetic average: mean(x)
        'weighted',     0, ...
        'keepevents', 0);
    end
    %-------------对 epoch 求平均-------------结束------------
    %9999 compute average ERPcomponent in time window of 100~250ms-----9999 开始
    for i = 1:length(SubjectNames)
    SepochCondition1AverageWindow{i} = bst_process('CallProcess', 'process_average_time',
SepochCondition1Average{i}, [],...
        'timewindow', [0.1, 0.25],...   %time window 依据实际情况设定
        'isstd',        0, ...
        'overwrite',    0);
    end
    for i = 1:length(SubjectNames)
    SepochCondition2AverageWindow{i} = bst_process('CallProcess', 'process_average_time',
SepochCondition2Average{i}, [],...
        'timewindow', [0.1, 0.25],...   %time window 依据实际情况设定
        'isstd',        0, ...
        'overwrite',    0);
    end
    %9999 compute average ERP component in time window of 100~250ms 9999——结束
    %------------- Process: Compute head model(forward problem)--------------开始----
----
    for i = 1:length(SubjectNames)
    bst_process('CallProcess', 'process_headmodel', SepochCondition1Average{i}, [],...
        'Comment',        'EEGheadmodel', ...
        'sourcespace', 1,...   % Cortex surface
```

```
        'eeg',              3, ...     % OpenMEEG BEM
        'openmeeg',        struct( ...
            'BemFiles',        {{}}, ...
            'BemNames',        {{'Scalp', 'Skull', 'Brain'}}, ...
            'BemCond',         [1, 0.0125, 1], ...
            'BemSelect',       [1, 1, 1], ...
            'isAdjoint',       1, ...    %use adjoint formula(less memory, longer)
            'isAdaptative', 0, ... %use adapatative intergation(more accurate, 3 * longer)
            'isSplit',         0, ...
            'SplitLength',     4000));
    end
```

%------------ Process: Compute head model--------------结束--------

%------------ Source modeling 第一步:计算 noise Covariance--------------开始--------

```
    for i = 1:length(SubjectNames)
    % Process:Compute covariance (noise or data)
    bst_process('CallProcess', 'process_noisecov', [Sepochcondition1{i}, Sepochcondition2{i}], [], ...
```
%采用每个被试的所有 epoch(两种条件下)进行 noise covariance 计算
```
        'baseline',         [-0.2, -0.002], ...    %计算 noise Covariance 采用的基线(刺激前),与预
```
处理的基线一致
```
        'datatimewindow', [0, 1.498], ...
        'sensortypes',     'EEG', ...
        'target',           1, ...    % Noise covariance      (covariance over baseline time window)
        'dcoffset',         1, ...    % Block by block, to avoid effects of slow shifts in data
        'identity',         0, ...
        'copycond',         0, ...
        'copysubj',         0, ...
        'copymatch',        0, ...
        'replacefile',      1);    % Replace
    end
```

%------------ Sourcemodeling 第一步:计算 noise Covariance--------------结束------

%------------ Source modeling 第二步:计算 source estimation--------------开始--------

```
    for i = 1:length(SubjectNames)
    % Process:Compute sources [2018]  计算 epoch average condition1 的 source model
    SourcemodelEpochAverageCondition1{i} = bst_process('CallProcess', 'process_inverse_2018',
SepochCondition1Average{i}, [], ...
        'output',   2, ...    % Kernel only: not shared;
```

227

```
    'inverse', struct(...
        'Comment',              'MN：EEG', ...
        'InverseMethod',   'minnorm', ...    %MN 算法
        'InverseMeasure', 'amplitude', ...%这里计算的 amplitude 表示是 current density map;
dspm2018 表示 dSPM;sLORETA 表示 SLORETA
        'SourceOrient',     {{'fixed'}}, ...% normal to cortex
        'Loose',                0. 2, ...
        'UseDepth',             1, ...
        'WeightExp',            0. 5, ...
        'WeightLimit',          10, ...
        'NoiseMethod',          'reg', ...
        'NoiseReg',             0. 1, ...
        'SnrMethod',            'fixed', ...
        'SnrRms',               1e-06, ...
        'SnrFixed',             3, ...
        'ComputeKernel',        1, ...
        'DataTypes',            {{'EEG'}}));
    end
    for i = 1:length(SubjectNames)
    % Process：Compute sources [2018]   计算 epoch average condition2 的 source model
    SourcemodelEpochAverageCondition2{i}  = bst_process ('CallProcess', 'process_inverse_2018',
SepochCondition2Average{i}, [], ...
        'output', 2, ...    % Kernel only：not shared
        'inverse', struct(...
            'Comment',              'MN：EEG', ...
            'InverseMethod',   'minnorm', ...    %MN 算法
          'InverseMeasure', 'amplitude', ...
            'SourceOrient',     {{'fixed'}}, ...% normal to cortex
            'Loose',                0. 2, ...
            'UseDepth',             1, ...
            'WeightExp',            0. 5, ...
            'WeightLimit',          10, ...
            'NoiseMethod',          'reg', ...
            'NoiseReg',             0. 1, ...
            'SnrMethod',            'fixed', ...
            'SnrRms',               1e-06, ...
            'SnrFixed',             3, ...
            'ComputeKernel',        1, ...
            'DataTypes',            {{'EEG'}}));
```

```
end
for i = 1:length(SubjectNames)
% Process: Compute sources [2018]  计算 condition1 的某个 window 的 source model
SourcemodelEpochAverageCondition1Windows{i} = bst_process('CallProcess', 'process_inverse_2018',
SepochCondition1AverageWindow{i}, [], ...
        'output',  2, ...   % Kernel only: not shared
        'inverse', struct(...
                'Comment',            'MN: EEG', ...
                'InverseMethod',   'minnorm', ...   %MN 算法
                'InverseMeasure', 'amplitude', ...
                'SourceOrient',    {{'fixed'}}, ... % normal to cortex
                'Loose',            0.2, ...
                'UseDepth',         1, ...
                'WeightExp',        0.5, ...
                'WeightLimit',      10, ...
                'NoiseMethod',      'reg', ...
                'NoiseReg',         0.1, ...
                'SnrMethod',        'fixed', ...
                'SnrRms',           1e-06, ...
                'SnrFixed',         3, ...
                'ComputeKernel',    1, ...
                'DataTypes',        {{'EEG'}}));
end
for i = 1:length(SubjectNames)
% Process: Compute sources [2018]  计算 condition2 的某个 window 的 source model
SourcemodelEpochAverageCondition2Windows{i} = bst_process('CallProcess', 'process_inverse_2018',
SepochCondition2AverageWindow{i}, [], ...
        'output',  2, ...   % Kernel only: not shared
        'inverse', struct(...
                'Comment',            'MN: EEG', ...
        'InverseMethod',   'minnorm', ...   %MN 算法
                'InverseMeasure', 'amplitude', ...
                'SourceOrient',    {{'fixed'}}, ... % normal to cortex
                'Loose',            0.2, ...
                'UseDepth',         1, ...
                'WeightExp',        0.5, ...
                'WeightLimit',      10, ...
                'NoiseMethod',      'reg', ...
                'NoiseReg',         0.1, ...
```

```
                'SnrMethod',        'fixed', ...
                'SnrRms',           1e-06, ...
                'SnrFixed',         3, ...
                'ComputeKernel',    1, ...
                'DataTypes',        {{'EEG'}}));
    end
    for i = 1:length(SubjectNames)
    % Process:Compute sources [2018]  计算每个 epoch condition1 的 source model
    SourcemodelEpochCondition1{i} = bst_process('CallProcess', 'process_inverse_2018',
Sepochcondition1{i}, [], ...
    'output', 2, ...   % Kernel only:not shared
        'inverse', struct(...
                'Comment',          'MN:EEG', ...
                'InverseMethod',    'minnorm', ...   %MN 算法
                'InverseMeasure',   'amplitude', ...
                'SourceOrient',     {{'fixed'}}, ...% normal to cortex
                'Loose',            0.2, ...
                'UseDepth',         1, ...
                'WeightExp',        0.5, ...
                'WeightLimit',      10, ...
                'NoiseMethod',      'reg', ...
                'NoiseReg',         0.1, ...
                'SnrMethod',        'fixed', ...
                'SnrRms',           1e-06, ...
                'SnrFixed',         3, ...
                'ComputeKernel',    1, ...
                'DataTypes',        {{'EEG'}}));
    end
    for i = 1:length(SubjectNames)
    % Process:Compute sources [2018]  计算每个 epoch condition2 的 source model
    SourcemodelEpochCondition2{i} = bst_process('CallProcess', 'process_inverse_2018',
Sepochcondition2{i}, [], ...
        'output', 2, ...   % Kernel only:not shared
        'inverse', struct(...
                'Comment',          'MN:EEG', ...
                'InverseMethod',    'minnorm', ...   %MN 算法
                'InverseMeasure',   'amplitude', ...
                'SourceOrient',     {{'fixed'}}, ...% normal to cortex
                'Loose',            0.2, ...
```

```
'UseDepth',          1, ...
'WeightExp',         0.5, ...
'WeightLimit',       10, ...
'NoiseMethod',       'reg', ...
'NoiseReg',          0.1, ...
'SnrMethod',         'fixed', ...
'SnrRms',            1e-06, ...
'SnrFixed',          3, ...
'ComputeKernel',     1, ...
'DataTypes',         {{'EEG'}}));
end
```

%------------- Source modeling 第二步：计算 source estimation--------------结束--------

%------------提取 ROI 脑区的皮层时间序列-------------开始---------------

%提取 Brainstorm 里面自带的模板(如 Desikan-Killiany 68 脑区)

fori = 1:length(SubjectNames)

% Process：Scouts time series：[68 scouts] 提取每个 ROI 脑区在每个 epoch 上的溯源时间序列

ROItimeseriesCondition1{i} = bst_process('CallProcess', 'process_extract_scout', SourcemodelEpochCondition1{i}, [], ...

'timewindow',   [-1, 1.498], ...

'scouts',   {'Desikan-Killiany', {'bankssts L', 'bankssts R', 'caudalanteriorcingulate L', 'caudalanteriorcingulate R', 'caudalmiddlefrontal L', 'caudalmiddlefrontal R', 'cuneus L', 'cuneus R', 'entorhinal L', 'entorhinal R', 'frontalpole L', 'frontalpole R', 'fusiform L', 'fusiform R', 'inferiorparietal L', 'inferiorparietal R', 'inferiortemporal L', 'inferiortemporal R', 'insula L', 'insula R', 'isthmuscingulate L', 'isthmuscingulate R', 'lateraloccipital L', 'lateraloccipital R', 'lateralorbitofrontal L', 'lateralorbitofrontal R', 'lingual L', 'lingual R', 'medialorbitofrontal L', 'medialorbitofrontal R', 'middletemporal L', 'middletemporal R', 'paracentral L', 'paracentral R', 'parahippocampal L', 'parahippocampal R', 'parsopercularis L', 'parsopercularis R', 'parsorbitalis L', 'parsorbitalis R', 'parstriangularis L', 'parstriangularis R', 'pericalcarine L', 'pericalcarine R', 'postcentral L', 'postcentral R', 'posteriorcingulate L', 'posteriorcingulate R', 'precentral L', 'precentral R', 'precuneus L', 'precuneus R', 'rostralanteriorcingulate L', 'rostralanteriorcingulate R', 'rostralmiddlefrontal L', 'rostralmiddlefrontal R', 'superiorfrontal L', 'superiorfrontal R', 'superiorparietal L', 'superiorparietal R', 'superiortemporal L', 'superiortemporal R', 'supramarginal L', 'supramarginal R', 'temporalpole L', 'temporalpole R', 'transversetemporal L', 'transversetemporal R'}}, ...

```
'scoutfunc',       1, ...   % Mean
'isflip',          1, ...
'isnorm',          0, ...
'concatenate',     1, ...
'save',            1, ...
```

```
                'addrowcomment',            1, ...
                'addfilecomment', 1);
        ROIsignal = load(file_fullpath(ROItimeseriesCondition1{i}.FileName));
        ROIsignalMatrix = ROIsignal.Value;
        %保存计算得到的数据;
    savedir = 'F:\\ROIsignal_Allsub\\';    %-------保存路径
    if(exist(savedir)==0); mkdir(savedir); end;%若没有相应的文件夹,则自动创建;
    savefile = [savedir,'Condition1_',SubjectNames{i}];%保存为 SubjectNames 名称
        save(savefile,'ROIsignalMatrix');
    end
    for i = 1:length(SubjectNames)
    % Process:Scouts time series:[68 scouts]    提取每个 ROI 脑区在每个 epoch 上的溯源时间序列
    ROItimeseriesCondition2{i} = bst_process('CallProcess', 'process_extract_scout',
SourcemodelEpochCondition2{i}, [], ...
                'timewindow',        [-1,1.498], ...
                'scouts',            {'Desikan-Killiany', {'bankssts L', 'bankssts R', 'caudalanteriorcingulate L',
'caudalanteriorcingulate R', 'caudalmiddlefrontal L', 'caudalmiddlefrontal R', 'cuneus L', 'cuneus R',
'entorhinal L', 'entorhinal R', 'frontalpole L', 'frontalpole R', 'fusiform L', 'fusiform R', 'inferiorparietal L',
'inferiorparietal R', 'inferiortemporal L', 'inferiortemporal R', 'insula L', 'insula R', 'isthmuscingulate L',
'isthmuscingulate R', 'lateraloccipital L', 'lateraloccipital R', 'lateralorbitofrontal L', 'lateralorbitofrontal R',
'lingual L', 'lingual R', 'medialorbitofrontal L', 'medialorbitofrontal R', 'middletemporal L', 'middletemporal
R', 'paracentral L', 'paracentral R', 'parahippocampal L', 'parahippocampal R', 'parsopercularis L',
'parsopercularis R', 'parsorbitalis L', 'parsorbitalis R', 'parstriangularis L', 'parstriangularis R',
'pericalcarine L', 'pericalcarine R', 'postcentral L', 'postcentral R', 'posteriorcingulate L',
'posteriorcingulate R', 'precentral L', 'precentral R', 'precuneus L', 'precuneus R', 'rostralanteriorcingulate
L', 'rostralanteriorcingulate R', 'rostralmiddlefrontal L', 'rostralmiddlefrontal R', 'superiorfrontal L',
'superiorfrontal R', 'superiorparietal L', 'superiorparietal R', 'superiortemporal L', 'superiortemporal R',
'supramarginal L', 'supramarginal R', 'temporalpole L', 'temporalpole R', 'transversetemporal L',
'transversetemporal R'}}, ...
                'scoutfunc',        1, ...    % Mean
                'isflip',            1, ...
                'isnorm',            0, ...
                'concatenate',        1, ...
                'save',              1, ...
                'addrowcomment',      1, ...
                'addfilecomment',      1);
        ROIsignal = load(file_fullpath(ROItimeseriesCondition2{i}.FileName));
        ROIsignalMatrix = ROIsignal.Value;
        %保存计算得到的数据;
```

savedir = ′F:\\ROIsignal_Allsub\\′;　%－－－－－－－保存路径－－－－－－－－－－－－－－－－－－－ %%%%－
－－－－－－－－－－－－－－－－－－－－！！！！注意：具体参数进行数据处理时需要修改！！！－－－－－－－－－－－－
－－%%%

　　if（exist（savedir）==0）;mkdir（savedir）;end;%若没有相应的文件夹，则自动创建；

　　savefile = ［savedir,′Condition2_′,SubjectNames|i|］;%保存为 SubjectNames 名称

　　　　save（savefile,′ROIsignalMatrix′）;

　　end

　　%生成的 sROItimeseries 是一个（ROI number 乘以 epoch number）* epoch sample 的二维矩阵,其中
第 1 到 ROI number 行表示每个 ROI 在第一个 epoch 上的溯源信号,而第 ROI number+1 到 2 * ROI
number 行表示每个 ROI 在第二个 epoch 上的溯源信号,依次类推。

　　%－－－－－－－－－－－提取 ROI 脑区的皮层时间序列－－－－－－－－－－－－－结束－－－－－－－－－－－－－－－

7.3　总结

　　本章为读者介绍了两种常用的脑电数据处理软件程序——EEGLAB 和 Brainstorm。
这些程序提供了丰富的预处理和分析功能，避免了繁琐的界面操作步骤。EEGLAB 提
供了多种预处理功能，如导入、滤波、去除伪迹、削减、ICA 等，这些步骤能够将原始
脑电数据进行处理，生成更干净且更有分析价值的数据。Brainstorm 则提供了脑电数据
溯源的功能，包括可视化脑电数据、脑源空间重建、时间频率分析和群体统计分析等。
这些功能能帮助研究者更深入地分析和探究脑电数据，提供更多关于脑功能活动的特
性和脑电信号特征的信息。最终，通过本章的学习，读者能够了解如何使用 EEGLAB
和 Brainstorm 编写批处理程序，从而为脑科学研究提供更有价值的数据。

第 8 章　Python 脑电处理

EEGLAB 是一种用于处理 EEG 和 MEG 等连续且事件相关的电生理信号的开源软件。虽然 EEGLAB 本身是免费的，但需要在 Matlab 平台上运行，而正版的 Matlab 需要付费购买。相比之下，Python 是一种通用的编程语言，具有函数式语言的简洁性和面向对象语言的灵活性，对初学者非常友好，因此越来越多的人喜欢使用 Python 进行脑电数据处理。

现在有许多基于 Python 的脑电处理库和工具，比如 MNE‐Python、PyEEG 和 biosppy 等。这些 Python 库和工具具有易于使用、灵活性强和可扩展性优异的特点，可以帮助研究者完成数据的加载、预处理、时频分析、空间滤波和拓扑图等操作。此外，Python 的数据处理和机器学习生态系统也提供了各种有用的工具和技术，如 numpy、pandas、scikit‐learn 和 tensorflow 等，可以帮助研究者更好地理解和挖掘脑电信号的信息。

如果想使用 Python 进行脑电数据处理，我们强烈推荐安装 Anaconda。Anaconda 是一个 Python 发行版，它已经预安装了大量的科学计算和数据分析工具库，包括 Numpy、Pandas 和 Matplotlib 等。此外，还可以轻松地通过 Anaconda 安装其他常用的 Python 工具库。

可前往官网 https：//www.anaconda.com/distribution/，下载适合自己操作系统的版本。推荐下载 Python3.x 版本的 Anaconda，因为它支持许多最新的 Python 库，并且被广泛使用。

在成功安装 Anaconda 后，我们推荐安装 MNE‐Python，它是一个用于处理脑电数据的 Python 库。可以在控制台中输入以下命令安装 MNE‐Python：

```
pip install –U mne
```

通过这个快捷的方法，可以跳过手动下载 Python 库的麻烦，并快速地开始使用 Python 进行脑电数据处理。

一代脑电学者通常会从 EEGLAB 开始介绍脑电信号的预处理过程，EEGLAB 具有易于理解和操作的图形用户界面和基于 MATLAB 的编码。然而，随着 Python 语言的快速发展，Python 易学易用的特点及其丰富的社区资源，Python 涵盖了许多认知神经科学领域的相关工具包，如 MNE‐Python、Nilearn、Nibabel 等。机器学习、脑机接口等领域的不断深入发展，使 Python 脑电处理必将迎来黄金时期。

以下八个步骤的脑电处理，需要使用 NumPy 和 MNE‐Python 工具包。安装方法很简单，只需要在命令行窗口中输入以下代码即可：

```
pip install numpy
pip install mne
```

这 8 个步骤包括：①读取数据；②滤波；③去伪迹；④重参考；⑤分段；⑥叠加平均；⑦时频分析；⑧数据提取。

8.1　读取数据

要使用 Python 读取脑电数据，首先需要选择一种数据格式，并阅读读取该格式的文档或教程。

注：
MNE-Python 中对多种格式的脑电数据都进行了支持：
* * * 如数据后缀为 . set（来自 EEGLAB 的数据），使用 mne. io. read_raw_EEGLAB( )
* * * 如数据后缀为 . vhdr（Brain Vision 系统），使用 mne. io. read_raw_brainvision( )
* * * 如数据后缀为 . edf，mne. io. read_raw_edf( )
* * * 如数据后缀为 . bdf（Bio Semi 放大器），使用 mne. io. read_raw_bdf( )
* * * 如数据后缀为 . gdf，使用 mne. io. read_raw_gdf( )
* * * 如数据后缀为 . cnt（Neuroscan 系统），使用 mne. io. read_raw_cnt( )
* * * 如数据后缀为 . egi 或 . mff，使用 mne. io. read_raw_egi( )
* * * 如数据后缀为 . data，使用 mne. io. read_raw_nicolet( )
* * * 如数据后缀为 . nxe（Nexstim e Ximia 系统），使用 mne. io. read_raw_eximia( )
* * * 如数据后缀为 . lay 或 . dat（Persyst 系统），使用 mne. io. read_raw_persyst( )
* * * 如数据后缀为 . eeg（Nihon Kohden 系统，使用 mne. io. read_raw_nihon( )

以常用的 EDF 格式为例，在安装了 MNE-Python 的情况下，可以使用以下代码读取 EDF 文件：

```
import mne

#读取 EDF 文件
raw = mne. io. read_raw_edf( 'path/to/your/file. edf' )

#显示读取的信号信息
print( raw. info)
```

其中，'path/to/your/file. edf'是 EDF 文件的路径。'read_ raw_ edf'函数可读取 EDF 或 BDF 格式的文件，并返回一个'Raw'对象，该对象包括原始脑电信号和记录元数据等信息。

读取其他格式的脑电数据也有相应的库和函数可供选择，例如，读取 . mat 文件可以使用'scipy. io. loadmat'函数，读取 . csv 文件可以使用'pandas. read_ csv'函数等。

无论使用何种格式和库函数，读取脑电数据时都需要注意选择正确的信道（脑电极）和采样率等参数。

（1）查看原始数据信息

可以使用以下代码来查看原始数据的信息。

```
#输出 Raw 对象
print("Raw 对象:", raw, "\\n")
#输出 Raw 对象的信息
print("Raw 对象信息:", raw. info)
```

以上代码运行后，分别输出原始数据的信息以及 Raw 对象的信息。

（2）电极定位

以下代码实现了对 EEG 信号的电极定位。具体来说，该代码读取存储在文件中的电极位置信息，将其应用到原始数据中，并根据电极位置绘制一张电极位置图。最终结果可以帮助我们了解每个电极的物理位置，有助于更好地理解 EEG 数据的来源。

```
#定义存储电极位置信息的文件路径
locs_info_path = "/Users/zitonglu/Desktop/EEG/EEGLAB14_1_2b/sample_data/EEGLAB_chan32. lo"

#读取存储在文件中的电极位置信息
montage = mne. channels. read_custom_montage(locs_info_path)

#从文件中读取新的导联名称
new_chan_names = np. loadtxt(locs_info_path, dtype=str, usecols=3)

#获取原始数据中的旧导联名称
old_chan_names = raw. info["ch_names"]

#创建一个字典,将新旧导联名称匹配起来
chan_names_dict = {old_chan_names[i]: new_chan_names[i]for i in range(32)}

#使用字典中的新导联名称来更新数据中的导联名称
raw. rename_channels(chan_names_dict)

#将电极位置信息应用到原始数据中
raw. set_montage(montage)

#绘制电极位置图
raw. plot_sensors()
```

当特定脑电电极的位置对应于一些特定的系统时，我们可以直接使用 MNE 中的函数"mne. channels. make_ standard_ montage"生成标准的定位系统。例如，在使用国际 10-20 系统时，我们可以使用以下代码生成对应的定位系统。

montage = mne. channels. make_standard_montage("standard_1020")

除了国际 10-20 系统，MNE 库中还提供了其他常用的定位系统的 montage，可以通过以下网址进行查询：

https：//mne. tools/stable/generated/mne. channels. make_standard_montage. html#mne. channels. make _standa

接下来，我们需要设定导联类型。通常情况下，EEG 和 EOG 是我们最常用的导联类型。我们可以使用以下代码将新通道的名称和对应类型存储在 chan_ types_ dict 字典中：

chan_types_dict = {new_chan_names[i]:"eeg" for i in range(32)}
chan_types_dict = {"EOG1":"eog", "EOG2":"eog"}

最后，我们可以使用 raw. set_ channel_ types（）函数将通道类型应用于原始数据。

（3）查看修改后的数据信息

```
#打印修改后的数据相关信息
print(raw. info)
```

（4）可视化原始数据

①绘制原始数据波形图

raw. plot(duration=5, n_channels=32, clipping=None)

②绘制原始数据功率谱图

raw. plot_psd(average=True)

③绘制电极拓扑图

raw. plot_sensors(ch_type='eeg', show_names=True)

④绘制原始数据拓扑图

raw. plot_psd_topo( )

8.2　滤波

在对脑电数据进行分析的过程中，滤波是一项基础的处理工作。常用的两种滤波方法分别是凹陷滤波和带通滤波。对于使用 MNE-Python 库来处理脑电数据的用户来说，可以使用以下代码实现滤波处理。

①对于凹陷滤波，可以使用'notch_filter( )'函数。以下是样例代码：

raw = raw. notch_filter(freqs = (50))

其中，raw 是脑电数据的 Raw 对象。notch_filter( )函数将会滤除指定频率上的信号，这里设置的是 50Hz 的工频。

②对于带通滤波，可以使用 filter ( ) 函数。以下是样例代码：

raw = raw. filter(l_freq = 0. 1, h_freq = 30)

这里设置了一个 0. 1~30Hz 的带通滤波，保留该范围内的信号。

在 MNE-Python 中，默认使用 FIR 滤波方法。如果需要使用 IIR 滤波方法，可以通过修改 method 参数实现。method 参数默认值是 fir，若修改为 iir 就可以使用 IIR 滤波方法。示例代码如下：

raw = raw. filter(l_freq = 30, h_freq = 0. 1, method = 'iir')

其中，l_freq 和 h_freq 分别为低、高频的阈值。如果需要使用 IIR 滤波，就把 method 设置为 iir。

8.3　去伪迹

通过 MNE 可以使用交互式数据地形图界面手动标记坏段。通过打开 GUI 小窗口，可以进行坏段标记，添加一个 Marker 进行标记。在 MNE 中，不会直接将坏段删除，而是通过数据标记的方式处理。在数据处理过程中，将参数 reject_ by_ annotation 设置为 True 即可自动排除标记的数据片段。如果 GUI 窗口无法弹出，需要在脚本开头添加以下代码：

import matplotlib matplotlib. use ('Tk Agg')

在 MNE 中，当有坏的导联时，并不直接将这些导联删除，而是通过标记'bads'来识别这些坏道，以'FC5'导联为例，可以使用如下代码进行坏道标记：

raw. info['bads']. append('FC5')

如果有多个坏道，比如'FC5'和'C3'都出现了问题，则可以使用以下代码进行标记：

raw. info['bads']. extend(['FC5', 'C3'])

MNE 提供了坏道插值重建的功能，可以对标记为'bads'的导联进行信号重建，具体代码如下：

raw = raw. interpolate_bads( )

注意，进行信号重建后，默认会去除原本的'bads'标记，如果不想去除，可以将

reset_ bads 参数设置为 False，比如：

raw ＝raw. interpolate_bads(reset_bads＝False)

为了对脑电数据进行独立成分分析（ICA）处理，需要首先构建一个 ICA 对象，可以将其视为一种 ICA 分析器，然后使用该 ICA 对象对数据进行分析，通过一系列 ICA 方法从中提取有用的信息。考虑到 ICA 对低频数据分离的效果不理想，因此需要对高通 1Hz 的数据进行 ICA 及相关成分的剔除，并将其应用到高通 0.1Hz 的数据上。为了设置 ICA 成分数为特定个数，可以使用 ICA 对象的参数 n_ components。通过调用 ICA 对象的方法 plot_ sources 和 plot_ components，可以分别绘制各成分的时序信号图和地形图。此外，使用 ICA 对象的方法 plot_ overlay 可以查看去除特定成分前后数据的差异，而单独可视化每个成分可以通过调用 ICA 对象的方法 plot_ properties 完成。最后，根据所需，可以通过设置 ICA 对象的属性 exclude 来剔除特定成分，并将其应用到脑电数据上，以进行处理。

8.4　重参考

若数据使用乳突参考，以′TP9′和′TP10′为参考电极为例，可以使用以下代码：

raw. set_eeg_reference(ref_channels＝[′TP9′,′TP10′])

若使用平均参考，则使用以下代码：

raw. set_eeg_reference(ref_channels＝′average′)

若使用 REST 参考，则使用以下代码：

raw. set_eeg_reference(ref_channels＝′REST′)

若使用双极参考，则使用以下代码：（这里′EEG X′和′EEG Y′分别对应用于参考的阳极和阴极导联）

raw_bip_ref ＝mne. set_bipolar_reference(raw, anode＝[′EEG X′], cathode＝[′EEG Y′])

MNE 有两种数据结构存储事件信息，分别为 Events 和 Annotations。Annotations 对象用字符串来表示时间类型。

Annotations 打印数据的事件持续时长

print(raw. annotations. duration)

Annotations 打印数据的事件的描述信息

print(raw. annotations. description)

Annotations 打印数据的事件的开始时间

print(raw. annotations. onset)

Events 对象，是数据分段需要用到的一种事件记录数据类型，其用一个整型'Event ID'编码事件类型，以样本的形式来表示时间，且不含有 Marker 的持续时长，其内部数据类型为 Num Py Array。

将 Annotations 类型的事件信息转为 Events 类型

events, event_id = mne. events_from_annotations(raw)

8.5　数据分段

基于 Events 对数据进行分段，这里提取刺激前 1s 到刺激后 2s 的数据，即'square' Marker 对应−1s 到 2s 的数据，取 baseline 时间区间为刺激前 0.5s 到刺激出现，并卡阈值，即在 epoch 中出现最大幅值与最小幅值的差大于 $2×10^{-4}$ 则该 epoch 被剔除，注意：这里的阈值设置较大，一般数据质量佳的情况下推荐设置为 $5×10^{-5}$ 到 $1×10^{4}$ 之间。

epochs = mne. Epochs(raw, events, event_id=2, tmin=−1, tmax=2, baseline=(−0.5, 0), preload=True, reject=dict(eeg=2e−4))

绘制功率谱图（逐导联）

epochs. plot_ psd （picks='eeg'）

绘制功率谱拓扑图（分 θ、α 和 β 频段）

bands = [(4, 8, 'Theta'), (8, 12, 'Alpha'), (12, 30, 'Beta')];
epochs. plot_psd_topomap(bands=bands, vlim='joint')

8.6　叠加平均

MNE 中使用 Epochs 类来存储分段数据，用 Evoked 类来存储叠加平均数据。
数据叠加平均

evoked = epochs. average( )

可视化叠加平均后的数据
绘制逐导联的时序信号图

evoked. plot( )

绘制地形图
#绘制 0ms、0.5s、1s、1.5s 和 2s 处的地形图

times = np. linspace(0, 2, 5)

evoked. plot_topomap(times=times, colorbar=True)

绘制某特定时刻的地形图，此处绘制 0.8s 处，取 0.75~0.85s 的均值。

evoked. plot_topomap(times = 0. 8, average = 0. 1)

绘制联合图

evoked. plot_joint( )

绘制逐导联热图

evoked. plot_image( )

绘制拓扑时序信号图

evoked. plot_topo( )

绘制平均所有电极后的 ERP

mne. viz. plot_compare_evokeds(evokeds = evoked, combine = ′mean′)

绘制枕叶电极的平均 ERP

mne. viz. plot_compare_evokeds(evokeds = evoked, picks = [′O1′, ′Oz′, ′O2′], combine = ′mean′)

8. 7　时频分析

MNE 提供了三种时频分析计算法，分别是：

Morlet wavelets, 对应 mne. time_frequency. tfr_morlet( )

DPSS tapers, 对应 mne. time_frequency. tfr_multitaper( )

Stockwell Transform, 对应 mne. time_frequency. tfr_stockwell( )

计算能量（Power）与试次间耦合（inter-trial coherence, ITC）

```
#设定一些时频分析的参数
#频段选取 4~30Hz
freqs = np. logspace( * np. log10([4, 30]), num=10);
n_cycles = freqs / 2;
power, itc = tfr_morlet( epochs, freqs=freqs, n_cycles=n_cycles, use_fft=True);
```

返回的 power 即为能量结果，itc 即为试次间耦合结果。MNE 中时频分析默认返回试次平均后的结果。如果想获取每个试次单独的时频分析结果，将 average 参数设为 False 即可。对应代码进行如下修改即可：

```
power, itc = tfr_morlet( epochs, freqs=freqs, n_cycles=n_cycles, use_fft=True, average=False)
```

时频结果绘制

MNE 的时频绘图方法里可以进行多种 baseline 矫正方法的选择 。

其对应参数为 mode，包括以下一些选择：

′mean′，减去 baseline 均值

'ratio'，除以 baseline 均值

'logratio'，除以 baseline 均值并取 log

'percent'，减去 baseline 均值并除以 baseline 均值

'zscore'，减去 baseline 均值再除以 baseline 标准差

'zlogratio'，除以 baseline 均值并取 log，再除以 baseline 取 log 后的标准差

下例中选择 logratio 的方法进行基线校正

绘制结果

枕叶导联的 power 结果

power. plot(picks = ['O1', 'Oz', 'O2'], baseline = (-0. 5, 0), mode = 'logratio', title = 'auto')

绘制 power 拓扑图

power. plot_topo(baseline = (-0. 5, 0), mode = 'logratio', title = 'Average power')

绘制不同频率的 power 拓扑图

#以 theta power 和 alpha power 为例

#取 0~0. 5s 的结果

power. plot_topomap(tmin = 0, tmax = 0. 5, fmin = 4, fmax = 8, baseline = (-0. 5, 0), mode = 'logratio', title = 'Theta');

power. plot_topomap(tmin = 0, tmax = 0. 5, fmin = 8, fmax = 12, baseline = (-0. 5, 0), mode = 'logratio', title = 'Alpha')

绘制联合图

#取 -0. 5~1. 5s 的结果

#并绘制 0. 5s 时 10Hz 左右的结果和 1s 时 8Hz 左右的结果

power. plot_joint(baseline = (-0. 5, 0), mode = 'mean', tmin = -0. 5, tmax = 1. 5, timefreqs = [(0. 5, 10), (1, 8)])

8. 8　提取数据

在进行相关计算后，往往希望能提取原始数据矩阵、分段数据矩阵、时频结果矩阵等。MNE 中，Raw 类（原始数据类型）、Epochs 类（分段后数据类型）和 Evocked 类（叠加平均后数据类型）提供了 get_ data（）方法。Average TFR 类（时频分析后数据类型）提供了 . data 属性。

get_ data（）的使用，以 epochs 为例。

epochs_array = epochs. get_data( )

查看获取的数据

```
print(epochs_array. shape);
print(epochs_array);
```

查看获取的数据

```
print(power_array. shape)
print(power_array)
```

8.9　程序 Demo

```
import numpy as np
from numpy import genfromtxt
from matplotlib import pyplot
from mpl_toolkits. mplot3d import Axes3D
import pandas as pd
from itertools import islice
from sklearn. svm import SVC
from sklearn. decomposition import PCA
from sklearn. model_selection import train_test_split
from sklearn. model_selection import learning_curve
from sklearn. preprocessing import StandardScaler
from sklearn. metrics import classification_report
from sklearn. metrics import accuracy_score
from sklearn. model_selection import cross_val_score
from sklearn. model_selection import StratifiedKFold
from sklearn. model_selection import GridSearchCV
from sklearn. metrics import roc_curve, auc, roc_auc_score


def plotLCurve(model, X, y):
    splitter = StratifiedKFold(n_splits=5, shuffle=True, random_state=2)
    train_sizes = [10, 50, 100, 200, 300, 500, 1000, 1279]
    train_sizes, train_scores, test_scores = learning_curve(model, X, y, cv=splitter, train_sizes=
train_sizes, scoring='accuracy')
    train_scores = np. mean(train_scores, axis=1)
    test_scores = np. mean(test_scores, axis=1)
    pyplot. figure()
    pyplot. xlabel("Training examples")
    pyplot. ylabel("Score")
    pyplot. plot(train_sizes, train_scores, 'o-', color="r", label="Training score")
    pyplot. plot(train_sizes, test_scores, 'o-', color="g", label="Cross-validation score")
```

```
data = pd. read_csv('emotions. csv')
scaler = StandardScaler()
X = np. array(data. iloc[ : , : -1])
y = np. array(data. iloc[ : , -1])
X = scaler. fit_transform(X)


#Dimensionality reduction to retain 99% of variance. Features reduced from 2K to around 400
pca = PCA(n_components=0. 99, svd_solver='full')
X_reduced = pca. fit_transform(X)
X_train, X_test, y_train, y_test = train_test_split(X_reduced, y, random_state=1)


"""
grid_values = {'C': [0. 0001, 0. 0003, 0. 001, 0. 003, 0. 01, 0. 1, 0. 3, 1, 5, 10],
                'gamma': [0. 0001, 0. 001, 0. 003, 0. 01, 0. 03, 0. 1, 0. 5, 1, 5, 10]}
temp = SVC(kernel='rbf')
model = GridSearchCV(estimator=temp, param_grid=grid_values, scoring='accuracy', refit=True)
"""


#Best settings found via GridSearch for SVM
model = SVC(kernel='rbf', C=3, gamma=0. 001)
model. fit(X_train,y_train)


plotLCurve(model, X_train, y_train)
#Cross-validation and test-set scores
print(np. mean(cross_val_score(model, X_train, y_train, cv=5, scoring='accuracy')))
print(classification_report(y_test, model. predict(X_test)))
```

8. 10 总结

本章主要介绍了 Python 在脑电信号处理中的应用，结合实例详细介绍了 Python 在脑电信号处理中的基本原理和经典算法，包括数据加载、预处理、分析和可视化等，以及如何使用 Python 对脑电信号进行处理和分析，并通过示例程序提供了一些实践经验。

第9章　脑电的机器学习

脑机接口技术需要对脑电数据进行多层次的处理和分析，而这些处理和分析方法是实现脑机接口技术的重要基础。人工智能在脑机接口技术中发挥着重要作用，它可以处理和分析脑机接口获取的大量神经信号，并从中提取有价值的特征，从而提高信号识别的准确率和效率。此外，人工智能技术还可以优化控制算法，实现更精细化的运动控制和机器人操作，从而提升脑机接口系统的控制精度和实用性。适应性学习、自主计算和自主学习等智能化功能，也可以使脑机接口系统拥有更高的智能化和自主控制能力。总之，人工智能技术在脑机接口技术中的广泛运用，有望提高人机交互的效果，进一步促进脑机接口技术的发展和应用。

9.1　机器学习

计算机中的"经验"通常以"数据"的形式存在。机器学习研究的内容是从这些"数据"中产生"模型"的算法（所谓"学习算法"），并利用所学的模型对新数据进行预测或分类。因其涉及大量统计相关方法，机器学习以往被称为"统计机器学习"。近年来，深度学习等其他形式的机器学习方法因海量数据和高性能 GPU 计算的运用而成为炙手可热的技术。机器学习方法应用于各个领域，因而衍生出了不同的名词，例如，计算机领域称之为"机器学习"，应用在大数据则称"数据挖掘"，应用在语音、图像等识别领域则称"模式识别"，应用在医学影像方面则称"影像组学"。总的来说，这些都属于类似的方法。

人工智能（AI）、机器学习（ML）、深度学习（DL）的逻辑关系如图 9-1 所示。

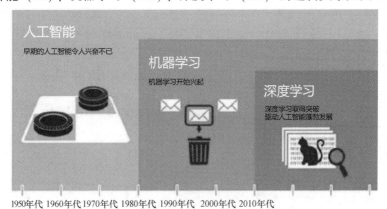

1950年代 1960年代 1970年代 1980年代 1990年代 2000年代 2010年代

图 9-1　概念间逻辑关系

早期人工智能着重于模拟人的计算、推理、语言等各种能力。而"图灵测试"则是判断机器具有"智能"的一个标准。但是目前，机器学习已成为实现人工智能的主要方法之一。虽然人工智能概念更加宽泛，也包括诸如专家系统、机器定理证明等其他形式，但深度学习（即基于深度神经网络的机器学习）也成为机器学习方法中的新星。在深度学习兴起之前，其他传统的机器学习方法已经得到广泛应用。

9.1.1　一般流程

脑电机器学习是一种将脑电数据用于机器学习任务的方法。脑电信号是人脑产生的电信号，可以通过 EEG（脑电图）等技术进行采集和记录，通过脑电信号的分析和识别，可以获得人脑的认知状态和意图等信息，可以应用于医学、神经科学、人机交互等领域。脑电信号的机器学习包括分类和回归两种任务，其中分类任务多用于认知状态和行为意图的识别，回归任务多用于预测行为结果和脑功能状态的估计。

脑电信号的机器学习方法一般包括数据预处理、特征提取、机器学习模型的建立和调整、模型评估等步骤。其中，数据预处理是对采集的脑电信号进行去噪、滤波、归一化等操作，目的是使原始数据更可靠、可准确分析。特征提取是从预处理过的数据中提取有意义的特征，如频域和时域特征等。机器学习模型选取和训练是一种数据驱动的过程，会根据任务目标进行模型选择和调整，模型选取一般包括传统机器学习模型和深度学习模型两种。模型评估是通过实验验证模型的性能和可靠性，同时选择合适的性能指标并进行验证。通过这个流程，可以获得准确、稳定、可靠的脑电信号分类和预测模型。

（1）脑电信号的机器学习方法需要结合特定的数据预处理和特征提取技术。一般的流程如下。

①数据采集

使用脑电采集设备（如 EEG）采集一定时间内的脑电信号，并记录受试者的相关信息（如年龄、性别、疾病情况等）。

②数据预处理

对采集的脑电信号数据进行预处理，包括去噪、滤波、伪迹去除、信号分割、归一化等，使得信号数据更加干净、规范化，更适合进行后续的特征提取和建模。

③特征提取

从预处理的脑电信号数据中提取有意义的特征，如频域特征、时域特征、时频域特征等。此过程旨在找到能够代表脑电信号的特征，为后续的机器学习提供输入。

④创建机器学习模型

选择适合脑电信号分类任务的机器学习模型，如神经网络、决策树、SVM 等，根据选定的模型要求进行模型训练和调参。

⑤模型评估

将模型应用于测试集，评估模型的精度、召回率等指标，并进行数据可视化，以便于对模型的表现进行分析。

⑥应用

基于建立的机器学习模型，实现脑电信号的分类和预测，比如判断认知状态、行为意图等。

需要注意的是，每一步的实现和选择都需要根据具体情况和任务目标来进行调整和优化。例如，特征提取需要结合信号处理的专业知识，选取合适的特征会影响整个模型的表现。

（2）在机器学习理论中，特征是对数据的描述，也就是数据的"属性"。对于脑电图（EEG）这种生物医学信号，可以把以下特征提取出来。

①频率特征

EEG 信号可以转换为频谱表示，该特征可以通过傅里叶变换等方法来提取。其中包括 α 波、β 波、δ 波等，不同频带反映不同的神经活动状态。

②时间特征

包括峰值、波幅、时延等。脑电信号中具有典型形态的波峰和波谷可以用来提取电压峰值、平均幅度和峰谷时间差等特征。

③空间特征

通过将 EEG 信号从多个通道提取出来，可以建立不同通道之间的关系，以区分不同区域之间的神经活动。例如，通过首尾距离等方式来表征空间特征。

在提取完特征后，可以通过机器学习模型来实现不同任务，比如脑电正常与异常的分类，脑电治疗效果的预测等。需要注意的是，不同的特征选用对于不同的任务可能会影响模型的预测准确率和鲁棒性。因此需要根据具体任务需求，结合领域知识进行特征选取和特征工程。

（3）特征降维是机器学习中的重要问题，主要目的是减少特征的维度，提高计算效率和泛化性能。常见的特征降维方法包括主成分分析（PCA）、线性判别分析（LDA）和 t-SNE 等。

①主成分分析（PCA）

PCA 是一种无监督的线性降维方法，主要思想是通过线性变换，将高维数据映射到低维空间，保留数据的大部分方差信息。具体来说，PCA 通过找到数据的主成分，将原始数据投影到主成分上，以达到降维的目的。

②线性判别分析（LDA）

LDA 是一种有监督的线性降维方法，主要用于分类问题。与 PCA 不同，LDA 在降维的同时，尝试最大化类别之间的差异，以提高分类性能。具体来说，LDA 通过找到类别之间的线性判别边界，将数据投影到新的子空间上，以达到分类和降维的目的。

③t-SNE

t-SNE 是一种非线性降维方法，主要用于可视化高维数据。与 PCA 和 LDA 不同，t-SNE 将高维数据映射到低维空间时，尝试保留数据的局部结构和相对距离信息，以更好地展示数据的聚类和分类模式。

需要注意的是，特征降维的目的是减少数据的维度，以提高计算效率和泛化性能。但是，在进行降维时，需要避免丢失过多的数据信息，以确保在降维后的数据上取得好的预测性能。因此，在进行特征降维时，需要综合考虑数据的规模、结构、分布和特征的相关性等因素。

（4）模型的选择是机器学习中的重要问题，通常需要考虑以下几个方面。

①任务类型和数据特性

不同的任务类型和数据特性需要选择不同的模型。例如，对于图像分类任务，常用的模型有卷积神经网络（CNN）和循环神经网络（RNN），而对于文本分类任务，常用的模型有词袋模型和递归神经网络（RNN）等。此外，还需要考虑数据的大小、结构、稀疏性以及噪声等因素。

②模型复杂度

模型的复杂度对预测性能和训练效率有很大的影响。过于简单的模型可能无法捕捉数据的更高阶特征，导致欠拟合；而过于复杂的模型则可能引起过拟合问题。因此需要在提高预测性能和降低过拟合风险之间找到平衡点。

③训练和推理效率

在实际应用中，模型的训练和推理效率是非常重要的。因此需要选择适当的算法和体系结构，结合硬件和软件优化，以实现高效训练和推理。

④可解释性和维修性

当模型用于决策时，其可解释性是非常重要的。需要确认模型的预测结果是否符合预期，且可以解释模型在做出特定预测时所依据的因素。同时，模型的维修性也需要考虑。随着模型的不断迭代和升级，需要确保模型的维修性和可扩展性。

综上所述，模型的选择需要根据任务类型、数据特性、模型复杂度、训练和推理效率、可解释性和维修性等多个因素进行综合考虑。常见的模型包括线性回归、逻辑回归、决策树、随机森林、支持向量机、神经网络等。

（5）预测问题分为回归问题和分类问题两类。当输入和输出都是连续变量时，称为回归问题，例如，房价预测、疾病发病时间预测和智商预测等。而当输出变量是有限个离散变量时，则为分类问题，例如，预测患上某种疾病与否等，如图9-2所示。

在影像分析中，分类问题比较常见。例如，可以基于某种差异模式来对疾病进行分类，这种模式被称为"神经生物标记"。

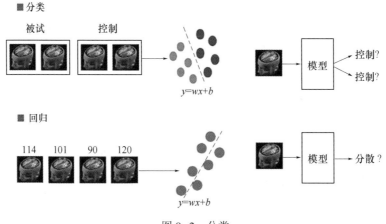

图9-2　分类

　　分类和回归问题在数据处理方法和算法选择上有所不同，因此需要根据具体情况进行选择。通常来说，分类问题可以使用决策树、神经网络或支持向量机等算法进行处理，而回归问题则可以选择线性回归、决策树回归或神经网络回归等算法进行处理。

　　（6）机器学习中的方法可分为有监督学习和无监督学习两类。在有监督学习中，训练数据都带有"标签"，这样的学习方法被称为"有监督学习"，其代表方法为分类和回归。而无监督学习则是指训练数据没有"标签"，这样的学习方法被称为"无监督学习"，其代表方法为聚类。例如，市场细分和基于基因表达数据的细胞系划分等都是无监督学习的应用。

　　此外，还有半监督学习和弱监督学习等其他类型的学习方法。有监督学习和无监督学习的差异可以通过图 9-3 和图 9-4 来展示。

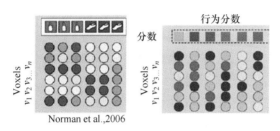

图 9-3　有监督学习

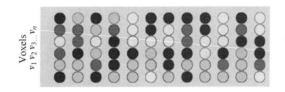

图 9-4　无监督学习

　　在机器学习理论中，学习策略是指在学习或选择最优模型时所遵循的准则，或者说是衡量模型预测结果与真实标签吻合程度的方式。

　　（7）在机器学习中，学习策略是指一系列方法和技巧，用于提高模型性能。一般来说，学习策略包括以下 6 种策略：正则化、数据增强、集成学习、梯度优化算法、超参数调优以及迁移学习等。其中正则化能够通过增加模型复杂度的惩罚项来避免过拟合，常用的方法有 L1 正则化、L2 正则化和 Dropout 等。数据增强则能够通过对训练数据进行一些变换，如平移、旋转、缩放等，来扩展数据集，从而提高模型的泛化能力。集成学习则是通过组合多个不同的模型来提高模型的性能，并包括投票、平均、Bagging、Boosting 等方法。梯度优化算法能够通过梯度下降等方法，对模型参数进行更新，以提高模型的准确性。超参数调优能够通过调整模型的超参数，如学习率、批量大小、正则化系数等，来优化模型。最后，迁移学习则是利用已经训练好的模型参数作为新模型的初始参数，以快速学习新任务。这些学习策略都能够使机器学习模型更稳健、可靠和准确。在实际应用中，我们可以根据具体的任务和数据集，选用不同的学习策略，以获得最佳的模型性能。

（8）在机器学习中，损失函数是用来衡量模型的预测结果与真实标签之间的差距的函数。常用的损失函数有 0-1 损失函数、平方损失函数和交叉熵损失函数等。不同的损失函数适用于不同的学习场景。

0-1 损失函数通常用于分类问题。对于给定的样本，如果模型的预测结果与真实标签相同，则损失函数的值为 0，否则为 1。该函数是一个指示函数，不连续、不可导，并且在实际使用中可能会导致求解困难。

平方损失函数通常用于回归问题。它是将模型预测结果与真实标签之间的差距进行平方后求和，用来表示模型预测的精度。该函数是连续可导的，但可能导致模型对离群点敏感。

交叉熵损失函数通常用于分类问题中的多分类场景。它的目标是最小化模型预测结果与真实标签之间的交叉熵，以提高模型对标签的正确分类能力。该函数对模型预测概率的变化更加敏感，可以更好地优化模型的训练效果。

在实际应用中，选择合适的损失函数对于模型的性能至关重要。不同的损失函数有不同的优缺点，需要根据具体场景进行选择。

9.1.2 实现算法

脑电信号（EEG）是指脑部的电生理行为，可以通过 EEG 信号量化脑电活动，进而实现脑电机器学习。以下是脑电机器学习的实现算法。

（1）信号预处理

对于脑电信号的预处理，包括去除噪声、滤波、标准化等步骤。其中，去除噪声步骤可以使用降噪技术，如小波降噪、信号平滑等；滤波步骤可以使用低通、高通、带通滤波等；标准化步骤可以将每个通道的信号归一化，以保证数据统一性。

（2）特征提取

对于脑电信号，需要从中提取与任务相关的特征。常用的特征包括时域特征（如平均幅值、方差、能量）、频域特征（如功率谱密度）、时频域特征（如小波能量、时频分析）等。特征提取过程可以使用机器学习算法或特定的软件库来完成。

（3）标记分类

对提取的特征进行标记分类，即将特征与任务相关的标签（如意向运动、照片识别、情感状态等）进行匹配。分类过程可以使用监督学习算法（如支持向量机、随机森林等）或非监督学习算法（如聚类分析等）来实现。

（4）模型训练

在完成标记分类后，需要进行模型训练，以建立脑电信号与任务标签之间的映射关系。模型训练可以通过监督学习算法进行，对于分段数据（如时间序列数据）可以使用循环神经网络来建立映射关系。

（5）模型优化

在训练好的模型中，需要进行参数调整和泛化性能测试，以获得更加准确的预测结果。优化过程可以使用交叉验证、网格搜索等技术。

（6）最终预测

完成以上步骤后，即可使用训练好的模型对新输入数据进行分类预测，预测结果可以用于指导实际生活中的应用，如脑机接口、识别情感状态等。

脑电机器学习是一种集信号处理、特征提取、分类器设计、模型优化等多项技术于一体的复杂问题，需要结合实际应用场景进行实现。

9.1.3 模型评估

脑电机器学习的模型评估是评价模型预测精度的过程，常用的评价指标有以下几种。

（1）准确率（accuracy）

指预测正确的样本数目占总样本数目的比例。准确率是最常用的评价指标，但是对于非平衡数据（某一类别的样本数目较少），在很多情况下不太准确。

（2）灵敏度（sensitivity）

指预测为正样本中，实际为正样本的比例。灵敏度用来评价模型对正样本的识别能力，较适用于数据不平衡的情况。

（3）特异度（specificity）

指预测为负样本中，实际为负样本的比例。特异度用来评价模型对于负样本的区分能力，同样较适用于数据不平衡的情况。

（4）F1 值（F1-score）

是准确率和召回率（recall）的调和平均值，直观地反映了分类器精度和覆盖率的平衡。

（5）ROC 曲线和 AUC 值

ROC 曲线是以灵敏度和 1-特异度为纵坐标和横坐标，将样本分类器预测的准确性进行可视化的评价指标，具有平衡性好的特性。AUC 就是 ROC 曲线下的面积，越接近 1，表示分类器性能越优秀。

（6）Kappa 系数

用来评价分类器的预测精度和随机正确率之间的关系，范围从-1 到 1，值越大，表示分类器效果越好。

在评估模型时，需要选择合适的评价指标，全方位地评估模型的表现。同时，还需要对数据进行充分的探索性分析，对分类器在不同数据子集或数据层面上的表现进行评估，以避免过拟合或欠拟合的情况出现。

9.1.4 SVM

支持向量机（support vector machine，SVM）是一种常用的监督学习算法，主要应用于分类问题。SVM 的基本思想是找到一个超平面，将不同类别的数据点在高维空间中尽可能地分开，以实现分类的目的。

SVM 的关键在于选择一个合适的超平面，使得其离两个不同类别的数据点最近的距离最大化。这种距离被称作间隔（margin）。由于这个超平面要求距离最远的数据被正确分类，因此 SVM 是基于较为强力的假设：数据是线性可分的。如果数据无法线性分割，则需要采用核函数来将它映射到高维空间中，使得可以在高维空间寻找一个超平面来进行分类。

SVM 的优点：①SVM 适用于高维数据集，对于维度比样本还大的数据仍能有效处理。②SVM 处理线性可分数据时，是唯一的最优分类器，通过调节核函数、惩罚项参数以及软边界等参数可以灵活地适用于不同的数据集。③没有局部最小值问题，也不容易陷入局部最优解。

缺点：①SVM 算法的计算复杂度随着数据量增加而增加，当数据量过大时，模型的训练时间和运算时间将变得特别长。②SVM 基于二分类的思想，多分类的问题需要引入其他的策略。③SVM 在处理噪声较多的样本集时分类效果不理想，而且对于非线性问题，核函数的选择对于算法的结论起着决定性的作用。

SVM 是一种强大的分类器，具有很高的准确率和泛化能力，在许多领域得到广泛的应用，例如，自然语言处理、图像识别等。

①线性可分 SVM。

②线性不可分，如图 9-5 所示。通过软间隔 SVM、核方法把数据集映射到高维空间，直到线性可分为止。

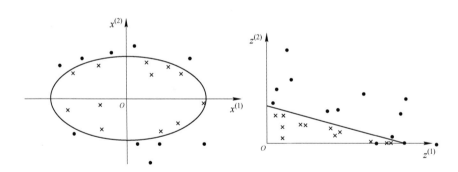

图 9-5　非线性分类问题与核技巧

9.1.5　Anaconda

Anaconda 是一个基于 Python 的数据分析平台，这个平台内置了众多适用于科学计算的工具包，并提供了功能丰富的集成开发环境，使得 Python 的使用更加简单化。此外，它还支持虚拟环境的使用，方便项目管理，并降低试错成本。如果想要下载 Anaconda，可以访问其官网 https://www.anaconda.com/download/。

接下来，介绍 Anaconda 的基本用法：

①通过输入"conda create -n 环境名称 python=3.7"创建虚拟环境。

②通过输入"conda activate 环境名称"激活环境，通过输入"conda deactivate"退出环境。

③通过输入"conda info – e"查看已有虚拟环境，通过输入"conda remove -n 环境名称– all"删除某个虚拟环境（慎用）。另外，如果下载速度比较慢，可以尝试更换软件源，具体方法可以通过输入以下指令来操作："conda config --add channels https：//mirrors. tuna. tsinghua. edu. cn/anaconda/pkgs/free/""conda config --add channels https：//mirrors. tuna. tsinghua. edu. cn/anaconda/cloud/conda-forge""conda config --add channels https：//mirrors. tuna. tsinghua. edu. cn/anaconda/cloud/msys2/""conda config --set show_ channel_ urls yes"。

④使用 Anaconda 可以通过输入"conda install 工具包名称"来安装 Python 工具包。比如安装 spyder 工具包，可以输入"conda install spyder"；又如安装多个工具包，可以输入"conda install numpy scipy matplot"。

⑤使用 pip 安装 Python 工具包可以通过输入"pip install mne"来实现。如果下载速度比较慢，可以通过输入"pip install 工具包名–i https：//mirrors. aliyun. com/pypi/simple/"来切换 pip 源。最后，需要注意的是，在 Python 中，一个 . py 文件可以被视为一个模块，可以通过"import module""from module import something"或者"from module import ＊"语句引入。

9.1.6 机器学习对脑电数据的处理流程

对脑电数据的机器学习处理一般分为以下步骤。

（1）数据获取与预处理：首先需要获取脑电数据，可通过脑电放大器或者移动设备采集。采集的数据需要进行预处理，比如去除噪声、滤波等。

（2）特征提取：通过提取相关特征来描述脑电信号，比如时域的幅值、频域的功率、时频分析的相干性等。

（3）特征选择与降维：由于脑电信号中可能含有冗余信息，因此需要进行特征选择和降维，以减小模型的复杂度，提高模型的效率和泛化能力。

（4）模型训练：根据特征数据集训练机器学习模型，其中可以采用分类问题中的支持向量机（SVM）、神经网络（NN）等算法。

（5）模型测试与评估：通过交叉验证等方法对模型进行评估，评价分类器的预测精度、召回率等指标。

（6）模型优化与应用：根据评估结果进行模型优化，进一步应用到实际中，比如脑机接口等。

需要注意的是，在以上流程中，数据预处理和特征提取是十分关键的一步，好的预处理和特征提取可以更好地提高分类器的准确率和稳定性。同时也要注意处理过程中对数据的有效性进行检验，避免过拟合或欠拟合等问题。

9.2 SVC 举例

SVC（support vector classification）是一种监督学习算法，常用于分类和回归问题。其基本原理是通过寻找最优的分离超平面（即支持向量），将数据分成不同的类别。在训练过程中，SVC 会尝试将每个样本点向离它最近的分类超平面垂直映射，从而使得分类距离最大化。SVC 在高维空间中的表现非常好，因为它们可以轻松地找到不同维度之间的关系。在实际应用中，在特征空间中选择合适的核函数（如线性核、多项式核或径向基函数核等），可以进一步提高模型的性能。

9.2.1　SVC 程序示例

　　下面是一个基本的 SVC 程序示例，使用 Python 中的 Scikit-Learn 库。

```python
'''python
from sklearn import datasets
from sklearn. model_selection import train_test_split
from sklearn. svm import SVC
from sklearn. metrics import accuracy_score

#加载数据集
iris = datasets. load_iris( )
X = iris. data
y = iris. target

#划分训练集和测试集
X_train,X_test, y_train, y_test = train_test_split( X, y, test_size=0. 3)

#创建 SVM 模型并进行训练
svm_model = SVC( kernel='linear')
svm_model. fit( X_train, y_train)

#进行预测
y_pred = svm_model. predict( X_test)

#输出预测准确率
print( "Accuracy:", accuracy_score( y_test, y_pred) )
'''
```

　　以上代码使用 Iris 数据集进行训练和测试，先使用 train_ test_ split 函数将数据集按照 70%训练集和 30%测试集的比例进行划分。然后使用 SVC 函数创建一个线性核的 SVM 分类器，调用 fit 函数进行训练。之后，使用 predict 函数对测试集进行分类预测。最后使用 accuracy_ score 函数计算预测准确率，并输出结果。

9.2.2　SVC 程序举例

```python
import pickle
import numpy as np
```

```python
import matplotlib. pyplot as plt

fromscipy. stats import ttest_ind

from sklearn. preprocessing import MinMaxScaler, normalize
from sklearn. model_selection import LeaveOneOut, GridSearchCV
from sklearn import svm

#导入数据与标签 ---------------------------------------------
f = open('rest_dataset. dat', 'rb')
rest_dataset = pickle. load(f)
f. close()

all_data = rest_dataset[0]
labels = rest_dataset[1]

#标准化样本 ------------------------------------------------------
all_data = normalize(all_data)

#嵌套交叉验证 ---------------------------------------------
p_labels = []
weights = []

loo = LeaveOneOut()
for train_idx, test_idx in loo. split(all_data):
    train_data = all_data[train_idx, :]
    train_label = labels[train_idx]
    test_data = all_data[test_idx, :]
    test_label = labels[test_idx]

    #特征选择
    train_data1 = train_data[np. squeeze(np. where(train_label==1)), :]
    train_data2 = train_data[np. squeeze(np. where(train_label==-1)), :]

    t_stats = ttest_ind(train_data1, train_data2)
    t_values = t_stats[0]
    T_values_abs = np. abs(t_values)
    T_values_abs_sorted = np. flip(np. sort(T_values_abs))
    T_idx_sorted = np. flip(np. argsort(T_values_abs))
```

```
#过滤训练和检验数据
total_feature_num = all_data.shape[1]
filtered_feature_num = np.int(total_feature_num * 0.1)
train_data = train_data[:,T_idx_sorted[:filtered_feature_num]]
test_data = test_data[:,T_idx_sorted[:filtered_feature_num]]

#调整超参数
C = np.power(2.0,np.arange(-5,6))
params = {'kernel':('linear',),'C':C}
svc = svm.SVC()
clf = GridSearchCV(svc, params, cv=5)
clf.fit(train_data, train_label)
best_params = clf.best_params_

svci = svm.SVC(**best_params)
svci.fit(train_data, train_label)
predicted_label = svci.predict(test_data)
p_labels.append(predicted_label)

w = svci.coef_
wi = np.zeros((1,total_feature_num))
wi[:,T_idx_sorted[:filtered_feature_num]] = w
weights.append(wi)

print('CV %d done...' % test_idx)


p_labels = np.squeeze(p_labels)
acc_final = np.mean(labels == p_labels)

weights = np.squeeze(np.array(weights))
strong_features = np.array([all(weights[:,i]) for i in range(weights.shape[1])])
strong_features_idx = np.squeeze(np.where(strong_features == 1))

weights_new = np.zeros(weights.shape)
weights_new[:,strong_features_idx] = weights[:,strong_features_idx]

weights_mean = np.mean(weights_new, axis=0)
weights_mean_abs = abs(weights_mean)
```

```
X = np. linspace( 1, 120, num = 120)
plt. plot( X, weights_mean_abs)
plt. show( )


weights_sum = np. sum( weights_mean_abs)
weights_per = weights_mean_abs / weights_sum
delta_per = np. sum( weights_per[ 0:20] )
theta_per = np. sum( weights_per[ 20:40] )
alpha1_per = np. sum( weights_per[ 40:60] )
alpha2_per = np. sum( weights_per[ 60:80] )
beta1_per = np. sum( weights_per[ 80:100] )
beta2_per = np. sum( weights_per[ 100: ] )


alpha_per = np. sum( weights_per[ 40:80] )
beta_per = np. sum( weights_per[ 80: ] )


band_per = np. array( [ delta_per, theta_per, alpha1_per, alpha2_per, beta1_per, beta2_per] )


#置换检验 -------------------------------------------------------


loo = LeaveOneOut( )
subj_idx = list( range( all_data. shape[ 0] ) )


permut_num = 10
acc_rand = [ ]



for i in range( permut_num) :
    rand_idx = np. random. permutation( subj_idx)
    labels_rand = labels[ rand_idx]
    p_labels = [ ]
    for train_idx, test_idx in loo. split( all_data) :
        train_data = all_data[ train_idx, :]
        train_label = labels_rand[ train_idx]
        test_data = all_data[ test_idx, :]
        test_label = labels_rand[ test_idx]

        #特征选择
        train_data1 = train_data[ np. squeeze( np. where( train_label = = 1) ) , :]
```

257

```
train_data2 = train_data[ np. squeeze( np. where( train_label = = -1) ), : ]

t_stats = ttest_ind( train_data1, train_data2)
t_values = t_stats[ 0 ]
T_values_abs = np. abs( t_values)
T_values_abs_sorted = np. flip( np. sort( T_values_abs) )
T_idx_sorted = np. flip( np. argsort( T_values_abs) )

#过滤训练和检验数据
total_feature_num = all_data. shape[ 1 ]
filtered_feature_num = np. int( total_feature_num * 0. 1)
train_data = train_data[ :, T_idx_sorted[ :filtered_feature_num ] ]
test_data = test_data[ :, T_idx_sorted[ :filtered_feature_num ] ]

#调整超参数
C = np. power( 2. 0, np. arange( -5, 6) )
params = { 'kernel': ( 'linear', ), 'C': C}
svc = svm. SVC( )
clf = GridSearchCV( svc, params, cv = 5)
clf. fit( train_data, train_label)
best_params = clf. best_params_

svci = svm. SVC( * * best_params)
svci. fit( train_data, train_label)
predicted_label = svci. predict( test_data)
p_labels. append( predicted_label)

        #打印( 'CV %d done...' % test_idx)

p_labels = np. squeeze( p_labels)
acc_i = np. mean( labels_rand = = p_labels)
acc_rand. append( acc_i)

print( "permutation %s done. " % i)

p_value = np. mean( acc_rand > acc_final)


import pickle
```

```
import numpy as np
importmatplotlib. pyplot as plt

from scipy. stats import ttest_ind

from sklearn. preprocessing import MinMaxScaler, normalize, Normalizer
from sklearn. model_selection import LeaveOneOut, GridSearchCV
from sklearn import svm

#导入数据集和标签 -----------------------------------------
f = open('brainnet_dataset. dat', 'rb')
rest_dataset = pickle. load(f)
f. close()


all_data = rest_dataset[0]
labels = rest_dataset[1]



# normalize samples ---------------------------------------------

#all_data = normalize(all_data)

# Nested Cross Validation --------------------------------------
p_labels = []
weights = []

loo = LeaveOneOut()
for train_idx, test_idx in loo. split(all_data):
    train_data = all_data[train_idx, :]
    train_label = labels[train_idx]
    test_data = all_data[test_idx, :]
    test_label = labels[test_idx]

    # feature_selection
    train_data1 = train_data[np. squeeze(np. where(train_label==1)), :]
    train_data2 = train_data[np. squeeze(np. where(train_label==-1)),:]

    t_stats = ttest_ind(train_data1, train_data2)
    t_values = t_stats[0]
```

259

```python
            T_values_abs = np.abs(t_values)
            T_values_abs_sorted = np.flip(np.sort(T_values_abs))
            T_idx_sorted = np.flip(np.argsort(T_values_abs))

            # filterd train & test data
            total_feature_num = all_data.shape[1]
            filtered_feature_num = np.int(total_feature_num * 0.2)
            train_data = train_data[:, T_idx_sorted[:filtered_feature_num]]
            test_data = test_data[:, T_idx_sorted[:filtered_feature_num]]

            # tunning hyper-parameters
            C = np.power(2.0, np.arange(-5, 6))
            params = {'kernel':('linear',), 'C':C}
            svc = svm.SVC()
            clf = GridSearchCV(svc, params, cv=5)
            clf.fit(train_data, train_label)
            best_params = clf.best_params_

            svci = svm.SVC(**best_params)
            svci.fit(train_data, train_label)
            predicted_label = svci.predict(test_data)
            p_labels.append(predicted_label)

            w = svci.coef_
            wi = np.zeros((1, total_feature_num))
            wi[:, T_idx_sorted[:filtered_feature_num]] = w
            weights.append(wi)

            print('CV %d done...' % test_idx)

    p_labels = np.squeeze(p_labels)
    acc_final = np.mean(labels == p_labels)

    weights = np.squeeze(np.array(weights))
    strong_features = np.array([all(weights[:, i]) for i in range(weights.shape[1])])
    strong_features_idx = np.squeeze(np.where(strong_features == 1))

    weights_new = np.zeros(weights.shape)
    weights_new[:, strong_features_idx] = weights[:, strong_features_idx]
```

260

```
weights_mean = np. mean(weights_new, axis=0)
weights_mean_abs = abs(weights_mean)


ch_num = 20
bn_mask = np. tril(np. ones((ch_num, ch_num)), -1)
bn_mask = np. squeeze(np. reshape(bn_mask, (1, ch_num * ch_num)))
bn_index = np. where(bn_mask == 1)


weights_mat = np. zeros(ch_num * * 2)
weights_mat[bn_index] = weights_mean_abs
weights_mat = np. reshape(weights_mat, (ch_num, ch_num))


plt. imshow(weights_mat)
plt. xticks(np. arange(0,20,1))
plt. yticks(np. arange(0,20,1))
plt. show()


# Permutation test---------------------------------------------------


loo = LeaveOneOut()
subj_idx = list(range(all_data. shape[0]))


permut_num = 10
acc_rand = []
for i in range(permut_num):
    rand_idx = np. random. permutation(subj_idx)
    labels_rand = labels[rand_idx]

    p_labels = []
    for train_idx, test_idx in loo. split(all_data):
        train_data = all_data[train_idx, :]
        train_label = labels_rand[train_idx]
        test_data = all_data[test_idx, :]
        test_label = labels_rand[test_idx]

        # feature_selection
        train_data1 = train_data[np. squeeze(np. where(train_label==1)), :]
        train_data2 = train_data[np. squeeze(np. where(train_label==-1)),:]
```

```
        t_stats = ttest_ind(train_data1, train_data2)
        t_values = t_stats[0]
        T_values_abs = np.abs(t_values)
        T_values_abs_sorted = np.flip(np.sort(T_values_abs))
        T_idx_sorted = np.flip(np.argsort(T_values_abs))

        # filterd train & test data
        total_feature_num = all_data.shape[1]
        filtered_feature_num = np.int(total_feature_num * 0.2)
        train_data = train_data[:, T_idx_sorted[:filtered_feature_num]]
        test_data = test_data[:, T_idx_sorted[:filtered_feature_num]]

        # tunning hyper-parameters
        C = np.power(2.0, np.arange(-5, 6))
        params = {'kernel':('linear',), 'C':C}
        svc = svm.SVC()
        clf = GridSearchCV(svc, params, cv=5)
        clf.fit(train_data, train_label)
        best_params = clf.best_params_

        svci = svm.SVC(**best_params)
        svci.fit(train_data, train_label)
        predicted_label = svci.predict(test_data)
        p_labels.append(predicted_label)

            #print('CV %d done...' % test_idx)

    p_labels = np.squeeze(p_labels)
    acc_i = np.mean(labels_rand == p_labels)
    acc_rand.append(acc_i)

    print("permutation %s done." % i)

p_value = np.mean(acc_rand > acc_final)
```

9.3　总结

本章主要介绍了人工智能在脑电处理与分析、脑机接口技术中的应用。

在脑电处理与分析中，人工智能可以通过深度学习、机器学习等技术对脑电信号进行处理和分析，实现对脑电信号的特征提取、分类等功能。这些技术可以应用于脑电诊断、脑机接口、神经反馈等方面，为脑部疾病的治疗和康复提供帮助。而在脑机接口技术中，人工智能可以起到模式识别、控制指令识别等重要作用。通过将人的大脑信号与计算机系统建立连接，可以实现人脑的信息输出和计算机系统的控制输入。这种技术可以帮助残障人士重建手臂、手指的功能，增强日常生活的自理能力，同时还可以应用于游戏、虚拟实境等领域。

人工智能在脑电处理与分析、脑机接口技术以及其他领域中都有广泛的应用前景，可以为人类提供更多更高效的解决方案，提升生活质量和身体健康水平。

结 束 语

当今科技发展日新月异，脑机接口技术是一个发展迅速且有巨大潜力的研究领域。本书探讨了脑机接口技术的基本概念、最新研究进展以及其在康复医学、智能机器人、虚拟现实等领域的未来前景，深入解析了这个领域的前沿研究和应用。

脑机接口技术是一项交叉学科的综合技术，结合了计算机科学、生物学、神经科学和机器人技术等多个领域的知识和技术。其最基本的原理是读取人类大脑产生的信号，再通过计算机和其他设备实现人机交互。以往，这样的想法常常被视为不可能实现的理想，但随着科学技术的进步，脑机接口技术现已被广泛应用在康复医学、智能机器人、虚拟现实等领域，成为人机交互技术的重要组成部分。

从研究进展看，脑机接口技术正飞速发展，越来越多的研究方向不断涌现。例如，机器学习和深度学习技术的应用将为脑机接口技术带来更高的可靠性和准确性，而采用多模态传感器技术将有助于提高信号的准确性和稳定性，进一步推动脑机接口技术的研究进程。此外，在功能上，脑机接口技术的实现将不只限于日常的操作和通信，还将包括控制机器人、电子游戏等范畴，这将是一个广阔的研究方向。

从应用前景看，脑机接口技术拥有无限的发展前景。在康复医学领域，脑机接口技术作为一种可靠的交互方式，已经在恢复运动功能和智力能力方面取得了巨大的进展，并得到世界各地的医学专家的密切关注和认可。在未来，脑机接口技术还将在新药研发、神经科学的发展，甚至生命科学的研究方向上拥有更多的应用。同时，脑机接口技术还有望拓展到教育领域，通过将学习与健康相结合，提高学习成效，从而有助于全球教育事业的进步。

在智能机器人领域，脑机接口技术可以为机器人添加更加智能化的人机交互接口，使其更加接近人类，在实现智能控制方面发挥重要作用。同时，与其他智能化技术相结合，如深度学习和自动语音识别等技术，脑机接口技术将推进智能机器人技术的深入研究和发展，以达到人工智能的完美实现。

在虚拟现实技术功能逐渐完善的背景下，脑机接口技术也在适应着虚拟现实技术的应用，从而赋予人们的日常生活、教育、交流等更多的形式与可能性。

本书通过介绍脑机接口技术中脑电信号的分析方法和技术，为从事 BCI 技术研究的专业人员、教师和学生提供了一本实用性很强的教材。

本书不仅介绍了脑电信号的基本知识和采集技术，还详细介绍了脑电信号的预处理、特征提取、分类、空间与频率分析等方法。此外，本书描述了基于脑电信号的控制与反馈方法，并通过案例说明各种方法在实际应用中的效果和优缺点。

　　总的来说，本书介绍的内容很全面，对于初学者来说，可以帮助他们建立起关于脑电信号分析的思维框架；对于从事相关研究的研究者来说，则可以提供不同的思路和方法。

　　展望未来，随着"大脑可视化"和"神经信息处理"的发展，BCI 技术将出现更多新的领域和突破。例如，基于深度学习的神经信息处理技术、多模态和多通道脑机接口技术、脑—机—人协同控制技术等。我们相信，这些新的技术和方法一定会使得 BCI 技术更加成熟、更加稳定、更加可靠，进一步推动 BCI 技术的应用和发展。

参 考 文 献

［1］ Niedermeyer, E, Lopes da Silva. Electroencephalography: basic principles, clinical applications, and related fields ［M］. Lippincott Williams & Wilkins, 2004.

［2］ Makeig S, Bell A J, Jung T P, et al. Independent component analysis of electroencephalographic data ［R］. Advances in neural information processing systems, 1996.

［3］ Delorme A, Makeig S. EEGLAB: an open source toolbox for analysis of single-trial EEG dynamics including independent component analysis ［J］. Journal of Neuroscience Methods, 134 (1), 9-21, 2004.

［4］ Luck S J. An introduction to the event-related potential technique ［M］. MIT Press, 2014.

［5］ Cohen M X. Analyzing neural time series data: theory and practice ［M］. MIT Press, 2014.

［6］ Picton T W, Bentin S, Berg P, et al. Guidelines for using human event-related potentials to study cognition: recording standards and publication criteria ［J］. Psychophysiology, 2000, 37 (2), 127-152.

［7］ Basar E, Basar-Eroglu C, Karakas S, et al. Gamma, alpha, delta, and theta oscillations govern cognitive processes ［J］. International Journal of Psychophysiology, 2001, 39 (2-3), 241-248.

［8］ Klimesch, W. Alpha-band oscillations, attention, and controlled access to stored information ［J］. Trends in cognitive sciences, 2012, 16 (12), 606-617.

［9］ Lopes da Silva. Neural mechanisms underlying brain waves: from neural membranes to networks. Electroencephalography and Clinical neurophysiology, 1991, 79 (2), 81-93.

［10］ Oxenham A J, Bacon S P. Cochlear compression: perceptual measures and implications for normal and impaired hearing ［J］. Ear and Hearing, 2003, 24 (5S), 352S-367S.

［11］ Belouchrani A, Abed-Meraim K, Cardoso J F, et al. A blind source separation technique using second-order statistics ［J］. IEEE Transactions on Signal Processing, 1997, 45 (2), 434-444.

［12］ Jung T P, Makeig S, Westerfield M, et al. Removal of eye activity artifacts from visual event-related potentials in normal and clinical subjects ［J］. Clinical Neurophysiology, 2000, 111 (10), 1745-1758.

［13］ Oostenveld R, Fries P, Maris E, et al. FieldTrip: open source software for advanced analysis of MEG, EEG, and invasive electrophysiological data ［J］. Computational intelligence and Neuroscience, 2011.

［14］ Maris E. Statistical testing in electrophysiological studies ［J］. Psychophysiology, 2012, 49 (4), 549-565.

［15］ Pascual-Marqui R D. Standardized low-resolution brain electromagnetic tomography (sLORETA): technical details ［R］. Methods and findings in experimental and clinical pharmacology, 2002, 24 (SuppC), 5-12.

［16］ Thatcher R W. Coherence, phase differences, phase shift, and phase lock in EEG/ERP analyses ［J］. Developmental Neuropsychology, 2010, 35 （2）, 129-156.

［17］ Schomer D L, da Silva. Niedermeyer's electroencephalography: basic principles, clinical applications, and related fields ［M］. Lippincott Williams & Wilkins, 2010.

［18］ Huang Y, Parra L C, Haufe S. The New York head-a computational platform for brain imaging and neural signal processing. Frontiers in Neuroinformatics, 2016, 10, 1-14.

［19］ Michel C M, Murray M M, Lantz G. Simultaneous EEG and fMRI: recording, analysis, and interpretation ［M］. Oxford University Press, 2004.

［20］ Hillyard S A, Anllo-Vento L. Event-related brain potentials in the study of visual selective attention ［R］. Proceedings of the National Academy of Sciences, 1998, 95 （3）, 781-787.

［21］ Tallon-Baudry C, Bertrand O, Peronnet F, et al. Induced gamma-band activity during the delay of a visual short-term memory task in humans ［J］. Journal of Neuroscience, 18 （11）, 4244-4254.

［22］ Sauseng P, Klimesch W, Stadler W, et al. A shift of visual spatial attention is selectively associated with human EEG alpha activity ［J］. European Journal of Neuroscience, 2005, 22 （11）, 2917-2926.

［23］ Gandrillon O, Zelinsky G J. EEG correlates of categorical perception of environmental sounds ［J］. Scientific Reports, 2018, 8 （1）, 1-15.

［24］ Brunet D, Murray M M, Michel C M. Spatiotemporal analysis of multichannel EEG: CARTOOL ［R］. Computational Intelligence and Neuroscience, 2011.

［25］ Mangun G R, Hillyard S A. The spatial allocation of visual attention as indexed by event-related brain potentials ［J］. Human Factors, 1987, 29 （2）, 195-212.

［26］ Boutros N N, Tarn M D. Handbook of electroencephalography and clinical neurophysiology: Methods of analysis of brain electrical and magnetic signals ［M］. Elsevier, 2012.

［27］ Kranczioch C, Debener S, Engel A K. Event-related potential correlates of the attentional blink phenomenon. Cognitive Neuroscience, 2010, 1 （3）, 116-122.

［28］ Oostenveld R, Praamstra P. The five percent electrode system for high-resolution EEG and ERP measurements ［J］. Clinical Neurophysiology, 2001, 112 （4）, 713-719.

［29］ 曾冬. 脑电信号特征提取及分类研究综述 ［J］. 中国医疗设备, 2019, 34 （6）: 143-147.

［30］ 陈夏明. 基于脑电信号的谐波分析研究 ［J］. 科技创新与应用, 2021, 32 （11）: 140-142.

［31］ 蒋娟娟. 非线性动力学方法在脑电信号处理中的应用研究 ［J］. 计算机应用, 2020, 40 （7）: 1861-1866.

［32］ 王虹. 基于多尺度分析的脑电信号特征提取研究 ［J］. 湖南工业大学学报, 2018, 30 （4）: 42-48.

［33］ 宋云飞. 基于时频分析的脑电信号研究 ［J］. 长江大学学报, 2019, 16 （11）: 100-106.

［34］ Pascual-Marqui R D, Michel C M, Lehmann D. Segmentation of brain electrical activity into microstates: model estimation and validation ［J］. IEEE Transactions on Biomedical Engineering, 1995, 42 （7）, 658-665.

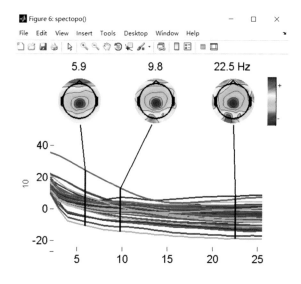

图 2-26　采样率 100% 时的光谱地图

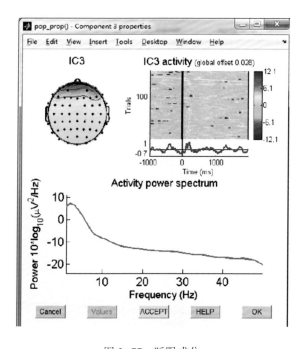

图 2-77　眨眼成分

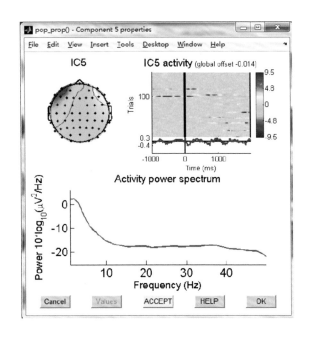

图 2-78　眼漂成分

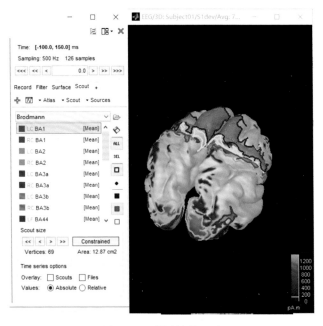

图 6-66　溯源结果显示